江苏城镇
常见药用植物
图　　鉴

2023年
江苏省中医药文化项目

JIANGSU

CHENGZHEN
CHANGJIAN YAOYONGZHIWU
TUJIAN

主编

任全进　廖盼华　严　辉

海峡出版发行集团
THE STRAITS PUBLISHING & DISTRIBUTING GROUP

福建科学技术出版社
FUJIAN SCIENCE & TECHNOLOGY PUBLISHING HOUSE

U0344612

图书在版编目（CIP）数据

江苏城镇常见药用植物图鉴 / 任全进, 廖盼华,
严辉主编. -- 福州：福建科学技术出版社, 2024. 10.
ISBN 978-7-5335-7358-4

Ⅰ. R282.71-64

中国国家版本馆CIP数据核字第2024ZT2064号

审图号：GS（2019）3333号

出 版 人 　郭　武
责任编辑 　沈贤娟　陈冬磊
编辑助理 　陈艳洁
装帧设计 　刘　丽
责任校对 　林锦春

江苏城镇常见药用植物图鉴

主　　编　任全进　廖盼华　严　辉
出版发行　福建科学技术出版社
社　　址　福州市东水路76号（邮编350001）
网　　址　www.fjstp.com
经　　销　福建新华发行（集团）有限责任公司
印　　刷　福州德安彩色印刷有限公司
开　　本　787毫米×1092毫米　1/16
印　　张　20.5
字　　数　385千字
版　　次　2024年10月第1版
印　　次　2024年10月第1次印刷
书　　号　ISBN 978-7-5335-7358-4
定　　价　168.00元

主编简介

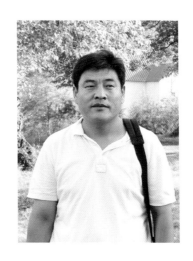

任全进

　　江苏省中国科学院植物研究所果树研究中心主任，正高级实验师。中国花卉协会花文化分会副会长，江苏省风景园林协会园林植物专业委员会主任委员，南京园林学会理事长。致力于植物资源的收集，植物新品种的引进、开发利用及推广等工作30余载。主持国家级、省部级科研项目多项，颁布省级标准10项，出版专著20余部，公开发表科技科普文章200余篇。

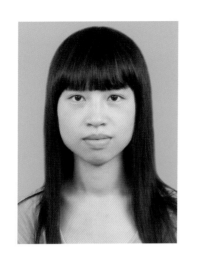

廖盼华

　　江苏省中国科学院植物研究所药用植物种质资源圃负责人，实验师。主要从事江苏省道地药材、地产药材和珍稀濒危药用植物种质资源的收集、繁育、信息管理、科普宣传等工作。参与多项国家科研项目，发表论文 4 篇。

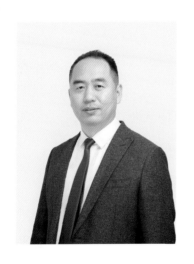

严　辉

　　南京中医药大学教授，硕士研究生导师。现为国家中药材产业技术体系盐城综合试验站站长、江苏省中药资源普查工作办公室主任，入选江苏省"333 高层次人才培养工程"名单，江苏省高校"青蓝工程"中青年学术带头人。主要从事中药资源调查与评估、药材规范化生产与品质评价、中药资源综合利用研究等工作。主持国家级、省级科研项目 20 余项，发表论文 50 余篇，获得省部级科研奖励 2 项、教育教学奖励 4 项，申请发明专利 6 项，获得软件著作权 3 项。

编委会

前 言

FOREWORD

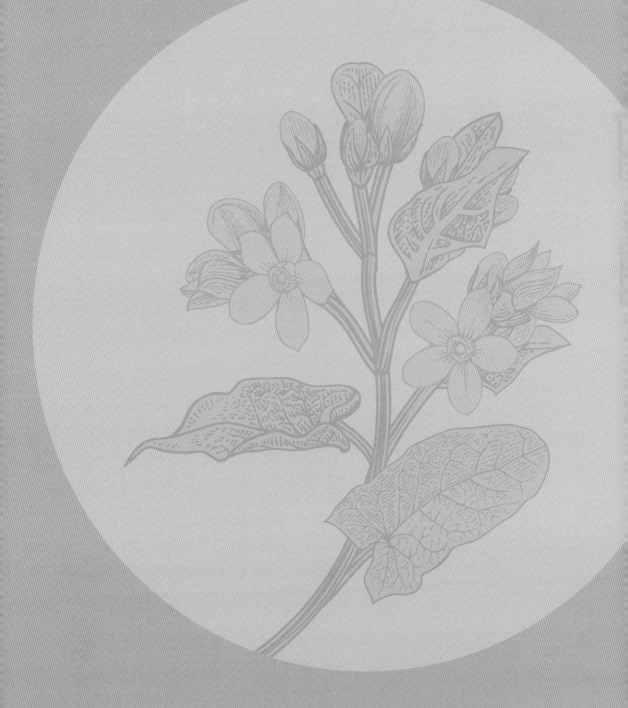

江苏位于中国东部沿海，是长江三角洲的重要组成部分。其北靠淮河，东临黄海，与上海、浙江、安徽三地接壤。这样的地理位置赋予了江苏独特的优势和便利的交通条件。江苏水网密布，河流众多，包括长江、淮河等大型河流，为农业灌溉和水运提供了良好的基础；其又属于典型的亚热带季风气候区，四季分明，春季温暖多雨，夏季炎热潮湿，秋季凉爽宜人，冬季则较为寒冷干燥，全省年平均降雨量为800 ~ 1200mm，且主要集中在夏季，为农业生产和生态环境提供了充足的水源。

得益于优越的地理位置和丰富的自然资源，江苏的经济发展迅速，现已经成为中国经济强省之一。截至2023年末，江苏共有13个设区市，包括40个县和县级市，55个市辖区。因城镇密集度高，历史文化名城众多，加之为积极推进城市绿化美化建设，近年江苏在园林绿化建设管理过程中进行了多项探索与实践，取得了新的成果和发展，其城镇绿化植物越来越具特色性和代表性。

江苏植被类型丰富，药用植物种类也十分丰富，据第四次全国中药资源普查统计，江苏现有药用植物1800多种，其中城镇地区绿化常见物种有银杏、杜仲、柏树、喜树、香樟、紫荆、牡荆、忍冬、一叶荻、麦冬、堇菜、芦苇、香蒲、荠菜、莲等，大部分不仅药用价值高，而且观赏价值极高，给人们的生活增添了情趣，带来了美的享受。应用药用植物已经成为城镇观赏植物发展的趋势。

城镇常见观赏兼药用植物资源具有不少特点。一是展现出丰富的形态多样性，涵盖乔木、灌木、藤本和草本等多种类型。二是生境的广泛分布，可适应不同的环境条件。三是多领域的应用，不仅是作行道树的优良选择，还可作庭荫树、园景树和防护树，亦适用于垂直绿化、绿篱、花坛和花境等景观设计，以及室内盆栽。通过合理利用和保护观赏兼药用植物资源，不仅能美化环境，还可促进人类健康和生态平衡。

本书的编写基于江苏"第四次全国中药资源普查"专项工作成果，并获得了"我们身边的中草药——基于江苏中药资源普查成果的科普作品创作"项目资助。书中综合江苏城镇和绿化观赏植物的特点，系统收录江苏城镇常见药用植物260种，介绍每种植物的科属、中文名、拉丁学名、生活型、花果期、别名、识别要点、生物学特性、功用及观赏应用，是一本科学性、趣味性、实用性较强的植物科普读物。适合药用植物、中药资源等相关专业的研究人员，以及中医药爱好者、植物爱好者参考使用。

由于编者水平有限，书中难免有不足之处，敬请广大读者批评指正。

编者
2024年4月

编写说明

INTRODUCTION

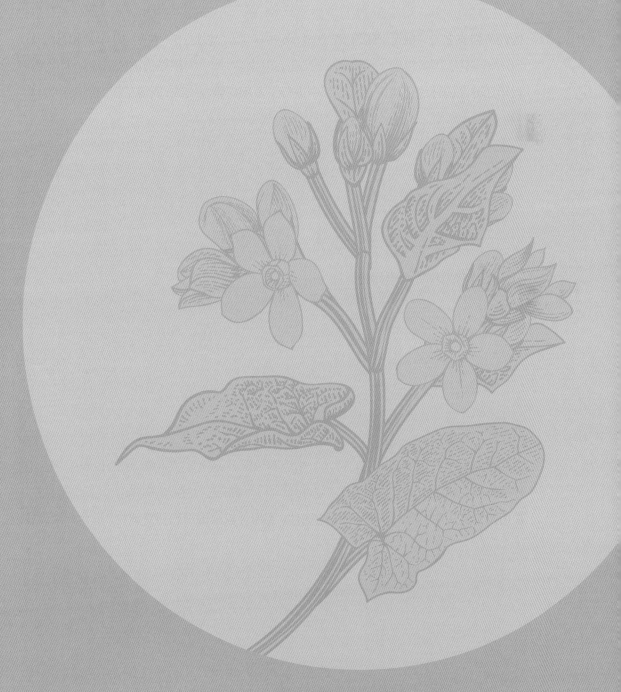

1.《江苏城镇常见药用植物图鉴》主要收载江苏城镇栽培观赏用药用植物260种。每种植物附形态特征图、生境图。

2. 每种植物介绍科名、属名、生活型、花果期、别名、形态特征、生物学特性、功用、观赏应用等内容。

3. 本书收载的植物中文名、拉丁学名均和第四次全国中药资源普查管理系统保持一致，收录的物种以江苏"第四次全国中药资源普查"项目数据为基础。

4. 本书中生活型、花果期单列，排在科、属的中文名和拉丁学名之后，便于读者了解植物的类型和野外识别最佳时期。

5. 形态特征，为对本种植物的宏观形态描述，尽量做到言简意赅、特征突出，均为分类学上重要的识别特征，以便读者比较区分。主要包括营养器官（茎、根、叶）和繁殖器官（花、果实、种子）两部分。为节省篇幅，同属相近物种仅简要介绍其区别点。

6. 功用，即药用价值，分不同部位进行描述，凡《中华人民共和国药典》收录的种类，均以《中华人民共和国药典》记载的为准，其余种类则参考《中华本草》等专著予以记述。

7. 观赏应用主要围绕其在城镇中的实际作用进行介绍。

8. 本书收录的植物照片主要目的在于展示与识别。所选照片力求物种准确、主体清晰、色彩自然、构图合理。

目 录
CONTENTS

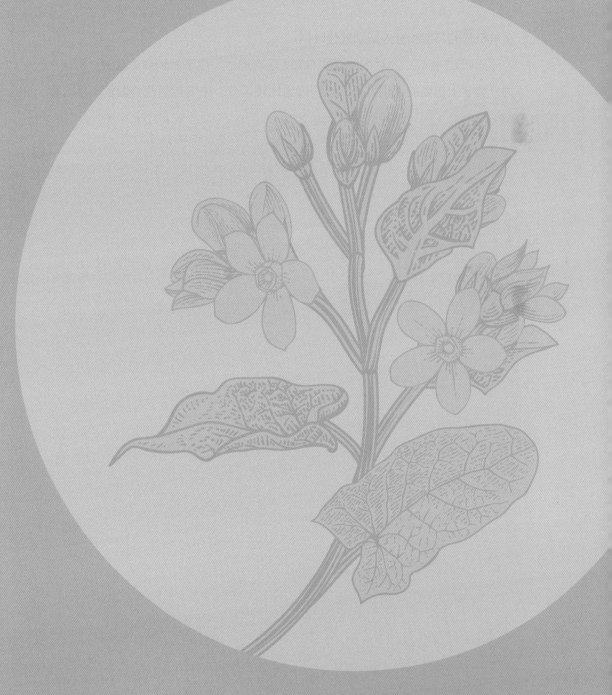

银 杏

Ginkgo biloba Linn.

·科　名　银杏科 Ginkgoaceae　　·属　名　银杏属 *Ginkgo*
·生活型　落叶乔木　　　　　　·花果期　花期 3~4 月，果期 9~10 月

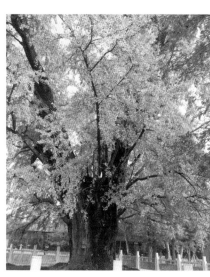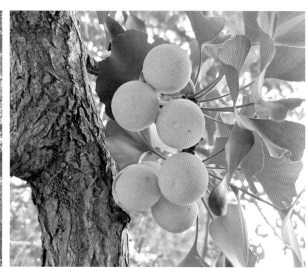

【别　　名】鸭掌树、鸭脚子、公孙树、白果。

【识别要点】叶扇形，上缘有浅或深的波状缺刻，基部楔形，有长柄，在短枝上 3~8 叶簇生。雄球花 4~6 生于短枝顶端叶腋或苞腋，长圆形，下垂，淡黄色；雌球花数个生于短枝叶丛中，淡绿色。种子椭圆状、倒卵圆状或近球状；外种皮熟时有臭味，淡黄色或橘黄色，被白粉，中种皮骨质，白色，内种皮膜质，黄褐色；胚乳肉质，胚绿色。

【生物学特性】喜光，对气候、土壤的适应性较广。

【功　　用】（1）种子：甘、苦、涩，平。敛肺定喘，止带缩尿。主治哮喘痰嗽，带下，白浊，遗精，尿频，无名肿毒，酒渣鼻，癣疮。

（2）根、根皮：甘，温。益气补虚。主治遗精，遗尿，夜尿频多，带下，石淋。

（3）叶：苦、甘、涩，平。活血养心，敛肺涩肠。主治胸痹，心痛，喘咳痰嗽，泄泻，痢疾，带下。

【观赏应用】银杏树形优美，春、夏季叶色嫩绿，秋季变成黄色，颇为美观，可作庭园树及行道树。

罗汉松科

罗汉松

Podocarpus macrophyllus (Thunb.) D. Don

·科　名　罗汉松科 Podocarpaceae	·属　名　罗汉松属 *Podocarpus*
·生活型　常绿乔木	·花果期　花期 4~5 月，果期 8~9 月

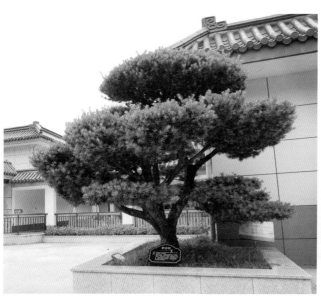
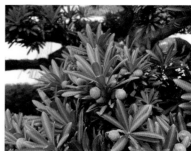
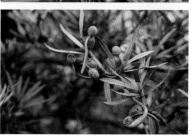

【别　　名】土杉、罗汉杉、狭叶罗汉松。

【识别要点】叶螺旋状着生，革质，线状披针形，微弯。雄球花穗状，常 3~5 个簇生于极短的总梗上；雌球花单生叶腋。种子卵圆状，先端圆，熟时肉质假种皮紫黑色，被白粉，肉质种托椭圆形柱状，红色或紫红色，长于种子。

【生物学特性】喜温暖、湿润和半阴环境，耐寒性略差，怕水涝和强光直射，适宜肥沃、排水良好的沙壤土。

【功　　用】（1）根皮：甘、微苦，微温。活血祛瘀，祛风除湿，杀虫止痒。主治跌打损伤，风湿痹痛，癣病。

（2）种子、花托：甘，微温。行气止痛，温中补血。主治胃痛，血虚面色萎黄。

（3）枝叶：淡，平。止血。主治吐血，咳血。

【观赏应用】罗汉松秀丽葱郁，秋季果实累累，惹人喜爱。广泛应用于庭院绿化，宜孤植于庭院，或对植、散植于厅、堂之前，或常配置于墙角、山石。耐修剪，特别适宜于海岸边种植。

金钱松

Pseudolarix amabilis (Nelson) Rehd.

·科　名　松科 Pinaceae
·生活型　落叶乔木

·属　名　金钱松属 *Pseudolarix*
·花果期　花期 4~5 月，果期 10 月

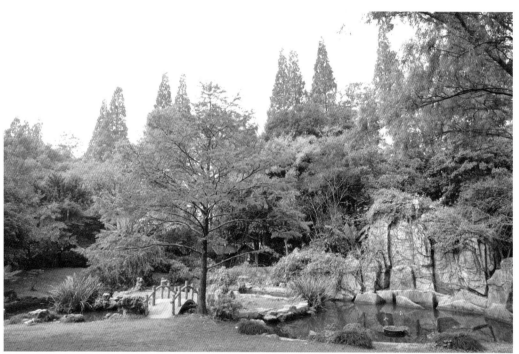

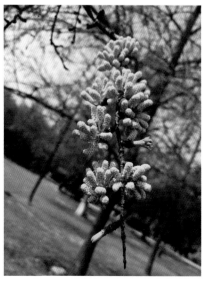

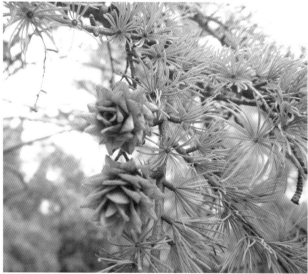

【别　　名】水树、金松。

【识别要点】枝分长枝和短枝。冬芽圆锥形卵圆状，芽鳞先端圆。叶在长枝上螺旋状排列，散生，在短枝上平展簇生，线形，顶端尖。雌雄同株，雄球花簇生于短枝顶端；雌球花单生于短枝顶端。球果当年成熟，直立，卵圆状，有短梗。种子卵圆状，种翅膜质，较厚，三角状披针形，淡黄色。

【生物学特性】喜光树种，幼树耐阴。喜湿润气候，耐 –20℃的低温。喜深厚肥沃、排水良好的酸性土壤，中性土壤亦可正常生长。不耐旱，不耐积水。

【功　　用】枝叶：苦，微温。祛风，利湿，止痒。主治风湿痹痛，湿疹瘙痒。

【观赏应用】金钱松是世界五大园林树种之一，树干高大挺拔，树姿整齐优美，线状叶片轮状排列，秋后金黄，状若金钱，属彩色珍贵园林观赏树种，可孤植作庭荫树种，也可单排或多排对植作行道树，还广泛用于制作高档盆景。

雪　松

Cedrus deodara (Roxb.) G. Don

·科　名　松科 Pinaceae	·属　名　雪松属 *Cedrus*
·生活型　常绿乔木	·花果期　花期 2~3 月，果期翌年 10 月

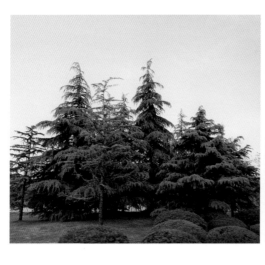 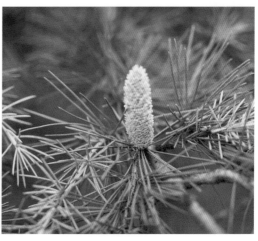

【别　　名】塔松、香柏、喜马拉雅雪松。

【识别要点】小枝微下垂，一年生长枝淡灰黄色，密生短绒毛，微有白粉，二、三年生长枝灰色、淡褐灰色或深灰色。叶在长枝上辐射伸展，在短枝上簇生，针叶坚硬，长 2.5~5cm。雌雄同株，雌、雄球花分别单生于不同大枝上的短枝顶端。球果卵圆状或宽椭圆状，长7~12cm，有短梗，熟前淡绿色，微有白粉，熟时红褐色。种子近三角状，上端有倒三角形翅。

【生物学特性】喜阳光充足、湿润凉爽的环境，喜土层深厚而排水良好的土壤。

【功　　用】**叶、木材：**苦，温。清热利湿，散瘀止血。主治痢疾，肠风便血，水肿，风湿痹痛，麻风病。

【观赏应用】雪松树体高大，树姿优美，终年常绿。冬季大雪压枝，犹如银色金字塔，格外壮观、秀丽。适合在草坪中央孤植，或在高大建筑物、园门两侧对植作风景树、行道树。

日本五针松

Pinus parviflora Sieb. et Zucc.

·科　名	松科 Pinaceae	·属　名	松属 *Pinus*
·生活型	常绿乔木	·花果期	花期5月，果期10月至翌年6月

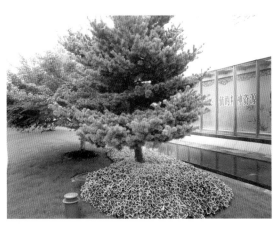
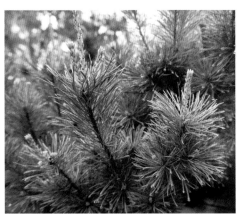

【别　　名】五须松、五针松、五钗松、日本五须松。

【识别要点】树皮幼时淡灰色，光滑，老时橙黄色，不规则鳞片状剥落。一年生枝黄褐色，密被淡黄色柔毛。冬芽褐色。针叶5针1束，较短，簇生枝端，微弯曲，叶鞘早落。球果卵圆状或卵形椭圆状，无柄，长4~7.5cm，淡褐色。种子为不规则倒卵圆状，近褐色，具黑色斑纹，具宽翅。

【生物学特性】耐阴，喜土层深厚、排水良好的土壤。

【功　　用】**孢子：**苦，温。收湿，敛疮，止咳。主治皮肤湿烂，小儿夏季汗疹，咳嗽。

【观赏应用】日本五针松姿态苍劲秀丽，松叶葱郁纤秀。可孤植配奇峰怪石，可植于公园、庭院、宾馆作园景树，亦可列植于园路两侧作园路树。

白皮松

Pinus bungeana Zucc. ex Endl.

·科　名	松科 Pinaceae	·属　名	松属 *Pinus*
·生活型	常绿乔木	·花果期	花期 4~5 月，果期翌年 10~11 月

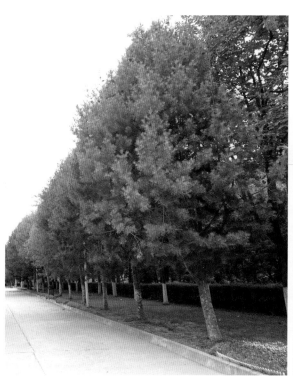
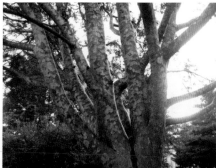
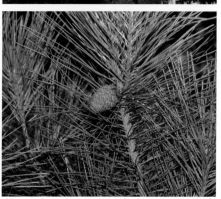

【别　　名】蟠龙松、虎皮松、白果松、三针松、白骨松、美人松。

【识别要点】树皮幼时光滑，灰绿色，不规则薄鳞片状剥落，内皮白色，白褐相间成斑鳞。针叶 3 针 1 束，粗硬。球果常单生，卵圆状或圆锥形卵圆状。种子近倒卵圆状，有关节，易脱落。

【生物学特性】喜光，耐较干冷气候，耐干旱瘠薄，不耐水淹。在深厚的钙质土、黄土中生长良好。

【功　　用】**球果：** 苦，温。祛痰，止咳，平喘。主治慢性支气管炎，咳嗽，气短，吐白沫痰。

【观赏应用】白皮松树姿优美，树皮奇特，可供观赏。可孤植，可对植，亦可丛植成林或作行道树。它适于庭院中堂前、亭侧栽植，与苍松奇峰相映成趣，颇为壮观。干皮斑驳美观，针叶短粗亮丽，是理想的园林绿化传统树种。

杉 木

Cunninghamia lanceolata (Lamb.) Hook.

- ·科 名 杉科 Taxodiaceae
- ·生活型 常绿乔木

- ·属 名 杉木属 *Cunninghamia*
- ·花果期 花期 4 月，果期 10~11 月

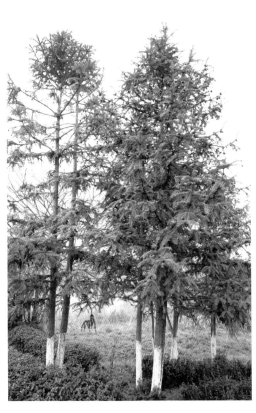

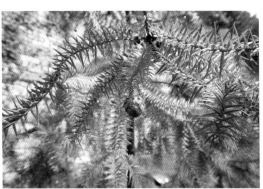

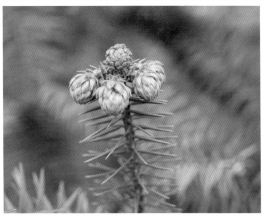

【别　　名】杉、刺杉、木头树、正木、正杉、沙树、沙木。

【识别要点】树皮灰褐色，裂成长条片脱落，内皮淡红色。叶条状披针形，革质，边缘有锯齿，上下两面均有气孔带；叶螺旋状着生，但在侧枝上叶的基部扭转成 2 列状。雌雄同株；雄球花簇生枝顶；雌球花单生或簇生枝顶；珠鳞先端 3 裂，腹面有胚珠 3。球果下垂，近圆球状或卵圆状。种子两侧具窄翅。

【生物学特性】喜温暖、湿润的环境，较不喜光，多生于阴坡、山坳等处，要求土壤尽量疏松、透气透水性高。

【功　　用】（1）根、根皮：辛，微温。祛风利湿，行气止痛，理伤接骨。主治风湿

痹痛，胃痛，疝气痛，淋病，带下，血瘀崩漏，痔疮，骨折，脱臼，刀伤。

（2）枝干上的结节：辛，微温。祛风止痛，散湿毒。主治风湿关节疼痛，胃痛，脚气病，肿痛，带下，跌打损伤，臁疮。

（3）木材所沥出的油脂：苦、辛，微温。利尿排石，消肿杀虫。主治淋证，尿路结石，遗精，带下，顽癣，疔疮。

（4）树皮：辛，微温。利湿，消肿解毒。主治水肿，脚气病，漆疮，流火，烧烫伤，金疮出血，毒虫咬伤。

（5）球果：辛，微温。温肾壮阳，杀虫解毒，宁心，止咳。主治遗精，阳痿，白癜风，乳痛，心悸，咳嗽。

（6）叶：辛，微温。祛风，化痰，活血，解毒。主治半身不遂初起，风疹，咳嗽，牙痛，天疱疮，脓疱疮，鹅掌风，跌打损伤，毒虫咬伤。

（7）种子：辛，微温。理气散寒，止痛。主治疝气痛。

【观赏应用】杉木树形整齐端直，枝叶茂密青翠，可作为庭院或公园的点缀。

落羽杉

Taxodium distichum (Linn.) Rich.

·科　名　杉科 Taxodiaceae	·属　名　落羽杉属 *Taxodium*
·生活型　落叶乔木	·花果期　花期 3 月，果期 10 月

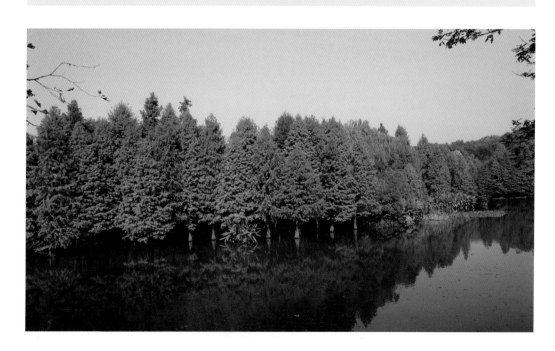

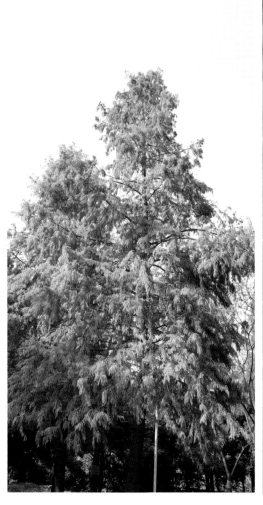
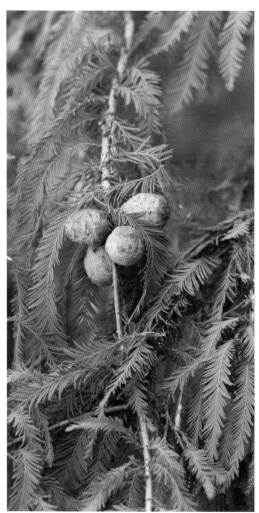

【别　　名】落羽松。

【识别要点】树干尖削度大，基部通常膨大，具膝状呼吸根。树皮棕色，裂成长条片。侧生无芽小枝排成2列。叶线状条形，排成羽状2列。球果具短柄，熟时淡褐黄色，被白粉。种子褐色。

【生物学特性】喜温热、湿润气候，耐水湿，也耐干旱。

【功　　用】**根、树皮、球果、木材、叶、杉节：**辛，微温。祛风止痛，散瘀止血。主治慢性支气管炎，胃痛，风湿关节痛；外用治跌打损伤，烧烫伤，外伤出血，过敏性皮炎。

【观赏应用】落羽杉秋季落叶较迟，冠形雄伟秀丽，羽毛状的叶丛极为秀丽，入秋后树叶变为古铜色，是良好的秋色叶树种，成片种植具有极高的观赏价值。

池 杉

Taxodium ascendens Brongn

·科 名 杉科 Taxodiaceae	·属 名 落羽杉属 *Taxodium*
·生活型 落叶乔木	·花果期 花期 3 月，果期 10 月

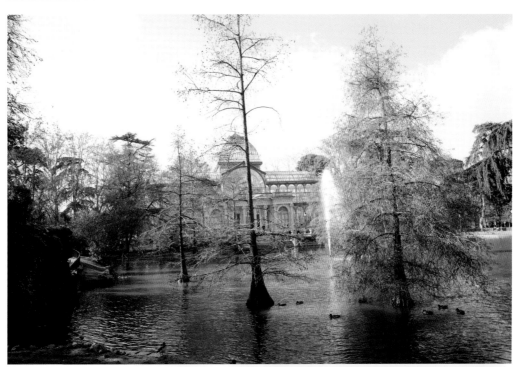

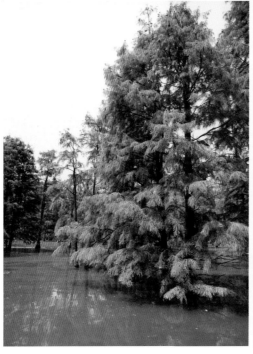

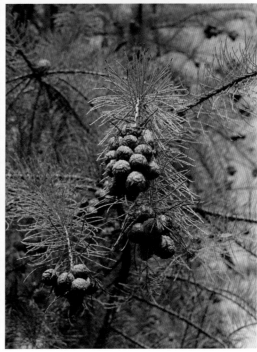

【别　　名】沼落羽松、池柏。

【识别要点】侧生无芽小枝排成 2 列。叶钻形，在枝上近直展，不排成 2 列。球果具短柄，熟时淡褐黄色，被白粉。

【生物学特性】强阳性树种，不耐阴。喜温暖、湿润环境，稍耐寒，耐涝，耐旱。

【功　　用】**叶、果实**：苦、涩，凉。清热解毒，消炎止痛。咽喉肿痛，口腔溃疡，牙痛等。

【观赏应用】池杉树形婆娑，枝叶秀丽，观赏价值高，又适生于水滨湿地条件，可在河边和低洼水网地区种植，或在园林中作孤植、丛植、片植配置，亦可列植作道路的行道树。

水　杉

Metasequoia glyptostroboides Hu et Cheng

·科　名　杉科 Taxodiaceae　　　　·属　名　水杉属 *Metasequoia*
·生活型　落叶乔木　　　　　　　　·花果期　花期 2~3 月，果期 10~11 月

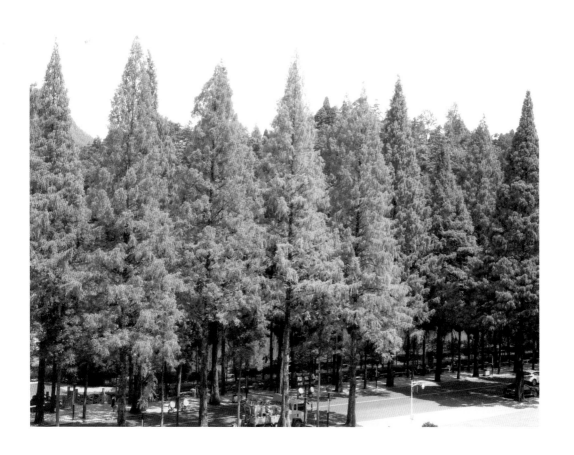

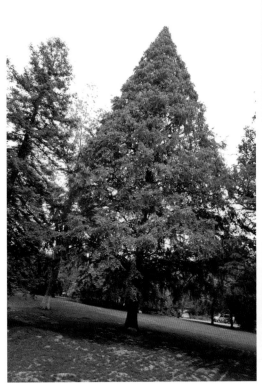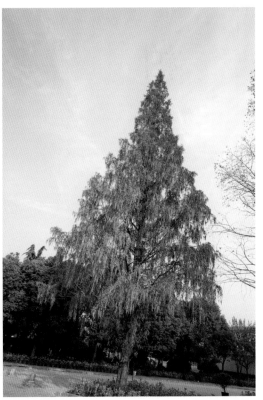

【识别要点】叶、芽鳞、雄球花、雄蕊、珠鳞与种鳞交互对生。叶线状条形，质软，在侧枝上排成羽状，叶面中脉凹下，叶背沿中脉两侧有 4~8 条气孔线。雄球花在枝条顶部的花序轴上交互对生及顶生，排成总状或圆锥状花序；雌球花单生于侧生小枝顶端。球果下垂，当年成熟，近球状，张开后微具四棱；种鳞木质，盾形。种子扁平，周围有窄翅。

【生物学特性】喜光，不耐阴。喜温暖、湿润气候，较耐寒。适应性强，适宜生长于疏松、肥沃的酸性土壤，但在微碱性土壤中亦能正常生长。

【功　　用】种子：辛，温。理气散寒。主治发痧气痛，胸腹冷痛，小肠疝气。

【观赏应用】水杉树姿优美，叶色秀丽，是著名的庭园观赏树。可丛植、群植配置，也可列植作行道树或河旁、路旁及建筑物旁的绿化材料。

侧 柏

Platycladus orientalis (Linn.) Franco

· 科 名	柏科 Cupressaceae	· 属 名	侧柏属 *Platycladus*
· 生活型	常绿乔木	· 花果期	花期 3~4 月，果期 10~11 月

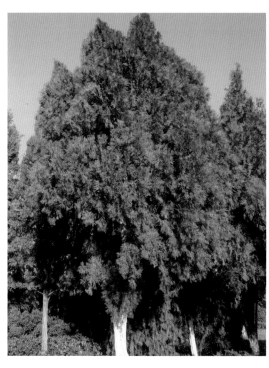
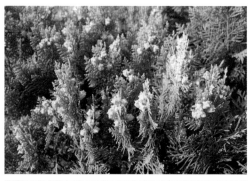
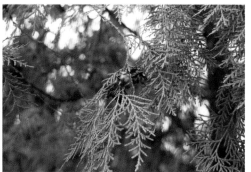

【别　　名】香柯树、香树、扁桧、香柏、黄柏。

【识别要点】幼树树冠卵形尖塔状，老树则呈广圆球状。着生鳞叶的小枝直展，扁平。鳞叶二型，交互对生，背面有腺点。雌雄同株，球花单生枝顶，雌球花具 4 对珠鳞，仅中部 2 对珠鳞各具胚珠 1 或 2。球果当年成熟，卵形椭圆状，成熟时褐色；种鳞木质，扁平，厚，背部顶端下方有 1 弯曲的钩状尖头，熟时张开。种子椭圆状或卵圆状，灰褐色或紫褐色。

【生物学特性】喜生于湿润肥沃、排水良好的钙质土壤，耐寒，耐旱，抗盐碱。

【功　　用】**枝梢、叶：** 苦、涩，微寒。凉血止血，止咳祛痰，祛风湿，散肿毒。主治咳血，吐血，鼻衄，尿血，血痢，肠风便血，崩漏不止，咳嗽痰多，风湿痹痛，丹毒，痄腮，烧烫伤。

【观赏应用】侧柏树干挺拔，株型优美。可栽植于行道、庭院、大门两侧、绿地周围、路边花坛及墙垣内外，均极美观。

千头柏

Platycladus orientalis (Linn.) Franco cv. 'Sieboldii' Dallimore and Jackson

·科 名	柏科 Cupressaceae	·属 名	侧柏属 *Platycladus*
·生活型	丛生常绿灌木	·花果期	花期 3~4 月，果期 10~11 月

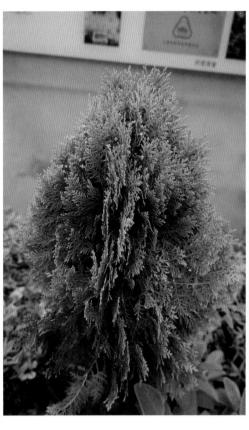
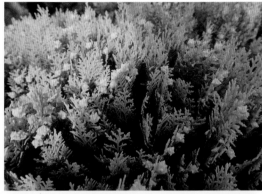
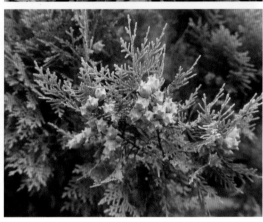

【识别要点】生鳞叶的小枝细，向上直展或斜展，扁平，排成一平面。叶鳞形。雄球花黄色，卵圆形；雌球花近球形，蓝绿色，被白粉。球果近卵圆形，成熟前近肉质，蓝绿色，被白粉，成熟后木质，开裂，红褐色。

【生物学特性】喜光，幼时稍耐阴。耐干旱，耐瘠薄，耐盐碱，耐寒。对土壤要求不严格，喜生于湿润肥沃、排水良好的钙质土壤。

【功　　用】**枝梢、叶：**苦、涩，微寒。凉血止血，止咳祛痰，祛风湿，散肿毒。主治咳血，吐血，鼻衄，尿血，血痢，肠风便血，崩漏不止，咳嗽痰多，风湿痹痛，丹毒，疖腮，烧烫伤。

【观赏应用】千头柏树姿优美，四季常青，叶翠绿或浓绿，可用于庭院观赏，配植于草坪、花坛、山石、林下，可增加绿化层次，丰富观赏美感；也可用于盆景观赏。

柏 木

Cupressus funebris Endl.

·科　名	柏科 Cupressaceae	·属　名	柏木属 *Cupressus*
·生活型	常绿乔木	·花果期	花期 3~5 月，果期翌年 5~6 月

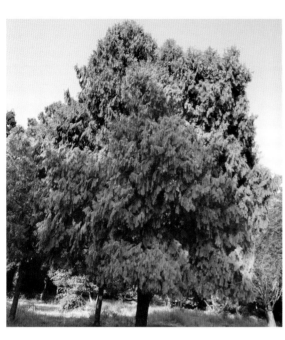

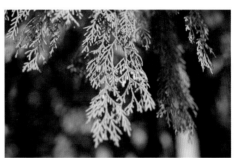

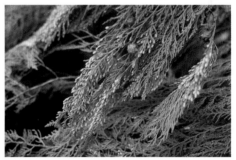

【别　　名】密密柏、柏树、柏香树、柏木树、扫帚柏、黄柏、垂丝柏、香扁柏。

【识别要点】小枝细长，下垂，着生鳞叶小枝扁平，排成一平面，两面同为绿色。鳞叶交互对生，中央叶背面有纵腺体。雌雄同株，球花单生于小枝顶端。球果翌年夏季成熟，球状，熟时褐色；种鳞 4 对，木质。

【生物学特性】喜温暖、湿润的气候，在中性、微酸及钙质土壤中均能正常生长，耐干旱，耐瘠薄。

【功　　用】（1）根：苦、辛，凉。清热解毒。主治麻疹身热不退。

（2）果实：苦、甘，平。祛风，和中，安神，止血。主治感冒发热，胃痛呕吐，烦躁，失眠，劳伤吐血。

（3）叶：苦、涩，平。凉血止血，敛疮生肌。主治吐血，血痢，痔疮，癞疮，烧烫伤，刀伤，毒蛇咬伤。

（4）树脂：甘、微涩，平。祛风，除湿，解毒，生肌。主治风热头痛，带下，淋浊，痈疽疮疡，赘疣，刀伤出血。

【观赏应用】柏木四季常青树形优美，是重要的风景绿化树种，可用于林相改造、景区美化与生态环境建设。

圆　柏

Juniperus chinensis Roxb.

·科　名　柏科 Cupressaceae　　　·属　名　圆柏属 *Sabina*
·生活型　常绿乔木　　　　　　　·花果期　花期 4 月，果期翌年 9~10 月

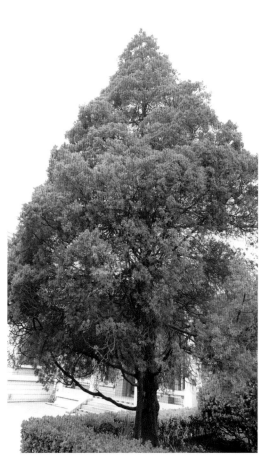

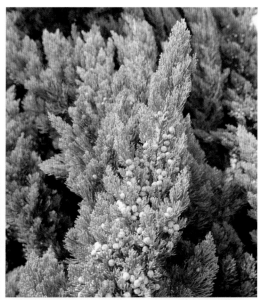

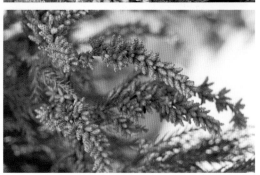

【别　　名】珍珠柏、红心柏、刺柏、桧、桧柏。

【识别要点】叶有 2 种，鳞叶交互对生，多见于老树或老枝上，先端钝，叶背的中部
　　　　　　具腺点；刺叶常 3 枚轮生，叶面微凹，有 2 条白色气孔带。雌雄异株，
　　　　　　极少同株。球果翌年或第 3 年成熟，熟时暗褐色，被白粉。

【生物学特性】喜光，喜温凉、温暖气候，喜湿润土壤。

【功　　用】**球果**：苦、辛，微寒。祛风清热，利小便。主治头痛，迎风流泪，视物
　　　　　　不清，小便不利。

【观赏应用】圆柏冬夏常绿，抗寒、抗旱性强，耐修剪，宜造型，具较强的观赏价值，
　　　　　　是园林绿化、美化环境的首选树种。

龙 柏

Sabina chinensis (Linn.) Ant. var. 'Kaizuca'

·科 名	柏科 Cupressaceae	·属 名	圆柏属 *Sabina*
·生活型	常绿乔木	·花果期	花期 3~4 月，果期 9~11 月

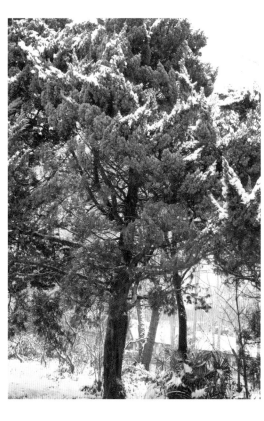
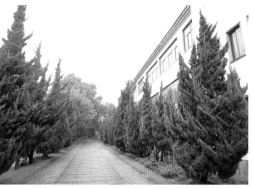
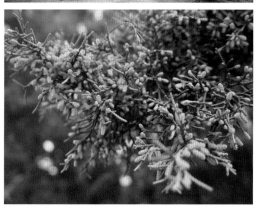

【别　　名】龙爪柏。

【识别要点】树冠圆柱状或柱状塔形。枝条向上直展，常有扭转上升之势，小枝密，在枝端成几相等长之密簇。鳞叶排列紧密，幼嫩时淡黄绿色，后呈翠绿色。球果蓝色，微被白粉。

【生物学特性】喜干燥、肥沃、深厚、较湿润的沙质壤土，忌低洼积水。不太耐寒，北方寒冷地区宜植于背风向阳处。

【功　　用】**枝、叶、树皮**：苦、辛，温。祛风散寒，活血消肿，解毒利尿。主治风寒感冒，肺结核，尿路感染；外用治荨麻疹，风湿关节痛。

【观赏应用】龙柏侧枝螺旋抱合，盘旋直下，宛若游龙戏水，树形奇特，姿态优美，是庭园绿化的重要观赏树种。适植于建筑物前或公园内、庭院内作行道树，也可植于入木桶内点缀铺装地面的小环境，还可盆栽制作盆景。如果从小培养修剪成球也非常美观，是非常理想的绿篱树种。

三尖杉科

粗榧

Cephalotaxus sinensis (Rehd. et Wils.) Li

·科　名	三尖杉科 Cephalotaxaceae	·属　名	三尖杉属 *Cephalotaxus*
·生活型	常绿灌木或小乔木	·花果期	花期 3~4 月，果期翌年 9~10 月

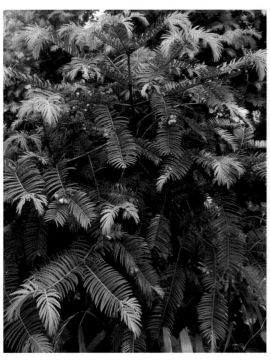
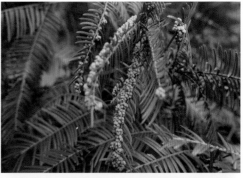
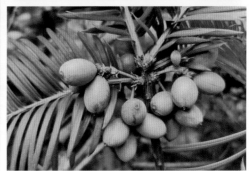

【别　　名】中国粗榧、粗榧杉、中华粗榧杉、鄂西粗榧。

【识别要点】叶线形，叶片质地较厚，通常直伸，先端渐尖或微急尖，基部近圆形，下面有 2 条白色气孔带。雄球花卵圆状，6~7 聚生呈头状；雌球花头状。种子通常卵圆状、椭圆形卵圆状或球状，顶端有 1 小尖头。

【生物学特性】阴性树种，较喜温暖，较耐寒，喜温凉、湿润气候，喜黄壤、黄棕壤、棕色森林土的山地。

【功　　用】（1）根、树皮：淡、涩，平。祛风除湿。主治风湿痹痛。

（2）枝叶：苦、涩，寒。主治白血病，淋巴瘤。

【观赏应用】粗榧为常绿针叶树种，树冠整齐，针叶粗硬，有较高的观赏价值。常与其他树配置，作基础种植、孤植、丛植、林植等。幼树可修剪造型，作盆栽或孤植造景，老树可制作成盆景观赏；叶粗硬，排列整齐，宜作鲜切花叶材用。

三白草

Saururus chinensis (Lour.) Baill.

·科　名　三白草科 Saururaceae
·生活型　多年生草本

·属　名　三白草属 *Saururus*
·花果期　花期 6~7 月，果期 8~9 月

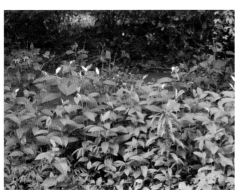

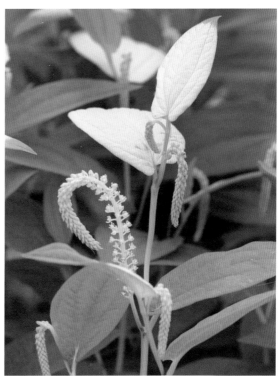

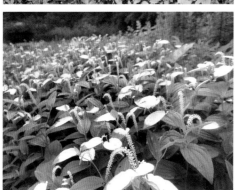

【识别要点】根状茎粗壮，白色。叶片卵形或卵状披针形，顶端渐尖，基部心状耳形，有基出脉 5 条，在花序下部的 2~3 叶常为乳白色，呈花瓣状；托叶鞘与叶柄近等长，稍抱茎。总状花序生于茎顶部，与叶对生；苞片卵圆形；雄蕊 6。果实阔卵形，熟时分裂为分果爿 4。种子圆形。

【生物学特性】喜温暖、湿润气候，耐阴。

【功　　用】（1）地上部分：苦、辛，寒。清热利水，解毒消肿。主治热淋，血淋，水肿，脚气病，黄疸，痢疾，带下，痈肿疮毒，湿疹，蛇咬伤。

（2）根茎：甘、辛，寒。利水除湿，清热解毒。主治脚气病，水肿，淋浊，带下，痈肿，流火，疔疮疥癣，风湿热痹。

【观赏应用】三白草茎顶端的 2~3 片叶到夏初花期时呈现白色花瓣状，比较特殊，一般作水体与陆地接壤处的耐阴湿观叶地被植物。

杨柳科

旱 柳

Salix matsudana Koidz.

·科　名	杨柳科 Salicaceae	·属　名	柳属 *Salix*
·生活型	落叶乔木	·花果期	花期 4 月，果期 4~5 月

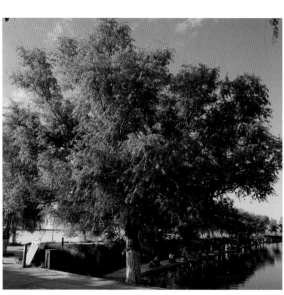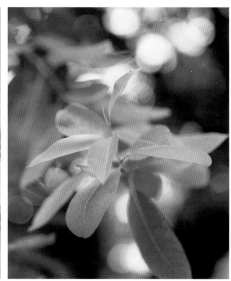

【识别要点】树冠广圆状。树皮灰黑色，有沟纹；小枝细长，棕黄色或黄绿色，后变成褐色。叶片披针形，基部狭圆形，很少楔形，边缘具腺锯齿，顶端长渐尖；叶面绿色，有光泽，叶背有白粉或苍白色，幼时有伏生绢状毛。苞片卵形，仅背面基部有疏柔毛；雌、雄花的背、腹面均有腺体 2；雄花花序圆筒状，雄蕊 2，花丝基部有疏长柔毛。蒴果。

【生物学特性】喜光，不耐庇荫，耐寒性强，喜水湿，亦耐干旱，对土壤要求不严。

【功　　用】**嫩叶、枝或树皮**：苦，寒。清热除湿，祛风止痛。主治黄疸，急性膀胱炎，小便不利，关节炎，黄水疮，疮毒，牙痛。

【观赏应用】旱柳枝条柔软，树冠丰满，是我国北方常用的庭荫树、行道树。常栽培在河湖岸边，或孤植于草坪，或对植于建筑两旁。

垂 柳

Salix babylonica L.

·科　名　杨柳科 Salicaceae　　　　·属　名　柳属 *Salix*
·生活型　落叶乔木　　　　　　　　·花果期　花期 3~4 月，果期 4~5 月

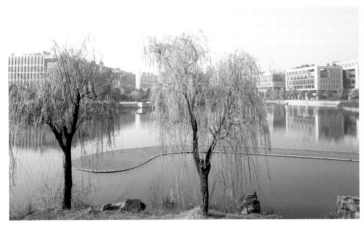 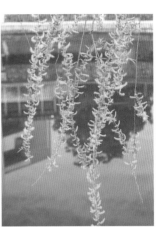

【别　　名】柳树。

【识别要点】小枝细长，下垂，淡紫绿色、褐绿色或棕黄色。芽线形，先端尖锐。叶
片狭披针形或线状披针形，顶端长渐尖，基部楔形，有时歪斜，边缘有
细锯齿；叶背淡绿色。花序轴有短柔毛；雄花背面有较密的柔毛，雄蕊
2，腺体 2；雌花密生柔毛，花腹面有腺体 1，无花柱。蒴果黄褐色。

【生物学特性】耐寒，耐涝，耐旱，喜温暖至高温，对环境的适应性很广。

【功　　用】**（1）枝条：** 苦，寒。祛风利湿，解毒消肿。主治风湿痹痛，小便淋浊，
黄疸，风疹瘙痒，疔疮，丹毒，龋齿，龈肿。

（2）树皮或根皮： 苦，寒。祛风利湿，消肿止痛。主治风湿骨痛，风肿
瘙痒，黄疸，淋浊，乳痈，疔疮，牙痛，汤火烫伤。

（3）根及须状根： 苦，寒。利水通淋，祛风除痛，泻火解毒。主治淋
证，白浊，水肿，黄疸，痢疾，带下，风湿疼痛，黄水疮，牙痛，烫
伤，乳痈。

（4）蛀屑： 苦，寒。祛风，除湿，止痒。主治风疹，筋骨疼痛，湿气腿肿。

（5）带毛种子： 苦，凉。凉血止血，解毒消痈。主治吐血，创伤出血，
痈疽，恶疮。

（6）叶： 苦，寒。清热，解毒，利尿，平肝，止痛，透疹。主治慢性支
气管炎，尿道炎，膀胱炎，膀胱结石，白浊，高血压，痈疽肿毒，烧烫
伤，关节肿痛，牙痛，痧疹，皮肤瘙痒。

（7）**花序**：苦，寒。祛风利湿，止血散瘀。主治风水，黄疸，咳血，吐血，便血，血淋，闭经，疮疖，齿痛。

【观赏应用】垂柳树形优美，放叶、开花早，早春满树嫩绿，具有很高的观赏价值，实为美化庭院之理想树种。

杞 柳

Salix integra Thunb.

·科 名	杨柳科 Salicaceae	·属 名	柳属 *Salix*
·生活型	落叶灌木	·花果期	花期 4~5 月，果期 6 月

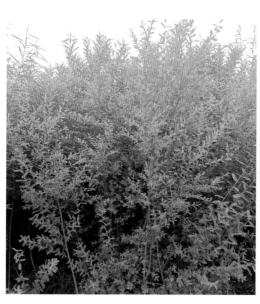 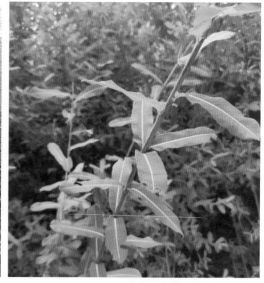

【识别要点】小枝黄色或淡红色，无毛，有光泽。芽棕褐色，卵圆形，无毛，先端尖锐。叶近对生或对生，有时三叶轮生；叶片椭圆状长圆形，先端短渐尖，基部圆或微凹，边缘具细锯齿，中脉褐色；叶柄短或近无，微抱茎。先叶开花。苞片褐色至近黑色，卵形，有长柔毛；雄蕊 2，合生，无毛，花药黄色或淡红色；子房长卵形，柱头 2~4 裂。蒴果具柔毛。

【生物学特性】喜光照，肥水，抗雨涝，以在上层深厚的沙壤土和沟渠边坡地生长最好。

【功　　用】**嫩叶、枝或树皮**：苦，寒。清热除湿，祛风止痛。主治黄疸，急性膀胱炎，小便不利，关节炎，黄水疮，疮毒，牙痛。

【观赏应用】杞柳树形优美，枝条繁多且形态各异，是园林、公园中的主要观赏树种之一。

杨 梅

Morella rubra (Lour.) Sieb. et Zucc.

·科 名　杨梅科 Myricaceae　　·属 名　杨梅属 *Myrica*
·生活型　常绿灌木或小乔木　　·花果期　花期 4 月，果期 6~7 月

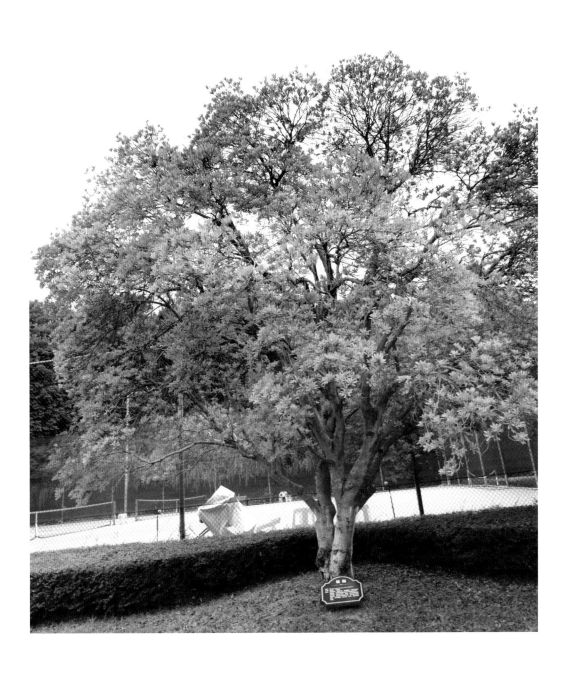

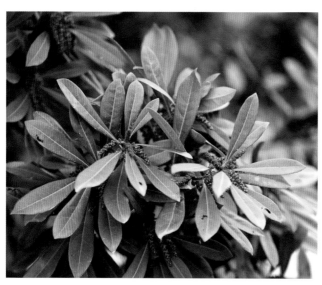
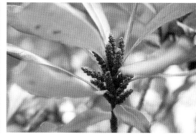
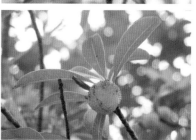

【别　　名】山杨梅、朱红、珠蓉、树梅。

【识别要点】树冠圆球形。叶片革质，倒卵状披针形或倒卵状长椭圆形，全缘，叶背密生金黄色腺体。花单性，异株；雄花花序穗状，单生或数条丛生叶腋；雌花花序单生叶腋，每苞片有 1 花；每花有 4 枚卵形小苞片，密生覆瓦状排列。核果球形，有小疣状突起，熟时深红色、紫红色或白色，味甜酸。

【生物学特性】喜温暖气候，喜酸性土壤，适应性强。

【功　　用】（1）果实：酸、甘，温。生津解烦，和中消食，解酒，涩肠，止血。主治烦渴，呕吐，呃逆，胃痛，食欲不振，食积腹痛，饮酒过度，腹泻，痢疾，衄血，头痛，跌打损伤，骨折，烧烫伤。

（2）种仁：辛、苦，微温。利水消肿，敛疮。主治脚气病，牙疳。

（3）树皮：苦、辛、涩，性温。行气活血，止痛，止血，解毒消肿。主治脘腹疼痛，胁痛，牙痛，疝气，跌打损伤，骨折，吐血，衄血，痔血，崩漏，外伤出血，疮疡肿痛，痄腮，牙疳，烧烫伤，臁疮，湿疹，疥癣，感冒，泄泻，痢疾。

（4）叶：苦、微辛，温。燥湿祛风，止痒。主治皮肤湿疹。

【观赏应用】杨梅树冠圆球形，分枝紧凑，枝叶扶疏，夏季绿叶丛中红果累累，十分美观，是庭院中的优质绿化树种和特色果树。

青钱柳

Cyclocarya paliurus (Batal.) Iljinsk.

·科 名 胡桃科 Juglandaceae ·属 名 青钱柳属 *Cyclocarya*
·生活型 落叶乔木 ·花果期 花期 4~5 月，果期 7~9 月

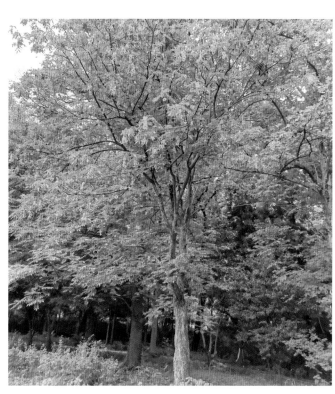
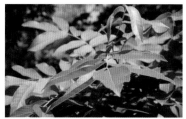
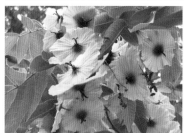
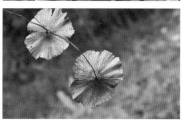

【别　　名】青钱李、山麻柳、山化树。

【识别要点】裸芽，具柄，密被锈褐色腺鳞；枝条髓部薄片状分隔。叶互生；奇数羽状复叶；小叶片基部歪斜，两面被腺鳞。花单性，雌雄同株，花序柔荑状；雄花：3（4）花序成束，生于叶痕腋内，花被片；雌花：花序具雌花多数，单生枝顶，花被片 4，柱头 2 裂，裂片羽毛状。坚果，具短柄；果中部环绕有由苞片和小苞片形成的革质翅，圆盘状，被腺鳞，顶端具宿存花被片。

【生物学特性】喜光，幼苗稍耐阴，喜深厚、肥沃、湿润土壤。

【功　　用】叶：辛、微苦，平。祛风止痒。主治皮肤癣疾。

【观赏应用】青钱柳树木高大挺拔，枝叶美丽多姿，果实如铜钱，具有很高的庭院观赏价值。通常成串下垂生长，可作为园林绿化观赏树种和用材树种。

胡 桃

Juglans regia L.

·科 名 胡桃科 Juglandaceae
·生活型 落叶乔木
·属 名 胡桃属 *Juglans*
·花果期 花期 4~5 月，果期 9~10 月

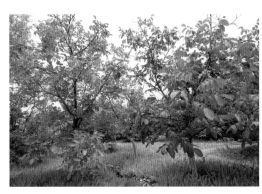
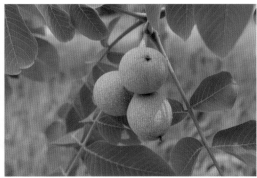

【别　　名】核桃。

【识别要点】树皮厚，紫褐色，有辛辣味。小枝粗壮，幼枝黄褐色，有绢状毛，后脱落无毛。顶芽大，窄卵状圆锥形，无毛。叶大，近革质，常集生于枝顶，长圆状倒卵形或倒卵状椭圆形，先端钝圆或具短急尖。花叶后开放；花被片 9~12，外轮 3 枚白色带淡绿色，向外反卷，中、内 2 轮直立，倒卵状匙形；花药内向纵裂。聚合果长圆状卵圆形；小蓇葖果木质，顶端具向外弯曲的喙。

【生物学特性】喜光，耐寒，抗旱，喜肥沃湿润的沙质壤土。江苏平原及丘陵地区有栽培，适生于土层深厚的土壤中。

【功　　用】（1）根、根皮：苦、涩，平。止泻，止痛，乌须发。主治腹泻，牙痛，须发早白。

（2）花：甘、微苦，温。软坚散结，除疣。主治赘疣。

（3）成熟果实的内果皮：苦、涩，平。止血，止痢，散结消痈，杀虫止痒。主治崩漏，痛经，久痢，疟母，乳痈，疥癣，鹅掌风。

（4）未成熟果实的外果皮：苦、涩，平。止痛，止咳，止泻，解毒，杀虫。主治脘腹疼痛，痛经，久咳，泄泻久痢，痈肿疮毒，顽癣，秃疮，白癜风。

（5）种仁：甘、涩，温。补肾固精，温肺定喘，润肠通便。主治腰痛脚弱，尿频，遗尿，阳痿，遗精，久咳喘促，肠燥便秘，石淋，疮疡瘰疬。

（6）**树皮：**苦、涩，凉。涩肠止泻，解毒，止痒。主治痢疾，麻风结节，肾囊风，皮肤瘙痒。

（7）**叶：**苦、涩，平。收敛止带，杀虫消肿。主治带下，疥癣，象皮腿。

（8）**嫩枝：**苦、涩，平。杀虫止痒，解毒散结。主治疥疮，瘰疬，肿块。

（9）**未成熟的果实：**苦、涩，平。止痛，乌须发。主治胃脘疼痛，须发早白。

【观赏应用】胡桃树冠雄伟，树干洁白，枝叶繁茂，绿荫盖地，在园林中可作道路绿化树种。

山核桃

Carya cathayensis Sarg.

·科　名	胡桃科 Juglandaceae	·属　名	山核桃属 *Carya*
·生活型	落叶乔木	·花果期	花期 4 月，果期 9 月

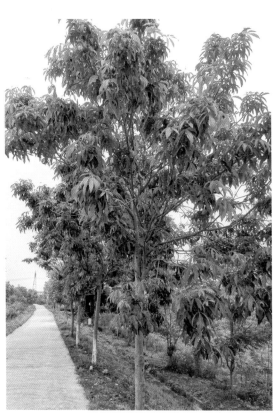

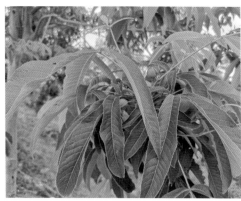

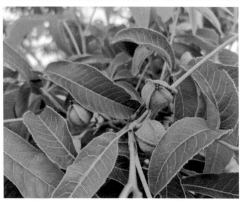

【别　　名】长寿果。

【识别要点】幼枝、叶柄、叶背、花序轴等部位密被橙黄色腺鳞。小叶卵状披针形至倒卵状披针形，边缘有细锯齿。雌花1~3朵排成穗状，顶生，直立。果实倒卵圆形或近球形，幼时有4狭翅状纵棱；外果皮成熟后革质，沿纵棱4瓣裂开；隔膜内及壁内无空隙；果核倒卵圆形、椭圆状卵圆形或近球形，微具4纵棱，顶端具短凸尖。

【生物学特性】喜光，喜温暖、湿润气候。

【功　　用】**（1）叶、根皮、外果皮：**苦、涩、凉。清热解毒，杀虫止痒。主治脚趾湿痒，皮肤癣证。

（2）种仁：甘，平。补益肝肾，纳气平喘。主治腰膝酸软，隐痛，虚喘久咳。

【观赏应用】山核桃树体高大挺直，树形美观，结果期果实和叶子相映生辉，是庭院美化和城市绿化的优良树种。适合河流沿岸、湖泊周围及平原地区四旁栽植。可做行道树和庭荫树。

美国山核桃

Carya illinoinensis (Wangenh.) K. Koch

·科　名	胡桃科 Juglandaceae	·属　名	山核桃属 *Carya*
·生活型	落叶大乔木	·花果期	花期4~5月，果期9~11月

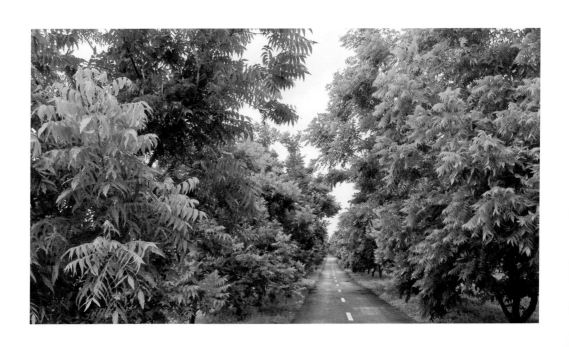

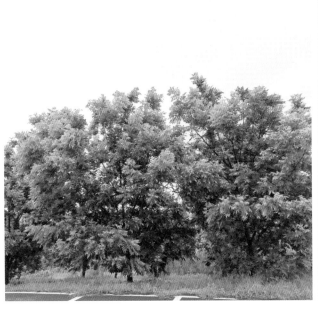
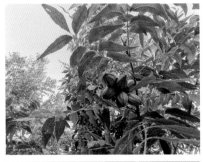
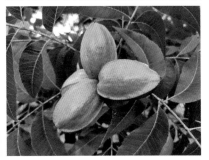

【别　　名】薄壳山核桃、碧根果。

【识别要点】芽鳞镊合状排列，黄褐色，被柔毛。奇数羽状复叶，小叶（9~）11~17；
小叶片卵状披针形或长椭圆状披针形，通常稍镰形弯曲，先端渐尖，基
部歪斜，边缘有粗锯齿。雄柔黄花序每束5~6；雌花序1~6花成穗状。
核果长圆形、长椭圆形或卵形，光滑，顶端尖，具4纵棱；外果皮薄，
裂成4瓣；果核光滑。

【生物学特性】喜温暖、湿润气候，较耐寒。

【功　　用】**果仁：**味甘，性温。补益肝肾，纳气平喘。主治腰膝酸软，隐痛，虚喘
久咳。

【观赏应用】美国山核桃树体高大雄伟，树干端直，枝叶茂密，树姿优美，生命周期
长，结果期果实和叶子相映生辉，是庭院美化和城市绿化的优良树种，
在园林中是优良的上层骨干树种。

桦木科

江南桤木

Alnus trabeculosa Hand.-Mazz.

·科　名	桦木科 Betulaceae	·属　名	桤木属 *Alnus*
·生活型	落叶乔木	·花果期	花期 3~6 月，果期 7~8 月

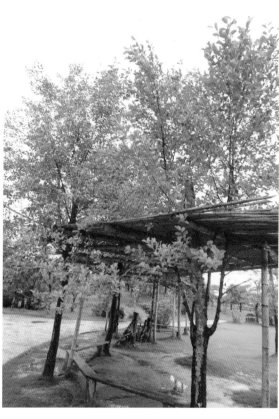
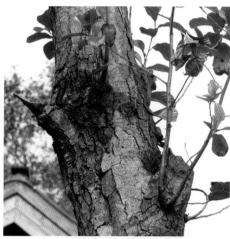
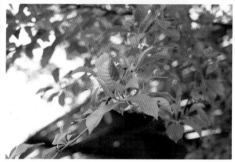

【识别要点】小枝有棱；芽具柄及 2 枚芽鳞，无毛。叶片倒卵状长圆形、椭圆形至阔卵形，边缘疏生不规则细齿，叶背有树脂腺点，脉腋具髯毛。雄花序多个簇生。果序椭圆形，再 2~4 个排成总状；果苞木质，顶端圆楔形，有细裂片 5；带翅小坚果椭圆形，果翅厚纸质。

【生物学特性】喜光，喜温暖气候，对土壤适应性强，喜水湿。

【功　　用】茎、叶：苦，寒。清热解毒。主治湿疹，荨麻疹。

【观赏应用】江南桤木枝繁叶茂，春季开花，满树花香，悠远迷人，且叶体四季常绿，美化效果极好，属于园林植株品种，常作公园、庭园的低湿地庭荫树，或作混交植片林、风景林，或作防护林及公路绿化、河滩绿化等，也能作为盆景养护。

苦 槠

Castanopsis sclerophylla (Lindl.) Schott

- 科 名　壳斗科 Fagaceae
- 生活型　常绿乔木

- 属 名　锥属 *Castanopsis*
- 花果期　花期 5 月，果期 10 月

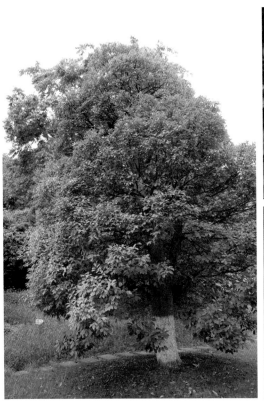
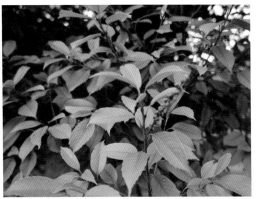
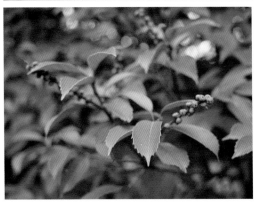

【别　　名】槠栗、苦槠锥、血槠。

【识别要点】叶片螺旋状排列，长椭圆形、椭圆状卵形或倒卵状椭圆形，先端短尖或短尾尖，边缘全部或中部以上有锯齿叶背灰白色，有光泽。壳斗杯形，幼时全包坚果，成熟时包围坚果 3/5~4/5；小苞片鳞片状突起，三角形，横向连生成脊肋状圆环，环带 4~6；坚果褐色，近球形。

【生物学特性】喜雨量充沛和温暖气候，耐阴，喜深厚湿润的中性和酸性土。

【功　　用】种仁：甘、苦、涩，平。涩肠止泻，生津止渴。主治泄泻，痢疾，津伤口渴，伤酒。

【观赏应用】苦槠树冠浓密，圆球形，观赏价值很高，且可抗一氧化碳等有毒气体，用于园林绿化。

栓皮栎

Quercus variabilis Bl.

·科　名　壳斗科 Fagaceae	·属　名　栎属 *Quercus*
·生活型　落叶大乔木	·花果期　花期 3~4 月，果期翌年 9~10 月

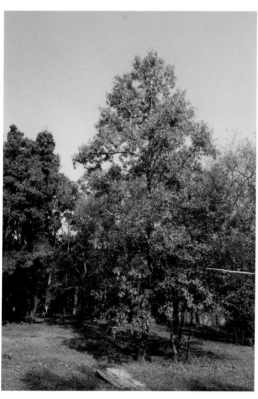
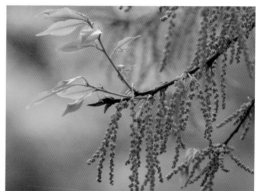
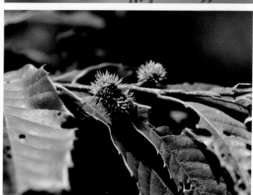

【别　　名】塔形栓皮栎。

【识别要点】树皮灰褐色，深纵裂，木栓层发达，厚而软，深褐色。叶片椭圆状披针
　　　　　　形或椭圆状卵形，先端渐尖，边缘有刺芒状锯齿，老叶叶背密生灰白色
　　　　　　星状细茸毛。壳斗杯状，包围坚果 2/3 以上；小苞片条形，先端粗刺状，
　　　　　　反曲。坚果近球形或宽卵圆形，果脐隆起。

【生物学特性】喜光树种，幼苗能耐阴。适应性强，抗风、抗旱、耐火、耐瘠薄，在酸
　　　　　　性、中性及钙质土壤中均能生长，尤以在土层深厚肥沃、排水良好的壤
　　　　　　土或沙壤土生长最好。

【功　　用】**果壳：**苦、涩，平。止咳，止血，止泻，解毒。主治咳嗽，久泻，久痢，
　　　　　　痔漏出血；外用治头癣。

【观赏应用】栓皮栎树冠雄伟，浓荫如盖，叶色季相变化明显，是良好的绿化观赏树
　　　　　　种，也是营造防风林、水源涵养林及防护林的优良树种。

青　冈

Cyclobalanopsis glauca (Thunb.) Oerst.

·科　名　壳斗科 Fagaceae　　　　·属　名　青冈属 *Cyclobalanopsis*
·生活型　常绿乔木　　　　　　　·花果期　花期 4 月，果期 10 月

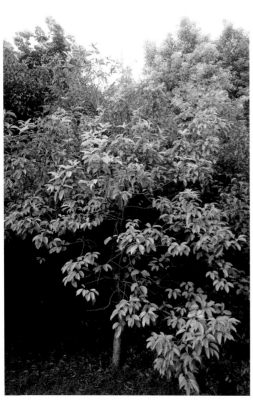
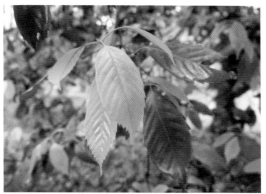
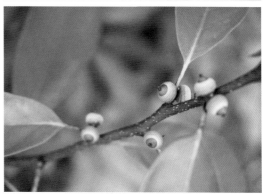

【别　　　名】青冈栎。

【识别要点】树皮淡灰色。小枝及芽无毛。叶片革质，长椭圆形或椭圆状卵形，叶背被平伏毛或近无毛，被灰白色粉霜。壳斗碗状，包围坚果 1/3~1/2；小苞片合生成 5~6 同心环带。坚果椭圆形或长卵圆形，近无毛，稍带紫黑色，果脐隆起。

【生物学特性】喜光，耐旱，对土壤要求不严，在石灰岩土壤中也能生长，以肥沃、深厚、疏松的酸性土壤生长旺盛，适应性强。

【功　　　用】（1）种仁：甘、苦、涩，平。涩肠止泻，生津止渴。主治泄泻，痢疾，津伤口渴，伤酒。

（2）树皮、叶：苦、涩，平。止血，敛疮。主治产妇血崩，臁疮。

【观赏应用】青冈树姿优美，枝叶浓郁，叶色亮绿。可孤植、片植作庭荫树、景观树和生态公益林，也是涵养水土、改良土壤的优良树种。

榆 科

榆 树

Ulmus pumila L.

·科　名　榆科 Ulmaceae　　　　·属　名　榆属 *Ulmus*

·生活型　落叶乔木　　　　　　·花果期　花期 3~6 月，果期 3~6 月

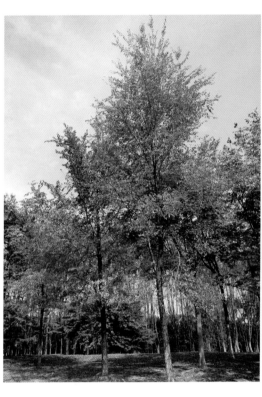
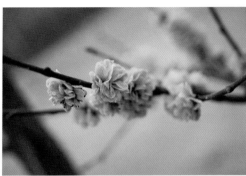
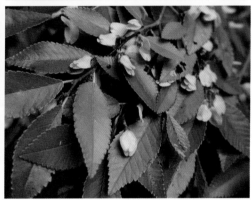

【别　　　名】白榆、家榆、钻天榆。

【识别要点】树皮粗糙；小枝无木栓翅。叶片椭圆形或椭圆状披针形，叶缘有单锯齿，很少重锯齿。早春发叶前开花，数朵簇生成聚伞花序。翅果近圆形或宽倒卵形，长 1.2~2cm，无毛，顶端凹缺；果核位于翅果中部或近中部，色同果翅；果柄长约 2mm。

【生物学特性】喜光，耐寒，抗旱，能适应干冷气候。

【功　　　用】（1）树皮、根皮：甘，微寒。利水通淋，祛痰，消肿解毒。主治小便不利，淋浊，带下，咳喘痰多，失眠，内外出血，难产胎死不下，白秃疮，疥癣。

（2）花：甘，平。清热定惊，利尿疗疮。主治小儿惊痫，小便不利，头疮。

（3）**果实、种子**：苦、微辛，平。健脾安神，清热利水，消肿杀虫。主治失眠，食欲不振，带下，小便不利，水肿，小儿疳热羸瘦，烧烫伤，疮癣。

（4）**果实或种子和面粉等制成的酱**：辛，温。温中行气，杀虫。主治心腹冷痛，虫积腹痛，疮癣。

（5）**叶**：甘，平。清热利尿，安神，祛痰止咳。主治水肿，小便不利，石淋，尿浊，失眠，暑热困闷，痰多咳嗽，酒渣鼻。

（6）**枝**：甘，平。利尿通淋。主治气淋。

（7）**茎皮部的涎汁**：外用杀虫。主治疥癣。

【观赏应用】榆树干通直，树形高大，绿荫较浓，是城市绿化的重要树种，可作行道树、庭荫树、防护林及四旁绿化，也可制作盆景。

榔　榆

Ulmus parvifolia Jacq.

江苏城镇
常见药用植物图鉴

35

·科　名　榆科 Ulmaceae	·属　名　榆属 *Ulmus*
·生活型　落叶乔木	·花果期　花期 8~10 月，果期 8~10 月

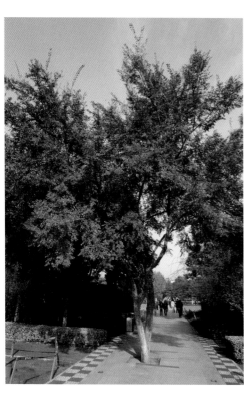

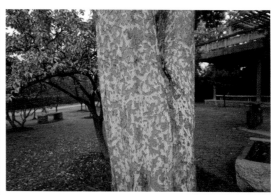

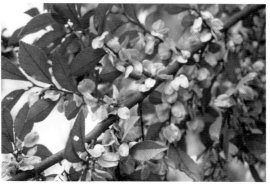

【别　　名】小叶榆、秋榆、掉皮榆、挠皮榆、豺皮榆。

【识别要点】树皮呈不规则鳞状薄片剥落，内皮红褐色。冬芽无毛。叶片较小，革质，披针状卵形或窄椭圆形，叶缘有单锯齿，脉腋处具簇生毛。冬季叶变黄或红，宿存到翌年新叶开放后才脱落。花秋季开放；3~6朵簇生于当年生枝的叶腋；花被4深裂至近基部。翅果较小，翅较狭而厚，顶端翅深凹；果核位于翅果中上部。

【生物学特性】生长于平原、丘陵、山坡及谷地。喜光，耐干旱，在酸性、中性及碱性土中均能生长，但以气候温暖，土壤肥沃、排水良好的中性土壤为最适宜的生境。对有毒气体烟尘抗性较强。

【功　　用】（1）茎：甘、微苦，寒。通络止痛。主治腰背酸痛。

（2）树皮、根皮：甘、微苦，寒。清热利水，解毒消肿，凉血止血。主治热淋，小便不利，疮疡肿毒，乳痈，烧烫伤，痢疾，胃肠出血，尿血，痔血，腰背酸痛，外伤出血。

（3）叶：甘、微苦，寒。清热解毒，消肿止痛。主治热毒疮疡，牙痛。

【观赏应用】榔榆树干略弯，树皮斑驳雅致，适合种植在庭院、公园、池畔、亭榭附近，是一种较具观赏价值的树种，也可制作盆景。

榉　树

Zelkova serrata (Thunb.) Makino

·科　名　榆科 Ulmaceae	·属　名　榉属 *Zelkova*
·生活型　落叶乔木	·花果期　花期4月，果期9~10月

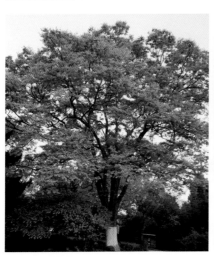
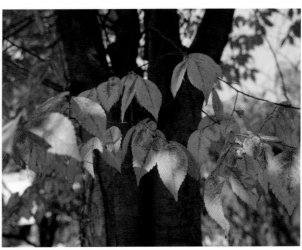

【别　　名】光叶榉。

【识别要点】树皮灰白色或灰褐色，呈不规则片状剥落。一年生小枝紫褐或褐色，有柔毛，后渐脱落。叶片纸质或厚纸质，长卵形、椭圆状披针形或狭卵形，边缘圆齿状锯齿具短尖头，叶面幼时疏被糙毛，后渐脱落；托叶紫褐色，披针形。雄花花被裂至中部。核果近无柄，具背、腹脊，被柔毛。

【生物学特性】喜光，喜温暖环境，适生于深厚、肥沃、湿润的土壤，对土壤的适应性强，忌积水，不耐干旱和贫瘠。

【功　　用】（1）树皮：苦，寒。清热解毒，止血，利水，安胎。主治感冒发热，血痢，便血，水肿，妊娠腹痛，目赤肿痛，烧烫伤，疮疡肿痛。

（2）叶：苦，寒。清热解毒，凉血。主治疮疡肿痛，崩中带下。

【观赏应用】榉树树姿端庄，高大雄伟，秋叶褐红色，是观赏秋叶的优良树种。可孤植、丛植于公园和广场的草坪、建筑旁作庭荫树；与常绿树种混植作风景林；列植人行道、公路旁作行道树，降噪防尘。榉树侧枝萌发能力强，在其主干截干后，仍可形成大量的侧枝，是制作盆景的上佳植物材料，将其脱盆或连盆种植于园林中或与假山、景石搭配，均能提高观赏价值。

糙叶树

Aphananthe aspera (Thunb.) Planch.

·科　名	榆科 Ulmaceae	·属　名	糙叶树属 *Aphananthe*
·生活型	落叶乔木	·花果期	花期 3~5 月，果期 10 月

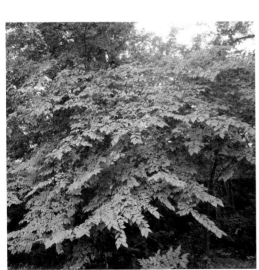
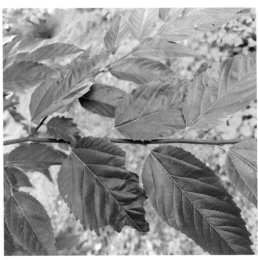

【别　名】糙皮树、牛筋树、沙朴、加条、白鸡油。

【识别要点】叶片纸质，卵形至狭卵形，顶端渐尖或长渐尖，基部侧脉三出式，侧脉6~10对，直伸达齿尖，两面粗糙，均有糙伏毛；托叶膜质，线形。雄花：成聚伞状伞房花序，生于新枝基部的叶腋。雌花：单生于新枝顶或上部叶腋；花被裂片条状披针形；柱头深2裂，叉状，斜面具毛，宿存。核果近球形、椭圆形或卵球形，紫黑色。

【生物学特性】喜光也耐阴，喜温暖、湿润的气候和深厚肥沃的沙质壤土。对土壤的要求不严，但不耐干旱瘠薄。

【功　用】**根皮、树皮：**气微，味淡。主治腰肌劳损疼痛。

【观赏应用】糙叶树树冠广展，苍劲挺拔，枝叶茂密，浓荫盖地，是良好的四旁绿化树种。

珊瑚朴

Celtis julianae Schneid.

·科　名	榆科 Ulmaceae	·属　名	朴属 *Celtis*
·生活型	落叶乔木	·花果期	花期 3~4 月，果期 9~10 月

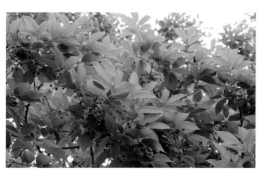 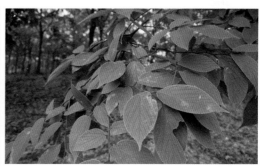

【识别要点】小枝、叶背、叶柄密生黄色茸毛。树皮灰色，平滑。叶片厚，阔卵形至卵状椭圆形，顶端骤短渐尖或尾尖，基部斜楔形或近圆形，或不对称，叶背黄绿色或黄色。核果单生叶腋；金黄色或橙黄色，椭圆形或近球形，直径 1~1.3cm，无毛；果柄粗，长于叶柄 1 倍，粗糙而有茸毛；果核乳白色，倒卵圆形或倒宽卵圆形，上部具 2 肋。

【生物学特性】喜光，喜温暖、湿润气候。

【功　用】**叶：**辛，寒。祛风止痒。主治皮肤瘙痒。

【观赏应用】珊瑚朴树体高大，荫质优，红花红果，是优良的观赏树、行道树及工厂绿化、四旁绿化的树种。

朴 树

Celtis sinensis Pers.

·科　名　榆科 Ulmaceae	·属　名　朴属 *Celtis*
·生活型　落叶乔木	·花果期　花期 4~5 月，果期 10 月

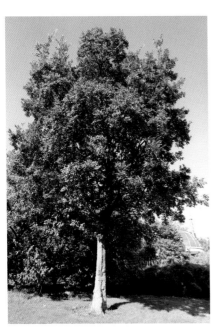 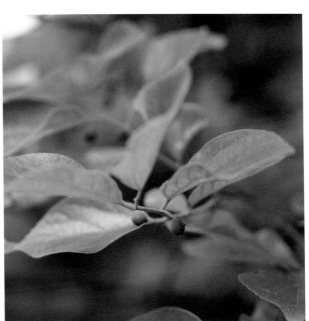

【别　　　名】黄果朴、紫荆朴、小叶朴。

【识别要点】当年生小枝密被柔毛；芽鳞无毛。叶片较厚，阔卵形或卵状椭圆形，近全缘或中上部边缘有锯齿，基部近对称或稍偏斜，三出脉，叶背脉腋具簇生毛。花杂性同株；雄花簇生于当年生枝下部叶腋；雌花单生于枝上部叶腋，或稀 1~3 朵聚生。核果单生叶腋；近球形，黄色或橙黄色；果柄等长或稍长于叶柄；果核白色，蜂窝状网纹及棱脊。

【生物学特性】喜光，适温暖、湿润气候，对土壤要求不严。

【功　　　用】（1）**根皮**：苦、辛，平。祛风透疹，消食止泻。主治麻疹透发不畅，消化不良，食积泻痢，跌打损伤。

（2）**成熟果实**：苦、涩，平。清热利咽。主治感冒咳嗽音哑。

（3）**树皮**：辛、苦，平。祛风透疹，消食化积。主治麻疹透发不畅，消化不良。

（4）**叶**：微苦，凉。清热，凉血，解毒。主治漆疮，荨麻疹。

【观赏应用】朴树树冠圆满宽广、树荫浓密繁茂，适合公园、庭院、街道、公路等作为庭荫树，是很好的绿化树种，也可以用来防风固堤。

桑 科

桑

Morus alba Linn.

·科　名　桑科 Moraceae　　·属　名　桑属 *Morus*
·生活型　落叶小乔木或灌木　　·花果期　花期 4~5 月，果期 6~7 月

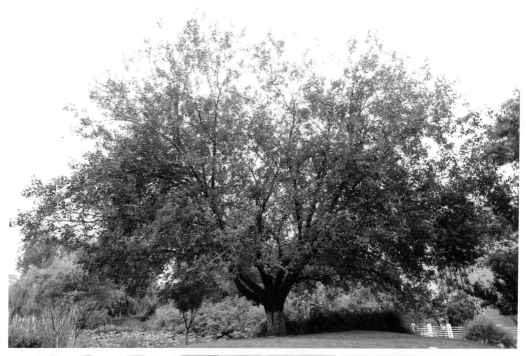

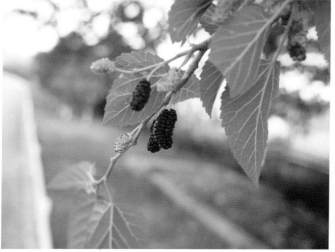

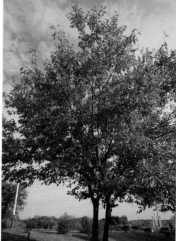

【别　　名】桑树、家桑、蚕桑。

【识别要点】树皮灰黄色或黄褐色。冬芽红褐色，卵形。叶片卵形至阔卵形，边缘有锯齿或多种分裂，叶面无毛，有光泽，叶背绿色，脉上有疏毛，脉腋间有簇毛。花单性，异株，为腋生的柔荑花序；雄花序密被白色柔毛；雌花序花柱不明显或无，柱头2，细长。聚花果卵状椭圆形，成熟时紫红色或黑色。

【生物学特性】喜光，不耐庇荫，适温暖气候。

【功　　用】（1）根皮：甘、辛，寒。泻肺平喘，利水消肿。主治肺热喘痰，水饮停肺，胀满喘急，水肿，脚气病，小便不利。

（2）茎枝烧成的灰：辛，寒。利水，止血，蚀恶肉。主治水肿，金疮出血，面上痣疵。

（3）根：微苦，寒。清热定惊，祛风通络。主治惊痫，目赤，牙痛，筋骨疼痛。

（4）枝条经烧灼后沥出的液汁：甘，凉。祛风止痉，清热解毒。主治破伤风，皮肤疥疮。

（5）树皮中之白色液汁：苦，微寒。清热解毒，止血。主治口舌生疮，外伤出血，蛇虫咬伤。

（6）果穗：甘、酸，寒。滋阴养血，生津，润肠。主治肝肾不足、血虚精亏引起的头晕目眩，腰酸耳鸣，须发早白，失眠多梦，津伤口渴，消渴，肠燥便秘。

（7）叶：苦、甘，寒。疏散风热，清肺，明目。主治风热感冒，风温初起，发热头痛，汗出恶风，咳嗽胸痛，肺燥干咳无痰，咽干口渴，风热及肝阳上扰，目赤肿痛。

（8）叶的乳汁：苦，微寒。清肝明目，消肿解毒。主治目赤肿痛，痈疖，瘿瘤，蜈蚣咬伤。

（9）老树上的结节：苦，平。祛风除湿，止痛，消肿。主治风湿痹痛，胃痛，鹤膝风。

（10）嫩枝：苦，平。祛风湿，通经络，行水气。主治风湿痹痛，中风半身不遂，脚气水肿，肌体风痒。

【观赏应用】桑树冠宽广，枝叶繁茂，宜作庭荫树、庭院观赏树。尤适工矿区园林绿化及四旁绿化。

构 树

Broussonetia papyrifera (Linn.) L'Hért. ex Vent.

·科 名 桑科 Moraceae	·属 名 构属 *Broussonetia*
·生活型 落叶乔木	·花果期 花期 4~5 月，果期 6~9 月

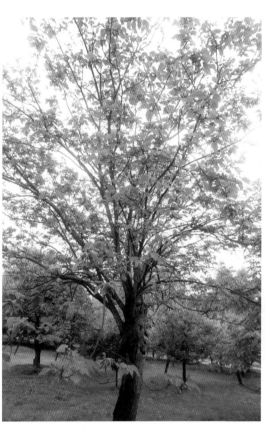
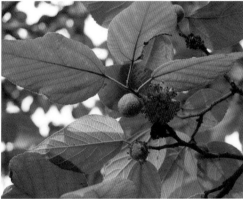
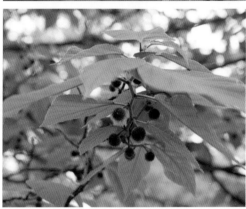

【别　　名】毛桃、谷树、谷桑、楮、楮桃。

【识别要点】树皮平滑，有时有深灰色横向环斑。枝粗壮，红褐色，密生白色茸毛。叶片阔卵形，边缘有粗齿，不分裂或 3~5 深裂（幼枝上的叶更为明显），两面有厚柔毛，基生叶脉三出式；托叶卵状长圆形，早落。花雌雄异株。雄花：花序为腋生下垂的柔荑花序。雌花：花序头状；苞片棒状，顶端圆锥形，有毛；花被管状，顶端与花柱紧贴。聚花果球形，成熟时橙红色，肉质。

【生物学特性】不论平原、丘陵或山地都能生长，喜光，耐寒耐旱，较耐水湿，喜酸性土壤。

【功　　用】（1）茎皮部的乳汁：甘，平。利水，杀虫解毒。主治水肿，疥癣，虫咬。

（2）**果实**：甘，寒。滋肾，清肝明目，健脾利水。主治腰膝酸软，阳痿，目昏，目翳，水肿。

（3）**构皮**：甘，平。利水，止血。主治小便不利，水肿胀痛，便血，崩漏。

（4）**嫩根、根皮**：甘，微寒。凉血散瘀，清热利湿。主治咳嗽吐血，崩漏，水肿，跌打损伤。

（5）**叶**：甘，凉。凉血止血，利尿解毒。主治吐血，衄血，血崩，金疮出血，水肿，疝气，痢疾，毒疮。

【观赏应用】构树枝叶茂密，花果艳丽，是良好的观叶观果树种，可作孤赏树、庭院树及风景林树。

无花果

Ficus carica Linn.

·科 名 桑科 Moraceae	·属 名 榕属 *Ficus*
·生活型 落叶灌木或小乔木	·花果期 花期 5~6 月，果期 6~10 月

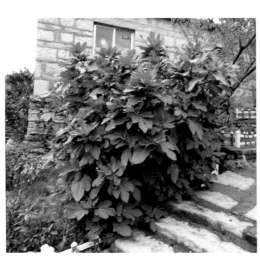
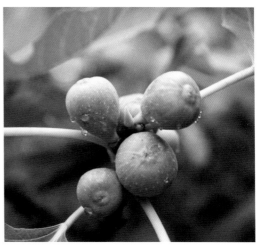

【别　　名】阿驵、红心果。

【识别要点】叶互生；叶片厚纸质，倒卵形或近圆形，基部心形，常掌状 3~5 深裂，小裂片卵形，边缘波状或具不规则钝齿，叶背有小钟乳体及短毛，掌状脉。雌雄异株；雄花和瘿花同生一聚花果内壁，雄花位于近口部。隐花果单生叶腋，大而呈梨形，顶端中部下陷，成熟时紫红色、黑紫色或黄色。

【生物学特性】喜温暖、湿润气候，抗旱，不耐寒，不耐涝。

【功　　用】（1）果实：甘，凉。清热生津，健脾开胃，解毒消肿。主治咽喉肿痛，燥咳声嘶，乳汁稀少，肠热便秘，食欲不振，消化不良，泄泻痢疾，痈肿，癣疾。

（2）根：甘，平。清热解毒，散瘀消肿。主治肺热咳嗽，咽喉肿痛，痔疮，痈疽，瘰疬，筋骨疼痛。

（3）叶：甘、微辛，平。清湿热，解疮毒，消肿止痛。主治湿热泄泻，带下，痔疮，痈肿疼痛，瘰疬。

【观赏应用】无花果枝干粗壮，叶形奇特，果实色彩丰富，常年果实累累，是观赏风景树，常植于园路、草坪、池畔及庭园内，以孤植为主。

薜　荔

Ficus pumila Linn.

·科　名　桑科 Moraceae	·属　名　榕属 *Ficus*
·生活型　常绿攀缘或匍匐灌木	·花果期　花期 6 月，果期 10 月

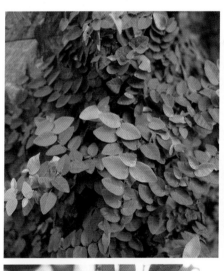

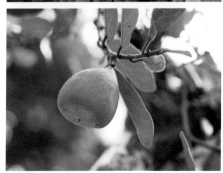

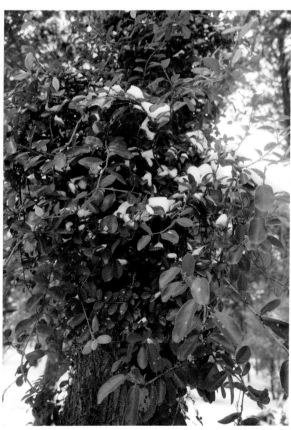

【别　　名】广东王不留行、木馒头、鬼馒头、冰粉子、凉粉果、木莲、凉粉子。

【识别要点】小枝有棕色茸毛。叶两型；无花序托的枝上的叶片小而薄，心状卵形；生花序托的枝上的叶片较大而厚，革质，卵状椭圆形，叶背有短柔毛，网脉明显，突起呈蜂窝状。隐花果单生于叶腋；瘿花果梨形或倒卵形，雌花果近球形，果顶端平截，中部略具短尖头或脐状突起，果下部渐窄。

【生物学特性】喜阴，喜温暖、湿润气候。

【功　　用】（1）茎、叶：酸，凉。祛风除湿，活血通络，解毒消肿。主治风湿痹痛、坐骨神经痛，泻痢，尿淋，水肿，疟疾，闭经，产后瘀滞腹痛，咽喉肿痛，睾丸炎，漆疮，痈疮肿毒，跌打损伤。

（2）根：苦，寒。祛风除湿，舒筋通络。主治风湿痹痛，坐骨神经痛，腰肌劳损，水肿，疟疾，闭经，产后瘀滞腹痛，慢性肾炎，慢性肠炎，跌打损伤。

（3）果实：甘，平。补肾固精，清热利湿，活血通经，催乳，解毒消肿。主治肾虚遗精，阳痿，小便淋浊，久痢，痔血，肠风下血，久痢脱肛，闭经，疝气，乳汁不下，咽喉肿痛，痄腮，痈肿，疥癣。

（4）乳汁：酸，凉。祛风杀虫止痒，壮阳固精。主治白癜风，疮疡，疥癣瘙痒，赘疣，阳痿，遗精。

【观赏应用】薜荔叶片大而厚，色泽亮丽有质感，且四季常青，是一种优良的观叶植物；同时，果实大、数量多，形似无花果，盛果期如一个个翠绿的莲蓬倒挂在枝条之中，极具观赏特性。在园林绿化中用其点缀山石、墙壁，甚至可以用以造型，形成拱门或藤架等。

蓼 科

虎 杖

Reynoutria japonica Houtt.

·科　名　蓼科 Polygonaceae
·生活型　多年生灌木状草本

·属　名　虎杖属 *Reynoutria*
·花果期　花期 7~9 月，果期 9~10 月

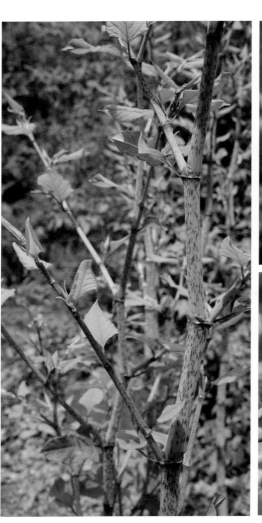

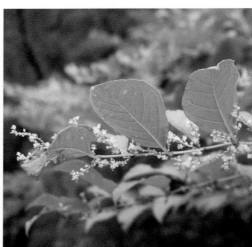

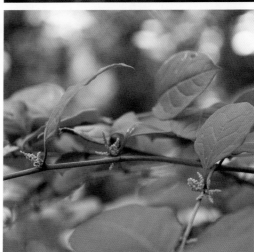

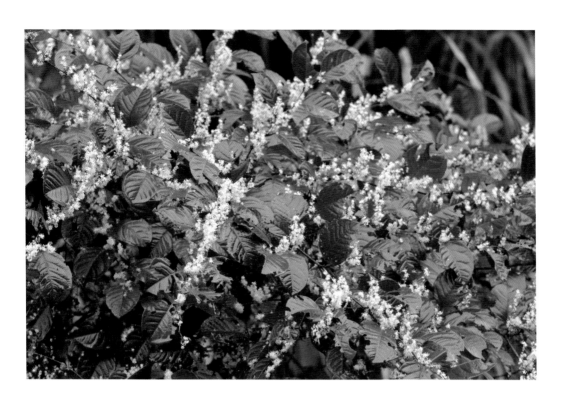

【别　　名】斑庄根、大接骨、酸桶芦、酸筒杆。

【识别要点】全株无毛。根状茎横走，木质化，外皮黄褐色；茎直立，多丛生，粗壮，节间中空，表面散生红色或紫红色斑点，具小突起。叶片近革质，宽卵状椭圆形或卵形。圆锥花序腋生；苞片漏斗状，内有 1~3 花；花被浅绿色或白色，雌花的外轮 3 个花被裂片果期增大，背部具翅，顶端内凹，基部下延；雄蕊柱头鸡冠状。瘦果椭圆形，有 3 棱，黑褐色，包于宿存的花被中。

【生物学特性】喜欢湿润、阴凉、透气、肥沃、富含腐殖质和磷、钾、钙等元素的土壤。

【功　　用】（1）根茎、根：苦、酸，微寒。活血散瘀，祛风通络，清热利湿，解毒。主治闭经，痛经，产后恶露不下，癥瘕积聚，跌扑损伤，风湿痹痛，湿热黄疸，淋浊带下，疮疡肿毒，毒蛇咬伤，烧烫伤。

（2）叶：苦，平。祛风湿，解热毒。主治风湿关节痛，蛇咬伤，漆疮。

【观赏应用】虎杖植株高大，枝繁叶茂，根状茎横生，是水土保持的良好的草本植物。地上茎有节，在出土未展叶时整株酷似竹子，有一定的观赏价值。

肥皂草

Saponaria officinalis L.

·科 名	石竹科 Caryophyllaceae	·属 名	肥皂草属 *Saponaria*
·生活型	多年生草本	·花果期	花期6~9月，果期9~10月

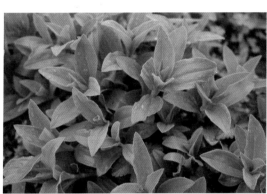

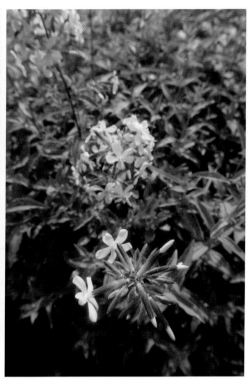

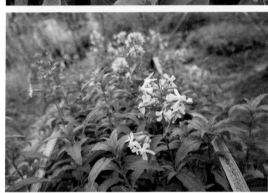

【别　　名】石碱花。

【识别要点】主根肉质；根茎细，多分枝。叶片椭圆形或椭圆状披针形，基部渐狭成短柄状，微合生，半抱茎，基出脉3~5。圆锥状聚伞花序；苞片披针形，绿色；花萼筒状，绿色，纵脉20；花瓣白色或淡红色，爪狭长，瓣片楔状倒卵形，顶端微凹，副花冠片线形。蒴果长圆状卵形。种子圆肾形，黑褐色，具瘤状突起。

【生物学特性】喜阳，耐半阴，耐寒，耐旱。

【功　　用】**根**：苦，寒。消炎，利尿，杀菌。主治慢性支气管炎，皮肤病。

【观赏应用】肥皂草株型优美，叶色（或花色）亮丽，观赏价值高。且夏、秋季开花，先是白花，后转成粉红色，花形优美，香味浓郁，适合作花坛、花境、岩石园布置栽植。

牡 丹

Paeonia suffruticosa Andr.

·科 名	毛茛科 Ranunculaceae	·属 名	芍药属 *Paeonia*
·生活型	落叶小灌木	·花果期	花期 4~5 月，果期 5~6 月

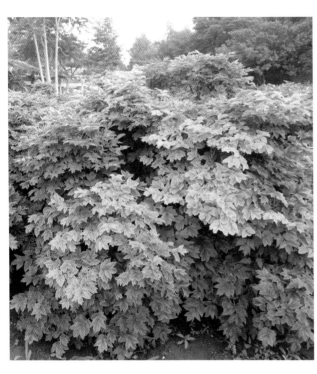
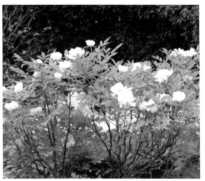
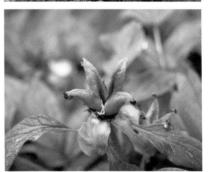

【别　　名】鼠姑、鹿韭、白茸、木芍药、百雨金、洛阳花、富贵花。

【识别要点】叶为二回三出复叶至二回羽状复叶；顶生小叶 3 裂，或浅或深，顶端裂片又作 3~5 浅裂或不裂；两侧小叶斜卵形，不裂或不等 2~4 浅裂。花大，单朵顶生，直径 10~20cm；萼片绿色；花冠重瓣，花形和瓣形多变，花色丰富，白色、淡红色至深红色，倒卵形，顶端常 2 浅裂或缺刻状；花盘革质，杯状，紫红色，全包心皮；心皮 5，密生柔毛。蓇葖果卵形或卵圆形，密生黄褐色毛。

【生物学特性】喜温暖、凉爽、干燥、阳光充足的环境。

【功　　用】（1）花：苦、淡，平。活血调经。主治月经不调，经行腹痛。

（2）根皮：苦、辛，微寒。清热，活血散瘀。主治热入营血，温毒发斑，吐血衄血，夜热早凉，无汗，骨蒸潮热，血瘀经闭，痛经，痈肿疮毒，跌扑伤痛，风湿热痹。

【观赏应用】牡丹花大色艳，花姿绰约，富丽堂皇，国色天香，被人们称为"花王"，是我国最著名的观赏花木。多植于公园、庭院、花坛、草地中心、建筑物旁。常作专类花园。也是盆栽、切花、熏花的优良材料。

芍 药

Paeonia lactiflora Pall.

·科　名	毛茛科 Ranunculaceae	·属　名	芍药属 *Paeonia*
·生活型	多年生草本	·花果期	花期 4~5 月，果期 6~7 月

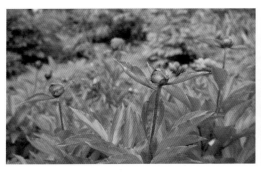 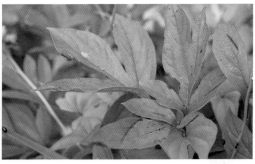

【别　　名】野芍药、土白芍、芍药花、山芍药、山赤芍、金芍药、将离、红芍药、含巴高、殿春、川白药、川白芍、赤药、赤芍药、赤芍、查那－其其格、草芍药、白药、白苔、白芍药、白芍、毛果芍药。

【识别要点】根粗壮，分枝黑褐色。下部叶为二回三出复叶，向上渐变成单叶；小叶片狭卵形、披针形至椭圆形，边缘常具白色骨质细齿而粗糙，叶面有光泽。花数朵，顶生兼腋生；萼片通常 4；花色、花形和瓣形丰富，花盘不发达，浅杯状，仅包心皮基部；心皮 3~5，无毛，柱头紫红色。菁葖果卵形或椭圆形，无毛。

【生物学特性】喜光照，耐旱。

【功　　用】根：苦，微寒。清热凉血，活血祛瘀。主治温毒发斑，吐血衄血，肠风便血，目赤肿痛，痈肿疮疡，闭经，痛经，崩带淋浊，瘀滞胁痛，癥瘕积聚，跌扑损伤。

【观赏应用】芍药花大艳丽，品种丰富，花开时十分壮观，在园林中常成片种植，是公园中或花坛上的主要花卉。或沿着小径、路旁作带形栽植，或在林地边缘栽培，更有完全以芍药构成专类花园称芍药园。芍药还是重要的切花，或插瓶，或作花篮。

鹅掌草

Anemone flaccida Fr. Schmidt

·科　名	毛茛科 Ranunculaceae	·属　名	银莲花属 *Anemone*
·生活型	多年生草本	·花果期	花期 4 月，果期 7~8 月

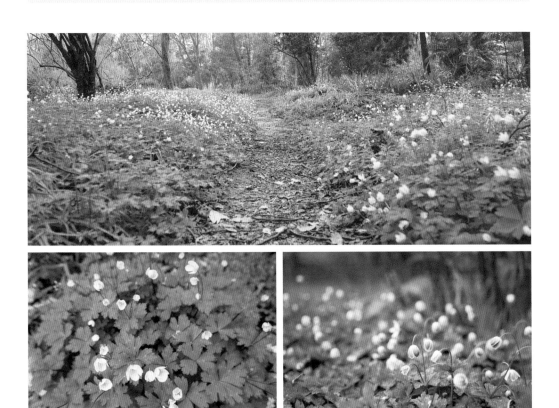

【别　　名】林荫银莲花、蜈蚣三七、二轮七。

【识别要点】根状茎粗，近圆柱状。基生叶 1~2 片；叶片草质，心状五角形，叶面疏生短伏毛，叶背几无毛，3 全裂，中裂片菱状倒卵形，3 浅裂，小裂片疏生牙齿，侧裂片常深 2 裂，小裂片不规则浅裂或牙齿状。总苞片 3，生于花茎上部，叶状，无柄，菱状三角形或菱形；花 1~3；萼片 5~6，白色，微带粉红，倒卵形或椭圆形；无花柱，柱头近球形。瘦果长圆形，密被柔毛。

【生物学特性】喜凉爽、潮润、阳光充足的环境，较耐寒，忌高温多湿。

【功　　用】**根茎：** 辛、微苦，温。祛风湿，利筋骨。主治风湿痹痛，跌打损伤。

【观赏应用】鹅掌草叶形雅致，叶色青翠，花期长，花姿柔美，适宜用于花坛、花境布置，也宜成片栽植于疏林下、草坪边缘。若与小毛茛等混植，形成自然的疏花草地，春季开花时节，观赏效果最佳。

小檗科

南天竹

Nandina domestica Thunb.

·科 名 小檗科 Berberidaceae	·属 名 南天竹属 *Nandina*
·生活型 常绿灌木	·花果期 花期 5~7 月，果期 8~11 月

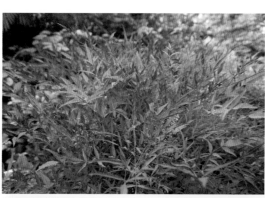
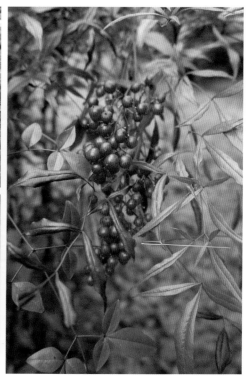
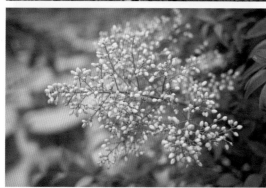

【别　　名】蓝田竹、红天竺。

【识别要点】株高 1~3m。茎直立，幼枝常红色。叶互生，集生于茎枝上部；三回奇数
羽状复叶，各级羽片对生，末回羽片有小叶 3~5；小叶革质，椭圆状披
针形，顶端渐尖，基部楔形，全缘，深绿色，冬季常变红色。圆锥花序
顶生；花白色，花瓣长圆形；花药长而大，鲜黄色。浆果球形，鲜红
色，有宿存花柱。种子半球形，灰色线淡棕褐色。

【生物学特性】喜温暖、湿润的环境，耐阴，耐寒。

【功　　用】**（1）根：**苦，寒。止咳，除湿，祛风化痰，清热解毒。主治肺热咳嗽，
湿热黄疸，腹泻，风湿痹痛，疮疡，瘰疬。

（2）茎枝：辛、苦，寒。清湿热，降逆气。主治湿热黄疸，泻痢，热
淋，目赤肿痛，咳嗽，膈食。

（3）**叶**：苦，寒。清热利湿，泻火解毒。主治肺热咳嗽，百日咳，热淋，尿血，目赤肿痛，疮痈，瘰疬。

（4）**果实**：酸、甘，平。敛肺止咳，平喘。主治久咳，喘息，百日咳。

【观赏应用】南天竹夏季翠绿扶疏，秋冬叶色变红，红果累累，经冬不落，是优良的观叶、观果植物，无论地栽还是制作盆景，都具有很高的观赏价值。

黄芦木

Berberis amurensis Rupr.

·科　名	小檗科 Berberidaceae	·属　名	小檗属 *Berberis*
·生活型	落叶灌木	·花果期	花期4~5月，果期8~9月

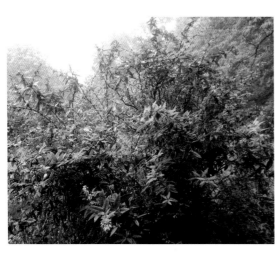
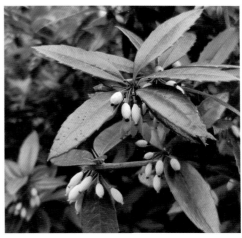

【别　　名】大叶小檗、小檗、三棵针、狗奶子、阿穆尔小檗、狗奶根。

【识别要点】叶纸质，倒卵状椭圆形、椭圆形或卵形，叶面暗绿色，叶背绿色，无光泽。总状花序，花瓣椭圆形，先端浅缺裂，基部稍呈爪。浆果长圆形，红色，顶端不具宿存花柱，不被白粉或仅基部微被霜粉。

【生物学特性】喜阳光充足及凉爽、湿润的环境，耐半阴，耐寒，耐干旱，宜栽植在持水性良好的肥沃土壤上。

【功　　用】**根、茎、枝**：苦，寒。清热燥湿，解毒。主治肠炎，痢疾，慢性胆囊炎，急慢性肝炎，无名肿毒，丹毒，湿疹，烧烫伤，目赤，口疮。

【观赏应用】黄芦木姿态圆整，分枝密，春开黄花，秋结红果，深秋叶色紫红，果实经冬不落，是花、果、叶俱佳的观赏花木，适于园林中孤植、丛植或栽作绿篱。果枝可插瓶。

十大功劳

Mahonia fortunei (Lindl.) Fedde

·科 名 小檗科 Berberidaceae	·属 名 十大功劳属 *Mahonia*
·生活型 常绿灌木	·花果期 花期 7~8 月，果期 9~11 月

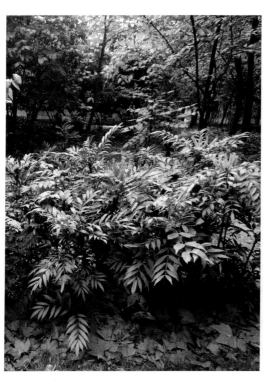
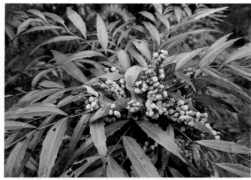
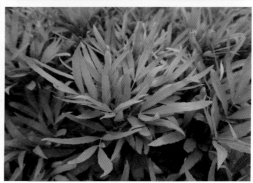

【别　　名】细叶十大功劳。

【识别要点】叶互生；一回羽状复叶；小叶 5~9，革质，狭披针形，均无柄，侧生小叶近等长，顶生小叶稍大，基部狭楔形，每侧边缘有 6~15 刺状锐齿。总状花序直立；花黄色，顶端微凹，基部具 2 个腺体。浆果卵圆形或球形，成熟时蓝黑色，外被白粉。

【生物学特性】喜温暖、湿润的气候，忌烈日曝晒。

【功　　用】（1）根：苦，寒。清热，燥湿，消肿，解毒。主治湿热痢疾，腹泻，黄疸，肺痨咳血，咽喉肿痛，目赤肿痛，疮疡，湿疹。

（2）叶：苦，寒。清热补虚，燥湿，解毒。主治肺痨咳血，骨蒸潮热，头晕耳鸣，腰膝酸软，湿热黄疸，带下，痢疾，风热感冒，目赤肿痛，痈肿疮疡。

【观赏应用】十大功劳叶色秀丽，枝叶奇特，秋后渐红。多植于树坛、岩石园、庭园、水榭作配置，也可用作绿篱或丛植草坪、林缘，还可作盆栽观赏。

厚 朴

Magnolia officinalis Rehd. et Wils.

·科　名	木兰科 Magnoliaceae	·属　名	木兰属 *Magnolia*
·生活型	落叶乔木	·花果期	花期 4~5 月，果期 9~10 月

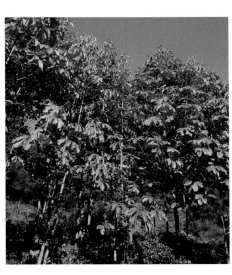
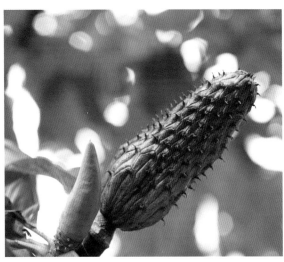

【别　　名】凹叶厚朴、紫油厚朴。

【识别要点】树皮厚，紫褐色，有辛辣味。小枝粗壮，幼枝黄褐色，有绢状毛，后脱落无毛。顶芽大，窄卵状圆锥形，无毛。叶大，近革质，常集生于枝顶，长圆状倒卵形或倒卵状椭圆形，先端钝圆或具短急尖。花叶后开放；花被片 9~12，外轮 3 枚白色带淡绿色，向外反卷，中、内 2 轮直立，倒卵状匙形；花药内向纵裂。聚合果长圆状卵圆形；小蓇葖果木质，顶端具向外弯曲的喙。

【生物学特性】喜光，喜生于凉爽湿润、光照充足的亚热带气候下的山地和丘陵，怕严寒、酷暑、积水。

【功　　用】**（1）树皮、根皮、枝皮**：苦、辛，温。行气消积，燥湿除满，降逆平喘。主治食积气滞，腹胀便秘，湿阻中焦，脘痞吐泻，痰壅气逆，胸满喘咳。

（2）果实：甘，温。消食，理气，散结。主治消化不良，胸脘胀闷，鼠瘘。

（3）花蕾：辛、微苦，温。行气宽中，开郁化湿。主治肝胃气滞，胸脘胀闷，食欲不振，纳谷不香，感冒咳嗽。

【观赏应用】厚朴干型端直、挺拔；花大而美丽，芳香；叶型奇特，叶大荫浓。可孤植、对植、丛植或群植作庭荫树，也可列植作行道树。

荷花木兰

·科　名　木兰科 Magnoliaceae	·属　名　木兰属 *Magnolia*
·生活型　常绿乔木	·花果期　花期 5~6 月，果期 9~10 月

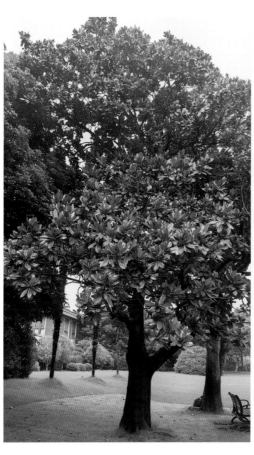
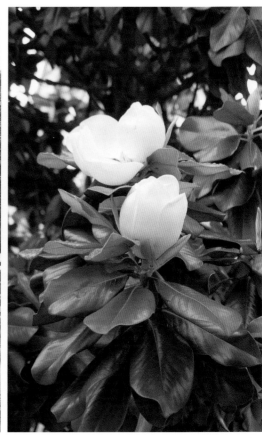

【别　　名】广玉兰、洋玉兰、荷花玉兰。

【识别要点】叶厚革质，椭圆形、长圆状椭圆形或倒卵状椭圆形，叶面深绿色，有光泽。花白色，有芳香。聚合果圆柱状长圆形或卵圆形，密被褐色或淡灰黄色绒毛。

【生物学特性】喜光，幼时稍耐阴。喜温湿气候，有一定抗寒能力。

【功　　用】**花、树皮**：辛，温。祛风散寒，行气止痛。主治外感风寒，头痛鼻塞，脘腹胀痛，呕吐，腹泻，高血压，偏头痛。

【观赏应用】荷花木兰树姿雄伟壮丽，叶片大而光亮，花如荷花硕大而洁白，属珍贵乔木观花树种。多植于绿地或大的庭院内作观花风景树，孤植、片植均可。

玉 兰

Magnolia denudata Desr.

·科 名 木兰科 Magnoliaceae 　　·属 名 木兰属 *Magnolia*
·生活型 落叶乔木 　　·花果期 花期 2~3 月，果期 8~9 月

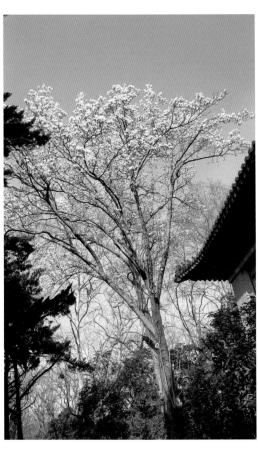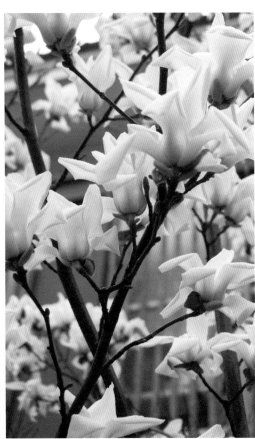

江苏城镇
常见药用植物图鉴

57

【别　　名】应春花、白玉兰、望春花、迎春花、玉堂春、木兰。

【识别要点】冬芽密被淡灰黄色长绢毛。叶片纸质，倒卵形、宽倒卵形或倒卵状长圆形，先端宽圆、平截或微凹，具短突尖。花先叶开放；花柄密被淡黄色长绢毛；花被片白色，或近基部带淡紫色；花药侧向纵裂。聚合果长圆柱形，偏斜扭曲，熟时褐色或暗红色，具灰白色皮孔。

【生物学特性】喜阳光，稍耐阴，有一定耐寒性。喜肥沃润湿而排水良好的土壤。

【功　　用】**花蕾：**辛，温。散风寒，通鼻窍。主治鼻渊，风寒感冒所致之头痛、鼻塞、流涕。

【观赏应用】玉兰树姿挺拔优雅，叶片浓翠茂盛，花清新淡雅、宜人，宜植于庭院，或作行道树。

紫玉兰

Magnolia liliiflora Desr.

·科　名　木兰科 Magnoliaceae	·属　名　木兰属 *Magnolia*
·生活型　落叶灌木	·花果期　花期 3~4 月，果期 8~9 月

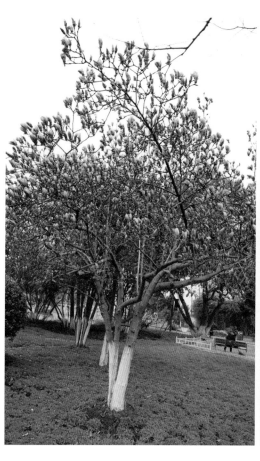
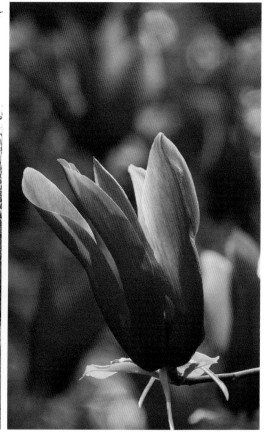

【别　　名】木笔、辛夷、狭萼辛夷。

【识别要点】冬芽及花蕾密被淡黄色绢毛。叶片纸质，倒卵形或椭圆状倒卵形，先端
急尖或渐尖，基部渐狭下延至托叶痕先端。花叶同放或稍叶后开放，稀
先叶开放；花被片 9，外轮 3 片萼片状，披针形，常早落，中、内 2 轮花
瓣状，外面紫色或紫红色，内面粉白色。聚合果圆柱形，熟时深紫褐色。

【生物学特性】喜温暖、湿润、阳光充足的环境，较耐寒。

【功　　用】**花蕾：**辛，温。散风寒，通鼻窍。主治鼻渊，鼻塞，流涕，风寒感冒所
致之头痛。

【观赏应用】紫玉兰是著名的早春观赏花木，早春开花，花大，味香，色美，适植于
古典园林中厅、前院后，也可孤植或散植于小庭院内。

含笑花

Michelia figo (Lour.) Spreng.

·科　名　木兰科 Magnoliaceae	·属　名　含笑属 *Michelia*
·生活型　常绿灌木	·花果期　花期 3~5 月，果期 7~8 月

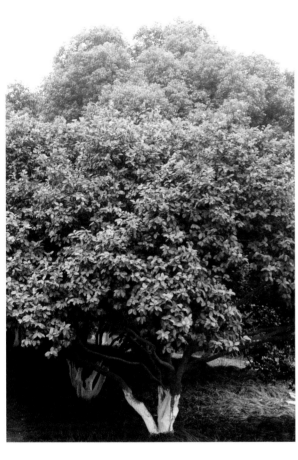
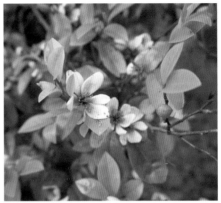
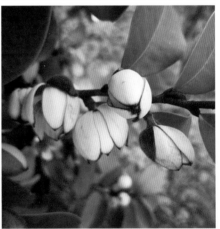

【别　　名】香蕉花、含笑。

【识别要点】芽、幼枝、叶柄、花柄均被黄褐色毛。叶片革质，倒卵形或倒卵状椭圆形，先端短尖，叶背沿中脉被褐色毛或近无毛；托叶痕长至叶柄顶端。花被片 6，淡黄色，肉质，边缘或基部常带红或紫红晕；雌蕊群柄被淡黄色短柔毛。聚合果；小蓇葖果卵圆形或球形，顶端具短喙。

【生物学特性】喜温暖、湿润气候，喜半阴。

【功　　用】（1）花：涩、微苦，凉。清热解毒。主治咽喉炎，鼻炎，结膜炎，脑漏。

（2）根：涩、苦，微寒。收涩止血。主治崩漏。

【观赏应用】含笑花花姿优美、花色洁白、香气浓郁，以盆栽为主，庭园造景次之。

乐昌含笑

Michelia chapensis Dandy

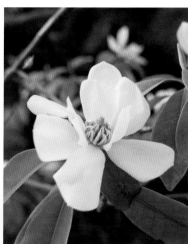

·科　名	木兰科 Magnoliaceae	·属　名	含笑属 *Michelia*
·生活型	常绿乔木	·花果期	花期 3~4 月，果期 8~9 月

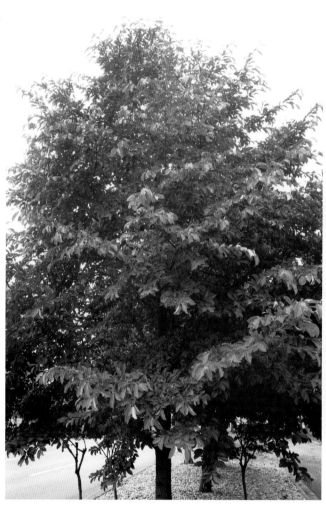

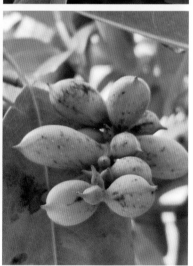

【识别要点】叶片薄革质，倒卵形或长圆状倒卵形，先端渐尖或短渐尖，基部楔形或宽楔形，叶面绿色，有光泽；无托叶痕。花芳香；花被片 6，淡黄色。聚合果弯曲；小蓇葖果顶端具短细弯尖头。种子具红色假种皮。

【生物学特性】适合生长在气候湿润、阳光充足的环境中，具有极强的抗旱能力。

【功　　用】**花蕾：**苦、微涩，平。祛瘀生新。主治月经不调。

【观赏应用】乐昌含笑树干挺拔，树荫浓郁，花香醉人，可孤植或丛植于园林中，亦可作行道树。

阔瓣含笑

Michelia platypetala Hand.-Mazz.

·科　名　木兰科 Magnoliaceae	·属　名　含笑属 *Michelia*
·生活型　常绿乔木	·花果期　花期 3~4 月，果期 8~9 月

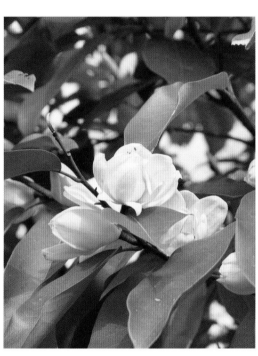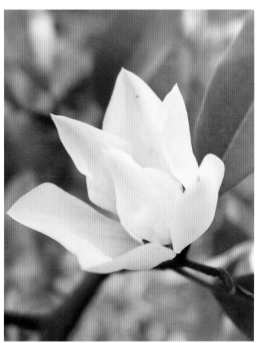

江苏城镇常见药用植物图鉴

【别　　名】广东香子、云山白兰花、阔瓣白兰花。

【识别要点】幼枝、幼叶及芽均被红褐色绢毛。叶片薄革质，长圆形或椭圆状长圆形，叶背疏被灰白色或杂有棕褐色平伏微毛；叶柄长 1~3cm，被红褐色平伏毛，无托叶痕。花冠狭长，花被片 9，白色，外轮 3 片倒卵状椭圆形或椭圆形，中、内 2 轮狭倒卵状披针形，较狭小；花药内向开裂。聚合果；小蓇葖果背腹开裂。种子具红色假种皮。

【生物学特性】喜温暖、湿润气候，喜充足的光照，亦耐半阴，但幼树喜偏阴的环境。喜土层深厚、疏松、肥沃、排水良好、富含有机质的酸性至微碱性土壤。

【功　　用】花：苦、辛，微温。化湿，行气，止咳。主治胸闷腹胀，中暑，咳嗽，前列腺炎，带下。

【观赏应用】阔瓣含笑主干挺秀，枝茂叶密，花朵大而洁白，高雅芬芳，花期可长达 1 月之久。为园林观赏或绿化造林用树种，孤植、丛植均佳，也可作盆栽观赏。

深山含笑

·科　名　木兰科 Magnoliaceae	·属　名　含笑属 *Michelia*
·生活型　常绿乔木	·花果期　花期 2~3 月，果期 9~10 月

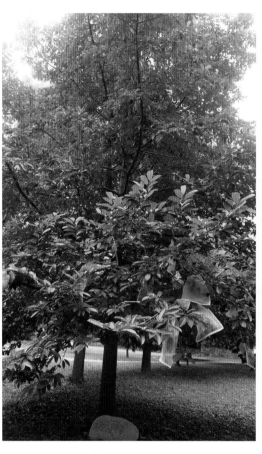
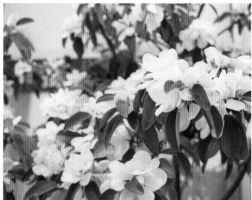
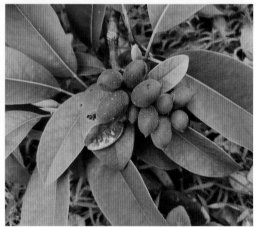

【别　　名】莫夫人含笑花、光叶白兰花。

【识别要点】全株无毛。芽、幼枝、叶背面及苞片均被白粉。叶片革质，长圆状椭圆形，叶面深绿色，有光泽；无托叶痕。花芳香，花被片 9，白色，基部常带淡红色，外轮 3 片倒卵形，中、内 2 轮稍窄小，近匙形；花药内向开裂，花丝淡紫色。聚合果。种子具红色假种皮。

【生物学特性】喜温暖、湿润环境，有一定耐寒能力。喜光，幼时较耐阴。

【功　　用】**花、根**：苦，凉。活血化瘀，清热解毒，消炎，凉血。主治跌打损伤，痈疮肿毒。

【观赏应用】深山含笑枝叶茂密，冬季翠绿不凋，树形美观，花大清香，是早春优良芳香观花树种，也是优良的园林和四旁绿化树种。

蜡 梅

Chimonanthus praecox (L.) Link

·科 名	蜡梅科 Calycanthaceae		·属 名	蜡梅属 *Chimonanthus*
·生活型	落叶灌木		·花果期	花期 11 月至翌年 3 月，果期 5~6 月

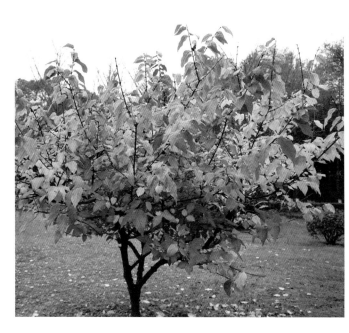
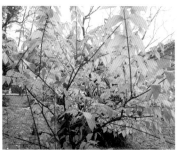
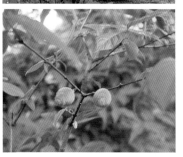

【别　　名】大叶蜡梅、狗矢蜡梅、狗蝇梅、腊梅、磬口蜡梅、黄梅花、黄金茶、石凉茶、梅花、瓦乌柴、麻木柴、荷花蜡梅、素心蜡梅、蜡木、卷瓣蜡梅、磬口蜡梅、跳枝蜡梅。

【识别要点】幼枝方形，棕红色，老枝灰褐色，有椭圆形突出皮孔。叶片椭圆状卵形至卵状披针形，叶面深绿，有倒向的硅质微毛。花着生于上年生枝条的叶腋痕内，先花后叶；花蕾多数直立向上，花开后向下；花被片黄色，外部的为卵形或卵状椭圆形，螺旋状着生，从外向内渐大，内部的 1~2 层渐短，带紫色。果托坛状，口部收缩，近木质化，边缘有附属物。

【生物学特性】喜阳光，耐阴，忌渍水。

【功　　用】**花蕾：**辛、甘、微苦，凉。清热解毒，理气开郁。主治暑热烦渴，头晕，胸闷脘痞，梅核气，咽喉肿痛，百日咳，小儿麻疹，烧烫伤。

【观赏应用】蜡梅姿态优美，花开清素，香气清幽淡雅，有极高的观赏价值。在园林的很多风景处，其皆可作为配置，如与各种绿植混合栽种，或与假山相配植，或制作古桩盆景及插花艺术等，都会为园林景观增加色彩与魅力。

樟 科

紫 楠

Phoebe sheareri (Hemsl.) Gamble

·科　名　樟科 Lauraceae	·属　名　楠属 *Phoebe*
·生活型　常绿乔木	·花果期　花期 5~6 月，果期 10~11 月

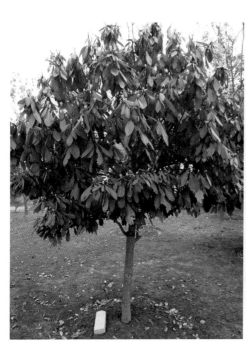
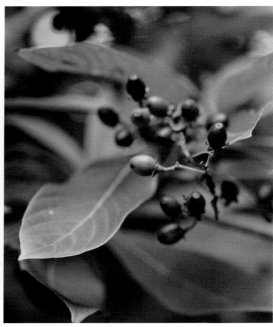

【别　　名】黄心楠。

【识别要点】芽、幼枝、叶背及叶柄密生锈色绒毛。叶片倒卵形、椭圆状倒卵形至倒披针形，顶端突渐尖或突尾状渐尖，基部楔形，叶背网状脉隆起，微被白粉。圆锥花序生于新枝叶腋，密生棕色或锈色绒毛，花被片两面被毛。果实卵圆形；果柄的宿存花被片直立，松散，两面被毛。

【生物学特性】喜温暖、湿润气候及较阴湿环境，在肥沃湿润及排水良好的微酸性土壤中生长良好。

【功　　用】（1）根：辛，温。活血祛瘀，行气消肿，催产。主治跌打损伤，水肿腹胀，孕妇过月不产。

（2）叶：辛，微温。顺气，暖胃，祛湿，散瘀。主治气滞脘腹胀痛，脚气病，浮肿，转筋。

【观赏应用】紫楠树形端正美观，叶大荫浓，宜作庭荫树、绿化树、风景树。在草坪孤植、丛植，或在大型建筑物前后配植，非常雄伟壮观。

黄　樟

Cinnamomum porrectum (Roxb.) Kosterm.

·科　名　樟科 Lauraceae
·属　名　樟属 *Cinnamomum*
·生活型　常绿乔木
·花果期　花期 3~5 月，果期 4~10 月

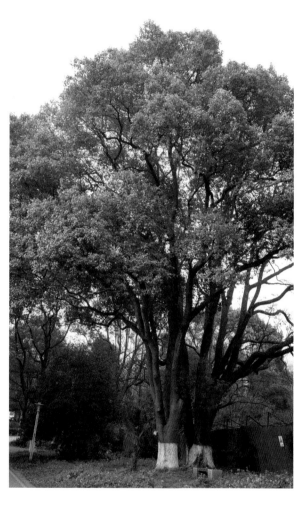
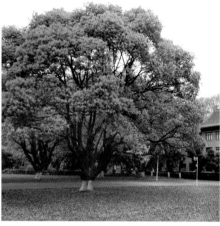
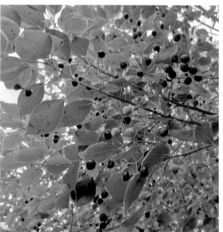

【别　　名】樟木、山椒、油樟、大叶樟、臭樟、冰片树。

【识别要点】树皮具有樟脑气味。叶互生，通常为椭圆状卵形或长椭圆状卵形。圆锥花序于枝条上部腋生或近顶生，花小，绿带黄色。果实球形，黑色。

【生物学特性】喜光，喜温暖、湿润气候。喜生于深厚、肥沃、排水良好的山地土壤中。

【功　　用】**根、树皮、叶**：辛、微苦，温。祛风散寒，温中止痛，行气活血。主治风寒感冒，风湿痹痛，胃寒腹痛，泄泻，痢疾，跌打损伤，月经不调。

【观赏应用】黄樟树干通直，树姿挺拔，冠大荫浓，四季常青，可作行道树或庭院树，孤植或片植于庭院、溪畔。

天竺桂

Cinnamomum japonicum Sieb.

·科　名　樟科 Lauraceae	·属　名　樟属 *Cinnamomum*
·生活型　常绿乔木	·花果期　花期 4~5 月，果期 7~9 月

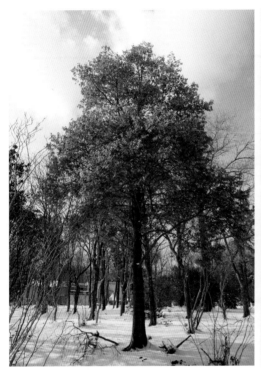
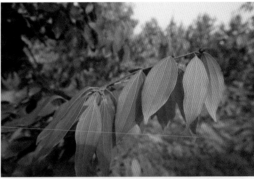
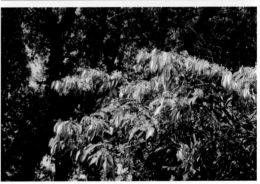

【别　　名】山玉桂、土桂、土肉桂、山肉桂、竺香、大叶天竺桂、普陀樟、浙江樟。

【识别要点】枝条红色或红褐色，具香气。叶近对生或在枝条上部者互生，叶片革质，无毛，卵圆状长圆形至长圆状披针形，叶面绿色、光亮，叶背暗灰绿色，离基三出脉，中脉在叶片上部有少数支脉，基生侧脉向叶缘一侧有少数支脉；叶柄红褐色。圆锥花序腋生，末端为 3~5 花的聚伞花序，与花梗均无毛；花被外面无毛，内面被柔毛。果实长圆形，果托浅杯状，顶部极开张，边缘全缘或具浅圆齿，基部骤然收缩成细长的果梗。

【生物学特性】喜光，喜温暖阴湿气候。常生于肥沃、疏松、湿润而不积水的地方。

【功　　用】**树皮、叶**：甘、辛，温。温中散寒，理气止痛。主治胃痛，腹痛，风湿关节痛；外用治跌打损伤。

【观赏应用】天竺桂高大挺拔，姿态优美，叶形曲线流畅，四季常绿，香气沁人心脾，观赏价值极高，常作行道树或庭园树种。

檫　木

Sassafras tzumu (Hemsl.) Hemsl.

·科　名　樟科 Lauraceae	·属　名　檫木属 *Sassafras*
·生活型　落叶乔木	·花果期　花期 3~4 月，果期 5~9 月

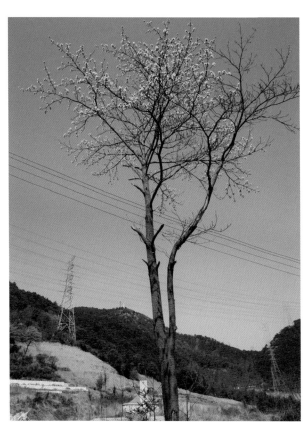
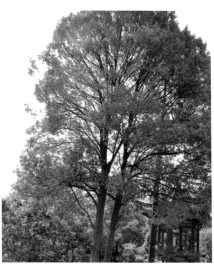
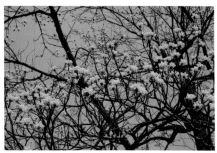

【别　　名】半风樟、鹅脚板、花楸树、刷木、黄楸树、梓木、犁火哄、桐梓树、青
　　　　　　檫、山檫、南树、檫树、药树。

【识别要点】树皮平滑。顶芽大，椭圆形，芽鳞近圆形。叶片互生，聚集于枝顶，先
　　　　　　端渐尖，基部楔形；叶柄纤细。花序顶生，先叶开放，多花；花黄色，
　　　　　　雌雄异株；花梗纤细，花被筒极短。果实近球形，果托呈红色。

【生物学特性】喜阳，喜温暖、湿润环境。适宜在土层深厚、通气、排水良好的酸性土壤
　　　　　　中生长。

【功　　用】**根、茎、叶**：辛、甘，温。祛风除湿，活血散瘀，止血。主治风湿痹痛，
　　　　　　跌打损伤，腰肌劳损，半身不遂，外伤出血。

【观赏应用】檫木树形优美，叶形奇特，花美观，可作行道树，亦可植于庭院及公共
　　　　　　绿地。

月 桂

Laurus nobilis Linn.

·科　名　樟科 Lauraceae	·属　名　月桂属 *Laurus*
·生活型　常绿小乔木或灌木	·花果期　花期 3~5 月，果期 6~9 月

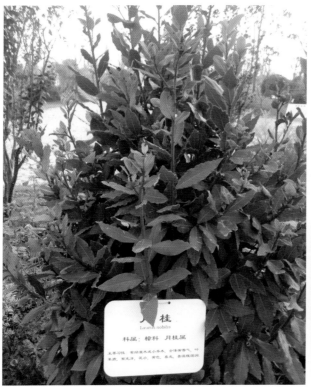
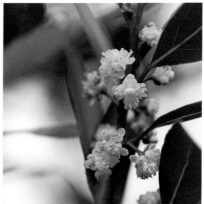
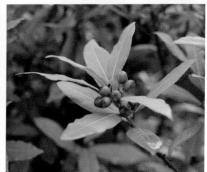

【别　　名】香叶。

【识别要点】叶互生，长圆形或长圆状披针形，先端锐尖或渐尖，基部楔形，边缘细波状，革质，叶面暗绿色，叶背稍淡。花为雌雄异株；伞形花序腋生，1~3 个成簇状或短总状排列，开花前由 4 枚交互对生的总苞片所包裹，呈球形；雄花：每一伞形花序有花 5 朵，花小，黄绿色；雌花：通常有退化雄蕊 4，与花被片互生。果实卵珠形，熟时暗紫色。

【生物学特性】喜温暖气候，适生于亚热带地区无霜的环境。

【功　　用】（1）叶：辛，微温。健胃理气。主治脘腹胀痛，跌扑损伤，疥癣。

（2）果实：辛，温。祛风湿，解毒，杀虫。主治风湿痹痛，河鲀中毒，疥癣，耳后疮。

【观赏应用】月桂树形美观，常年浓荫，花果气味芳香，是一种优良的绿化树种。

长药八宝

Hylotelephium spectabile (Bor.) H. Ohba

·科　名	景天科 Crassulaceae	·属　名	八宝属 *Hylotelephium*
·生活型	多年生草本	·花果期	花期 8~9 月，果期 9~10 月

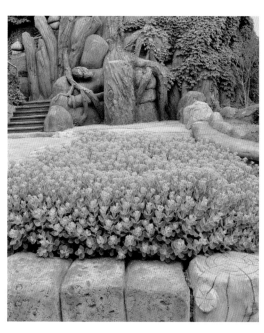
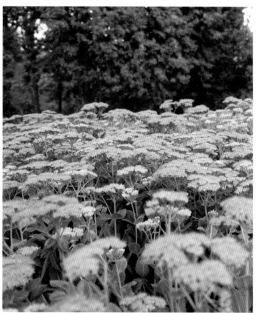

【别　　名】八宝景天。

【识别要点】茎直立。叶对生或三叶轮生；叶片卵形至宽卵形，或长圆状卵形。花序顶生，伞房状，宽大；花密生；花瓣5，淡红色至紫红色，披针形至宽披针形；雄蕊10，其中对萼的雄蕊常超出花冠，花药紫色。小蓇葖果直立。

【生物学特性】喜欢强光和干燥、通风良好的环境，忌雨涝积水。

【功　　用】**全草**：苦、酸，寒。清热解毒，止血。主治赤游丹毒，疔疮痈疖，火眼目翳，烦热惊狂，风疹，漆疮，烧烫伤，蛇虫咬伤，吐血，咳血，崩漏，外伤出血。

【观赏应用】长药八宝颜色艳丽，与其他花卉放到一起，不仅争艳，还能起到衬托的作用。园林中常将它用来布置花坛，可以做圆圈、方块、云卷、弧形、扇面等造型，也可以用作地被植物，填补夏季花卉在秋季凋萎后没有观赏价值的空缺，是布置花坛、花境和点缀草坪、岩石园的好材料。

费菜

Sedum aizoon L.

·科　名　景天科 Crassulaceae	·属　名　景天属 *Sedum*
·生活型　多年生草本	·花果期　花期 6~7 月，果期 8~9 月

费　菜

Sedum aizoon L.

·科　名　景天科 Crassulaceae	·属　名　景天属 *Sedum*
·生活型　多年生草本	·花果期　花期 6~7 月，果期 8~9 月

佛甲草

Sedum lineare Thunb.

·科 名 景天科 Crassulaceae	·属 名 景天属 *Sedum*
·生活型 多年生草本	·花果期 花期 4~5 月，果期 6~7 月

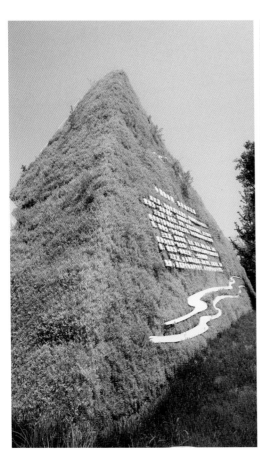
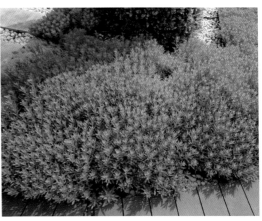
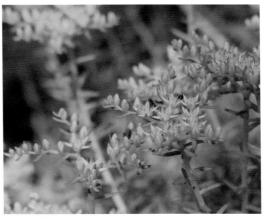

【别　　名】狗豆芽、珠芽佛甲草、指甲草。

【识别要点】三叶轮生；叶片线形，先端钝尖，基部无柄，有短距。花序聚伞状，顶生，中央有 1 朵具短柄的花，另有 2 或 3 分枝，分枝常再 2 分枝。花瓣 5，黄色，披针形。小蓇葖果略叉开，种子小。

【生物学特性】适应性强，耐寒，耐旱，耐盐碱，耐贫瘠。

【功　　用】**茎叶：**甘、淡，寒。清热解毒，利湿，止血。主治咽喉肿痛，目赤肿毒，热毒痈肿，疔疮，丹毒，缠腰火丹，烧烫伤，毒蛇咬伤，黄疸，湿热泻痢，便血，崩漏，外伤出血，扁平疣。

【观赏应用】佛甲草植株精致，花朵漂亮，叶片翠绿，四季常青，观赏性极佳。用来点缀客厅、窗台、阳台、书房等处显得清新自然、绿意盎然。

垂盆草

Sedum sarmentosum Bunge

·科　名	景天科 Crassulaceae	·属　名	景天属 *Sedum*
·生活型	多年生草本	·花果期	花期 5~7 月，果期 7~8 月

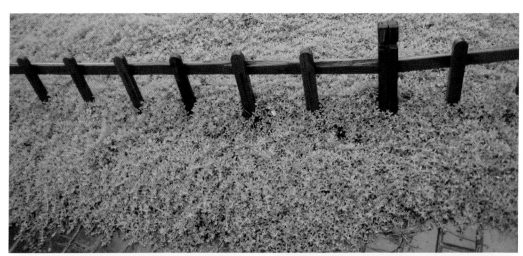

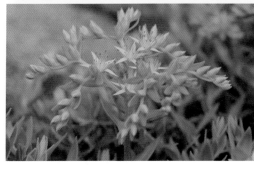
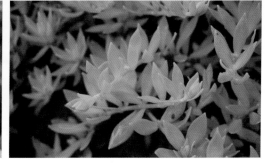

【别　　名】三叶佛甲草。

【识别要点】不育枝细，匍匐，节上生根。三叶轮生；叶片倒披针形至长圆形，先端
近急尖，基部渐狭，有距。聚伞花序，有 3~5 分枝，花少；花无柄；花
瓣 5，黄色，披针形至长圆形；心皮长圆球状，有长细花柱。种子细小，
卵球状，无翅，表面有乳头状突起。

【生物学特性】喜温暖、湿润、半阴的环境，适应性强。

【功　　用】**全草：**甘、淡、凉。清热利湿，解毒消肿。主治湿热黄疸，淋病，泻痢，
肺痈，肠痈，疮疖肿毒，蛇虫咬伤，烧烫伤，咽喉肿痛，口腔溃疡，湿
疹，带状疱疹。

【观赏应用】垂盆草叶质肥厚，色绿如翡翠，颇为整齐美观。可用于岩石园及吊栽观
赏等。

落新妇

Astilbe chinensis (Maxim.) Franch. et Savat.

·科　名	虎耳草科 Saxifragaceae	·属　名	落新妇属 *Astilbe*
·生活型	多年生草本	·花果期	花期 6~9 月，果期 6~9 月

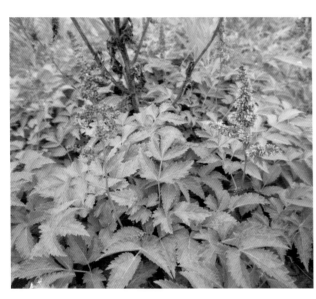 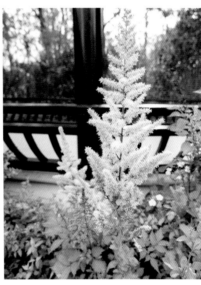

【别　　名】红升麻、金毛狗、阴阳虎、金毛三七、铁火钳、阿根八、山花七、马尾参、术活、小升麻、大卫落新妇。

【识别要点】根状茎暗褐色，粗壮。茎无毛。基生叶为二或三回三出复叶；顶生小叶片菱状椭圆形，侧生小叶片卵形至椭圆形，先端短渐尖至急尖，边缘有重锯齿，基部偏斜，楔形、浅心形至圆形。圆锥花序长 8~37cm，宽 3~4（~12）cm；花序轴密被褐色卷曲长柔毛；花密集；花瓣 5，淡紫色至紫红色，线状披针形；雄蕊远短于花瓣。蒴果。

【生物学特性】喜半阴，在湿润的环境下生长良好。性强健，耐寒，对土壤适应性较强，喜微酸、中性排水良好的沙质壤土，也耐轻碱土壤。

【功　　用】（1）全草：苦，凉。祛风，清热，止咳。主治风热感冒，头身疼痛，咳嗽。

（2）根茎：辛、苦，温。活血止痛，祛风除湿，强筋健骨，解毒。主治跌打损伤，风湿痹痛，劳倦乏力，毒蛇咬伤。

【观赏应用】落新妇花色丰富，颜色五彩缤纷，而且花果期长。可以种植于花坛、花境等，也可以作切花或盆栽，观赏价值很高。

齿叶溲疏

Deutzia crenata Sieb. et Zucc.

·科 名　虎耳草科 Saxifragaceae　　·属 名　溲疏属 *Deutzia*
·生活型　落叶灌木　　·花果期　花期 5~6 月，果期 8~10 月

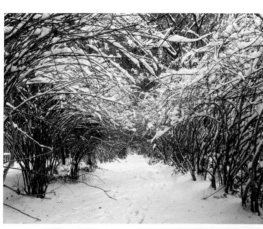
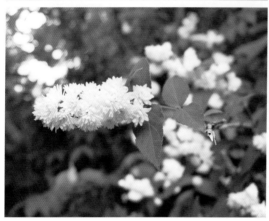
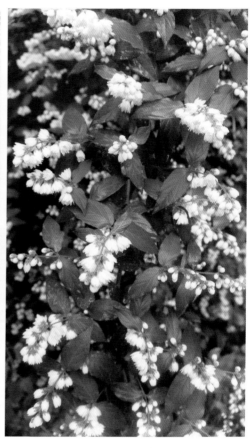

【识别要点】叶片卵形或卵状披针形，叶面疏被 4 或 5 枝辐射状星状毛，叶背被 10~
　　　　　15 枝辐射状星状毛，毛被不连续覆盖。花枝长 8~12cm，具 4 或 6 叶，
　　　　　具棱，红褐色；圆锥花序具多花，疏被星状毛；萼裂片卵形，与花柄和
　　　　　萼筒均密被黄褐色星状毛；花瓣白色，外面被星状毛；雄蕊花丝先端 2
　　　　　短齿，齿平展，长不达花药。蒴果半球状，疏被星状毛。

【生物学特性】喜光，稍耐阴，喜温暖、湿润气候，但耐寒、耐旱，对土壤的要求不严。

【功　　用】**果实**：苦、辛，寒。清热，利尿。主治发热，小便不利，遗尿。

【观赏应用】齿叶溲疏夏季白花繁密，素雅清洁，给人以洁净典雅的感觉，宜丛植于
　　　　　草坪、路边、山坡及林缘，也可作花篱及岩石园种植材料，还可将枝条
　　　　　剪下，插入水容器中观赏。

绣　球

Hydrangea macrophylla (Thunb.) Ser.

·科　名	虎耳草科 Saxifragaceae	·属　名	绣球属 *Hydrangea*
·生活型	落叶灌木	·花果期	花期 6~8 月，果期 7~8 月

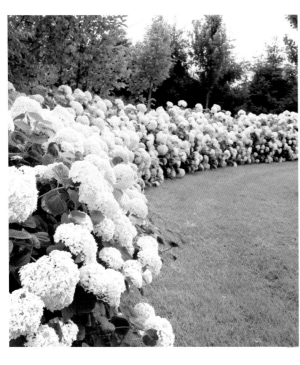
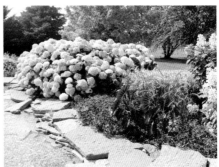
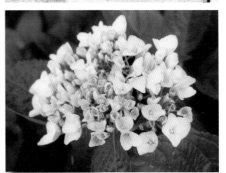

【别　　名】八仙花、紫阳花。

【识别要点】茎常于基部发出多数放射状枝而成圆球状灌丛。叶对生；叶片纸质或近
革质，倒卵形或阔椭圆形，具粗锯齿。伞房状聚伞花序排成近球形，直
径 8~20cm；花密集；不孕花多数，萼片 4，阔卵形，白色，后变粉红色
或淡蓝色；孕性花极少数。蒴果长陀螺状。

【生物学特性】喜温暖、湿润，喜半阴环境，不耐寒，不耐干旱，亦忌水涝，适宜在肥
沃、排水良好的酸性土壤中生长。

【功　　用】**叶**：苦、微辛，寒。截疟，消热，解毒，杀虫。主治疟疾，心热惊悸，
烦躁，喉痹，阴囊湿疹，疥癣。

【观赏应用】绣球花大色美，是长江流域著名的观赏植物。园林中可配置于稀疏的树
荫下及林荫道旁，片植于阴向山坡。因对阳光要求不高，故最适宜栽植
于阳光较差的小面积庭院中。建筑物入口处对植两株、沿建筑物列植一
排、丛植于庭院一角等都很理想，更适于植为花篱、花境。如将整个花
球剪下，瓶插室内，也是上等点缀品。

海桐花科

海 桐

Pittosporum tobira (Thunb.) Ait.

·科 名 海桐花科 Pittosporaceae　　·属 名 海桐花属 *Pittosporum*
·生活型 常绿小乔木或灌木　　·花果期 花期 5 月，果期 10 月

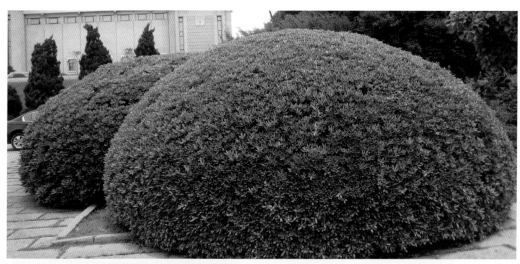

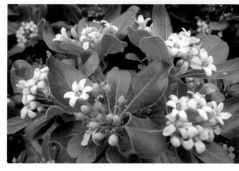
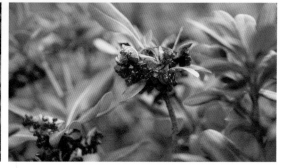

【识别要点】叶多聚生于枝顶；叶片革质，狭倒卵形，叶面深绿色，发亮（干后变暗），顶端钝圆或内凹，基部窄楔形，全缘，边缘常外卷。伞形花序或伞房状伞形花序顶生或近顶生，密被黄褐色柔毛；花芳香；花瓣白色，后变黄色，倒披针形；雄蕊 5，二型。蒴果近球状，有棱状隆起；果瓣 3，木质，内侧黄褐色，具横格。种子多数，鲜红色。

【生物学特性】喜光，略耐阴，喜温暖、湿润气候。

【功　　用】枝、叶：苦，平。解毒，杀虫。主治疥疮，肿毒。

【观赏应用】海桐树形美观，枝叶茂盛，叶常青且有光泽，花香，种子鲜红，具有较高的观赏性，适合在庭院、路边绿篱栽植。

枫香树

Liquidambar formosana Hance

·科　名	金缕梅科 Hamamelidaceae	·属　名	枫香树属 *Liquidambar*
·生活型	落叶乔木	·花果期	花期 4~5 月，果期 10 月

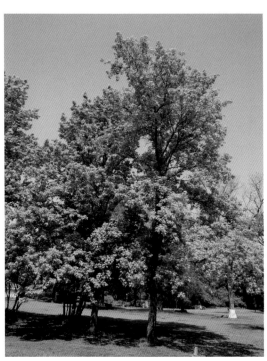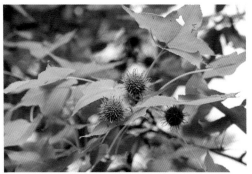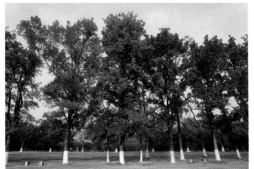

【别　　名】路路通、山枫香树。

【识别要点】小枝皮淡灰色。叶片纸质，常为掌状 3 裂；托叶线形，红色，早落。雄花：常排列成总状花序。雌花：排成头状花序；花柱 2，先端常卷曲。球形果序，聚合果状，下垂；蒴果木质，下半部藏于花序轴内，有宿存花柱和针刺状萼齿。

【生物学特性】喜光，幼树稍耐阴，耐干旱瘠薄土壤，不耐水涝。

【功　　用】（1）根：辛、苦，平。解毒消肿，祛风止痛。主治痈疽疔疮，风湿痹痛，牙痛，湿热泄泻，痢疾，小儿消化不良。

（2）树皮：辛、微，平。除湿止泻，祛风止痒。主治泄泻，痢疾，大风癞疮，痒疹。

（3）叶：辛、苦，平。行气止痛，解毒，止血。主治胃痛，伤暑腹痛，痢疾，泄泻，痈肿疮疡，湿疹，咳血，创伤出血。

（4）**树脂：**辛、苦，平。祛风活血，解毒止痛，止血，生肌。主治痈疽，疮疹，瘰疬，齿痛，痹痛，瘫痪，吐血，衄血，咳血，外伤出血，皮肤皲裂。

（5）**果序：**苦，平。祛风除湿，疏肝活络，利水。主治风湿痹痛，肢体麻木，手足拘挛，脘腹疼痛，闭经，乳汁不通，水肿胀满，湿疹。

【观赏应用】枫香树树冠广衰，秋季树叶变红，艳丽醉人，是良好的园景树种、行道树树种。

蚊母树

Distylium racemosum Sieb. et Zucc.

·科　名	金缕梅科 Hamamelidaceae	·属　名	蚊母树属 *Distylium*
·生活型	常绿灌木或小乔木	·花果期	花期 3~4 月，果期 8~10 月

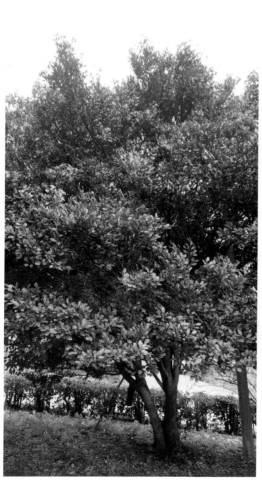
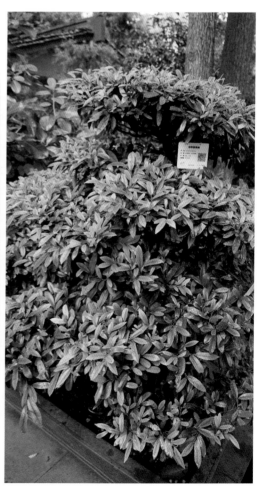

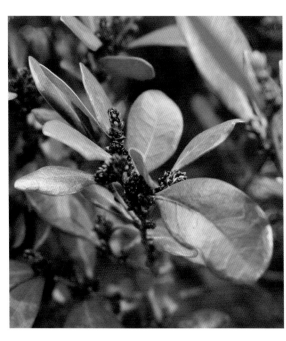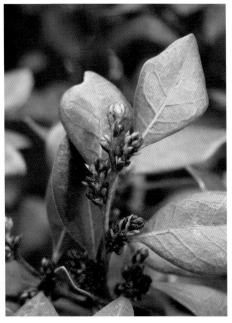

【识别要点】小枝和芽有盾状鳞片。叶片厚革质，椭圆形或倒卵形，顶端钝或稍圆，基部宽楔形，全缘，侧脉在叶面不显著，叶背略隆起，叶边缘和叶面常有虫瘿。总状花序，有星状毛；萼筒极短，花后脱落，萼齿有鳞毛；花药红色；子房有星状毛，花柱2，有毛，上部二叉状。蒴果卵圆形，密被褐色星状毛，室背和室间开裂。种子卵形。

【生物学特性】喜光，稍耐阴，喜温暖、湿润气候，耐寒性不强。对土壤要求不严，酸性、中性土壤均能适应，而以排水良好而肥沃、湿润土壤为最好。

【功　　用】**根**：辛、微苦，平。利水渗湿，祛风活络。主治水肿，手足浮肿，风湿骨节疼痛，跌打损伤。

【观赏应用】蚊母树枝叶密集，树形整齐，叶色浓绿，经冬不凋，春日开细小红花也颇美丽，是城市、工矿区绿化及观赏树种。孤植、丛植或片植效果都佳，也可栽作绿篱和防护林带。

杜仲科

杜 仲

Eucommia ulmoides Oliver

·科　名　杜仲科 Eucommiaceae　　·属　名　杜仲属 *Eucommia*
·生活型　落叶乔木　　·花果期　花期 3~4 月，果期 9~10 月

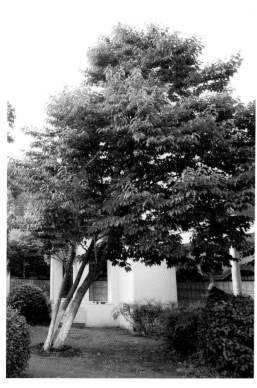
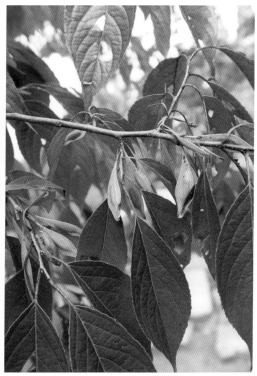

【识别要点】小枝光滑，老枝有明显的皮孔。芽卵圆形，红褐色，发亮。枝、叶折断处有白色细胶丝相连。叶片椭圆形或长圆状卵形，顶端急尾尖，基部宽楔形或圆形，边缘有锯齿，叶脉在正面下陷。子房狭长，先端叉裂，花柱叉状，柱头外展反折。坚果具翅，长椭圆形，顶端 2 裂。

【生物学特性】喜温暖、湿润气候和阳光充足的环境，能耐严寒。

【功　　用】（1）树皮：甘，温。补肝肾，强筋骨，安胎。主治肾虚腰痛，筋骨无力，阳痿，尿频，小便余沥，风湿痹痛，妊娠漏血，胎动不安，高血压。

（2）叶：微辛，温。补肝肾，强筋骨，降血压。主治腰背疼痛，足膝酸软乏力，高血压。

【观赏应用】杜仲树干端直，树冠整齐，枝叶茂密，生长比较快，可作为庭荫树和行道树应用。

珍珠绣线菊

Spiraea thunbergii Sieb. ex Blume

· 科　名　蔷薇科 Rosaceae　　　　· 属　名　绣线菊属 *Spiraea*

· 生活型　落叶灌木　　　　　　　　· 花果期　花期 4~5 月，果期 6~7 月

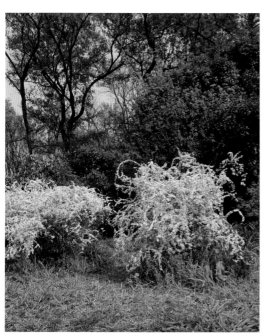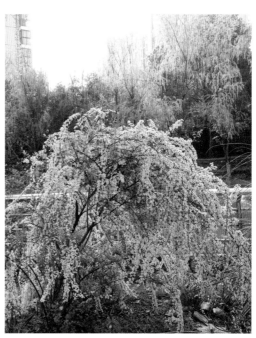

【别　　名】珍珠花、喷雪花、雪柳。

【识别要点】枝细长开张，常呈弧形弯垂。叶片狭披针形，先端长渐尖，基部狭楔形，边缘中部以上有锐锯齿，两面无毛，叶脉羽状。伞形花序簇生于上年生枝上，无花序梗，基部簇生数枚小叶片。花瓣白色，倒卵形或近圆形。蓇葖果开张；宿存萼片直立或反折。

【生物学特性】喜光，稍耐阴，喜温暖、湿润气候，适应性强。

【功　　用】**根：**苦，凉。利咽消肿，祛风止痛。主治咽喉肿痛，风湿痹痛。

【观赏应用】珍珠绣线菊叶形似柳，开花时季节白花满枝，犹如覆雪，故又得名"雪柳"。雪柳在夏季盛开的小白花聚成圆锥花序布满枝头，一团团散发出芳香气味；秋季叶丛中黄褐色的果实挂满枝头；初冬绿叶依然葱翠，可谓园林绿化的优秀树种。可丛植于池畔、坡地、路旁、崖边或树丛边缘，颇具雅趣。若作基础栽植，丛植于草坪角隅及房屋前后，或孤植于庭院之中也均适宜。

珍珠梅

Sorbaria sorbifolia (L.) A. Br.

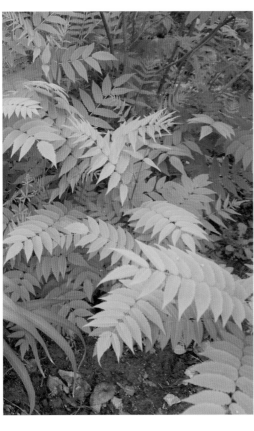 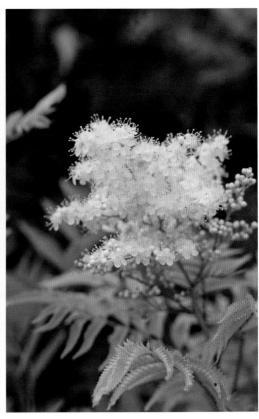

【别　　名】东北珍珠梅、华楸珍珠梅、八本条、高楷子。

【识别要点】小枝初时绿色，老时暗红褐色或暗黄褐色。羽状复叶，小叶片对生，披针形至卵状披针形。顶生大型密集圆锥花序，分枝近于直立，花瓣白色。蓇葖果长圆形，有顶生弯曲花柱。

【生物学特性】喜阳光并具有很强的耐阴性，耐寒、耐湿又耐旱。

【功　　用】**茎皮、枝条和果穗：**苦，寒。活血散瘀，消肿止痛。主治跌打损伤，关节扭伤红肿疼痛，骨折，风湿性关节炎。

【观赏应用】珍珠梅树姿秀丽，叶片幽雅，花序大而茂盛。花期长，陆续开花，花蕾圆润如粒粒珍珠，花开似梅，是夏季优良的观花灌木，在园林绿化中可丛植或列植，适合与其他各种观赏植物搭配栽植，花序也可用作切花，具有很高的观赏价值，是美化、净化环境的优良观花树种。

白鹃梅

Exochorda racemosa (Lindl.) Rehd.

·科　名　蔷薇科 Rosaceae
·生活型　落叶灌木

·属　名　白鹃梅属 *Exochorda*
·花果期　花期 3~4 月，果期 7~8 月

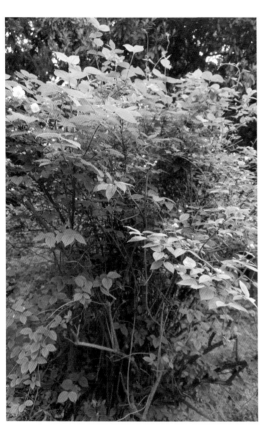
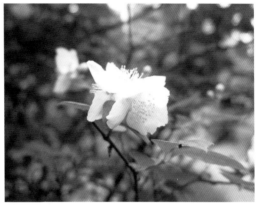
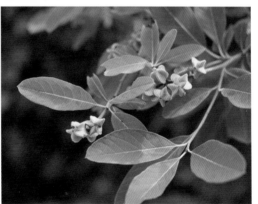

【别　　名】金瓜果、九活头、茧子花、总花白鹃梅。

【识别要点】全体无毛。叶片椭圆形、长椭圆形或长圆状倒卵形；叶柄绿色；无托叶。总状花序，花瓣白色，倒卵形，先端钝，基部缢缩成短爪；雄蕊15~20，每 3~5 枚组成 1 束着生于花盘边缘，与花瓣对生。蒴果木质化，倒卵球状。

【生物学特性】喜光，也耐半阴，耐干旱瘠薄土壤，有一定耐寒性，适应性强。

【功　　用】**根皮、茎皮**：辛、甘，平。强筋壮骨，活血止痛，健胃消食。主治腰骨酸痛，腰肌劳损，消化不良，风湿病。

【观赏应用】白鹃梅姿态秀美，春日开花，满树雪白，如雪似梅，是美丽的观赏树，且果形奇异，适应性广。宜在草地、林缘、路边及假山岩石间配植，在常绿树丛边缘群植，宛若层林点雪，饶有雅趣。

平枝枸子

Cotoneaster horizontalis Dcne.

·科　名	蔷薇科 Rosaceae	·属　名	枸子属 *Cotoneaster*
·生活型	落叶或半常绿匍匐灌木	·花果期	花期 5~6 月，果期 9~10 月

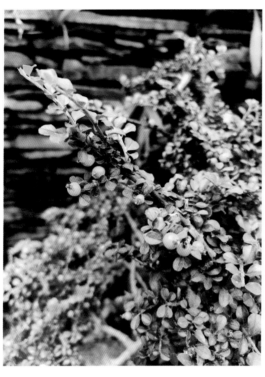
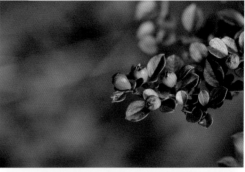
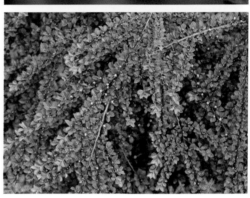

【别　　名】被告惹、矮红子、平枝灰枸子、山头姑娘、岩楞子、枸刺木、平枝荀子。

【识别要点】枝水平开张成整齐二列状；小枝圆柱形，黑褐色。叶片近圆形或宽椭圆形，长 5~14mm，宽 4~9mm，先端多数急尖，全缘，叶面无毛，叶背有稀疏平贴柔毛。花 1 或 2 朵；花瓣直立，倒卵形，先端圆钝，粉红色；子房顶端有柔毛，花柱常为 3，有时为 2。果实近球状，鲜红色，常具 3 小核，稀 2 小核。

【生物学特性】适应性强，喜温暖、湿润的半阴环境，耐干燥和瘠薄的土地，不耐湿热，有一定的耐寒性，怕积水。

【功　　用】**枝叶、根**：酸、涩、凉。清热利湿，化痰止咳，止血止痛。主治痢疾，泄泻，腹痛，咳嗽，吐血，痛经，带下。

【观赏应用】平枝荀子枝叶横展，树形优美，叶小而稠密，花密集枝头，晚秋时叶色红色，红果累累，是布置岩石园、庭院、绿地、斜坡、墙沿、角隅的优良材料。另外，可作地被或制作盆景，果枝也可用于插花。

山 楂

Crataegus pinnatifida Bge.

·科　名	薔薇科 Rosaceae	·属　名	山楂属 *Crataegus*
·生活型	落叶乔木	·花果期	花期 5~6 月，果期 9~10 月

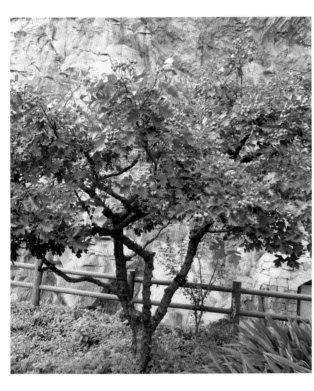
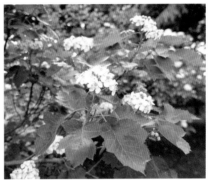
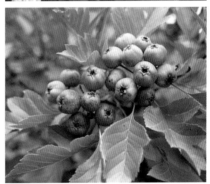

【别　　名】山里红、红果、棠棣、绿梨、酸楂。

【识别要点】小枝无毛，有短刺或无。叶片宽卵形或三角状卵形，先端短渐尖，基部截形或宽楔形，常两侧各有 3~5 对羽状深裂片，基部 1 对裂片分裂较深，边缘有不规则锐锯齿，叶背沿叶脉或脉间有柔毛。伞形花序具多花；花序梗、花柄都有长柔毛。花瓣白色，花柱基部被柔毛。果深红色，近球状，外面有斑点。

【生物学特性】喜光，耐寒，喜排水良好的土壤及冷凉干燥的气候。

【功　　用】（1）果实：酸、甘、微温。消食积，化瘀滞。主治饮食积滞，脘腹胀痛，泄泻痢疾，血瘀痛经，闭经，产后腹痛，恶露不净，疝气，睾丸肿痛，高脂血症。

（2）种子：苦，平。消食，散结，催生。主治食积不化，疝气，睾丸偏坠，难产。

（3）花：苦，平。降血压。主治高血压。

（4）**叶**：酸，平。止痒，敛疮，降血压。主治漆疮，溃疡不敛，高血压。

（5）**根**：甘，平。清肌和胃，祛风，止血，消肿。主治食积，反胃，痢疾，风湿痹痛，咯血，痔漏，水肿。

（6）**树皮**：酸、苦，寒。止痢，敛疮。主治痢疾，水火烫伤。

（7）**木材**：苦，寒。祛风燥湿，止痒。主治痢疾，头风，身痒。

（8）**糕点成品**：酸、甘，微温。消食，导滞，化积。主治肉食积滞，脘腹胀满，大便秘结。

【观赏应用】山楂枝繁叶茂，初夏开花遍树洁白，秋来满树红果累累，颇富农家及田野情趣。适作庭院观赏树，多采用孤植或片植于园路、草坪、池畔及溪旁。

石 楠

Photinia serratifolia Lindl.

·科　名	蔷薇科 Rosaceae	·属　名	石楠属 *Photinia*
·生活型	常绿灌木或小乔木	·花果期	花期 4~5 月，果期 10 月

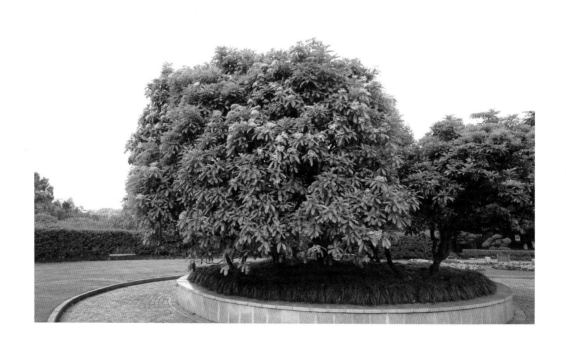

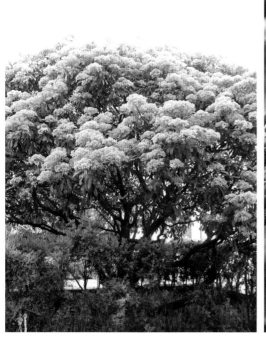
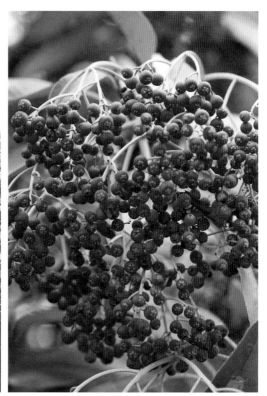

【别　　名】山官木、凿角、石纲、石楠柴、将军梨、石眼树、笔树、扇骨木、千年红、凿木、红叶石楠、中华石楠。

【识别要点】叶片革质，长椭圆形、长倒卵形或倒卵状椭圆形，先端尾尖，基部宽楔形至圆形，疏生细腺锯齿，近基部全缘。复伞房花序花多而密，顶生。花瓣白色，近圆形；花药带紫色。果近球状，红色，后变紫褐色。

【生物学特性】喜光，耐阴，喜温暖气候。

【功　　用】（1）根、根皮：辛、苦，平。祛风除湿，活血解毒。主治风痹，历节痛风，外感咳嗽，疮痈肿痛，跌打损伤。

（2）果实：辛、苦，平。祛风湿，消积聚。主治风痹积聚。

（3）叶、带叶嫩枝：辛、苦，平。祛风湿，止痒，强筋骨，益肝肾。主治风湿痹痛，头风头痛，风疹，脚膝痿弱，肾虚腰痛，阳痿，遗精。

【观赏应用】石楠树形严整，枝繁叶茂，早春幼叶及深秋部分老叶均为红色，春、秋、冬季红果累累，鲜艳夺目，是重要的观花观果树种。宜孤植于花坛中心、对植于大门两侧及片植于草坪、广场、林园等处，也可植作绿篱，观赏效果均佳。

贵州石楠

Photinia bodinieri H. Lévl.

·科　名	蔷薇科 Rosaceae	·属　名	石楠属 *Photinia*
·生活型	常绿乔木	·花果期	花期 5 月，果期 9~10 月

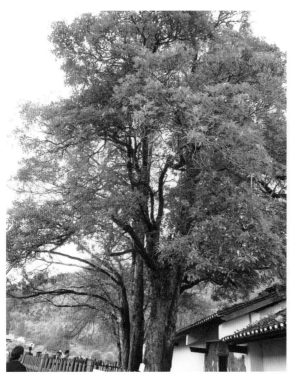
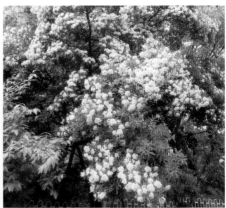
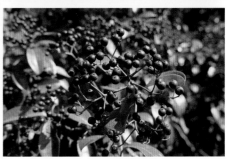

【别　　名】山官木、凿树、梅子树、水红树花、椤木、椤木石楠。

【识别要点】树干、枝条有刺，幼枝尤甚。叶片革质，倒卵形、倒卵状披针形或长圆形，基部楔形，边缘有具腺的细锯齿。复伞房花序顶生，花序梗、花柄被柔毛。花瓣白色，近圆形。果黄红色，球状或卵球状。

【生物学特性】喜温暖、湿润和阳光充足的环境，耐寒。

【功　　用】**（1）根、根皮**：辛、苦，平。祛风除湿，活血解毒。主治风痹，历节痛风，外感咳嗽，疮痈肿痛，跌打损伤。

（2）果实：辛、苦，平。祛风湿，消积聚。主治风痹积聚。

（3）叶、带叶嫩枝：辛、苦，平。祛风湿，止痒，强筋骨，益肝肾。主治风湿痹痛，头风头痛，风疹，脚膝痿弱，肾虚腰痛，阳痿，遗精。

【观赏应用】贵州石楠枝繁叶茂，树冠圆球形，初春嫩叶绛红，初夏白花点点，秋末赤实累累，艳丽夺目。其在一年中色彩转变较大，叶、花、果均可观赏，是很好的园林树种。

枇　杷

Eriobotrya japonica (Thunb.) Lindl.

·科　名　蔷薇科 Rosaceae	·属　名　枇杷属 *Eriobotrya*
·生活型　常绿小乔木	·花果期　花期 10~12 月，果期翌年 5~6 月

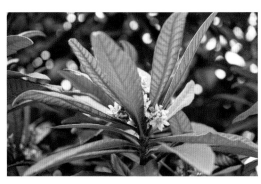
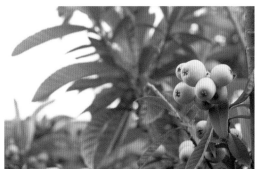

【别　　　名】卢桔、卢橘、金丸。

【识别要点】小枝密生锈色或灰棕色绒毛。叶片革质，披针形、长倒卵形或长椭圆形，长 12~30cm，叶面皱，叶背密生灰棕色绒毛。圆锥花序花多而紧密；花序梗、花柄、萼筒密生锈色绒毛。花瓣白色，长圆形或卵形，内面有绒毛，基部有爪。果圆球状或长圆球状，黄色或橘黄色，外有锈色柔毛，后脱落。

【生物学特性】喜光，稍耐阴，喜温暖气候。

【功　　　用】（1）果实：甘、酸，凉。润肺下气，止渴。主治肺热咳喘，吐逆，烦渴。

（2）根：苦，平。清肺止咳，下乳，祛内湿。主治虚痨咳嗽，乳汁不通，风湿痹痛。

（3）种子：苦，平。化痰止咳，疏肝行气，利水消肿。主治咳嗽痰多，疝气，水肿，瘰疬。

（4）花：淡，平。疏风止咳，通鼻窍。主治感冒咳嗽，鼻塞流涕，虚劳久嗽，痰中带血。

（5）树干的韧皮部：苦，平。降逆和胃，止咳，止泻，解毒。主治呕吐，呃逆，久咳，久泻，痈疡肿痛。

（6）叶：苦，微寒。清肺止咳，降逆止呕。主治肺热咳嗽，气逆喘急，胃热呕逆，烦热口渴。

（7）叶的蒸馏液：淡，平。清肺止咳，和胃下气。主治肺热咳嗽，痰多，呕逆，口渴。

【观赏应用】枇杷树形优美，枝叶茂密，有很高的观赏价值，可作为庭院绿化和风景区道路绿化树种。

皱皮木瓜

Chaenomeles speciosa (Sweet) Nakai

·科 名	蔷薇科 Rosaceae	·属 名	木瓜属 *Chaenomeles*
·生活型	落叶灌木	·花果期	花期 3~5 月，果期 9~10 月

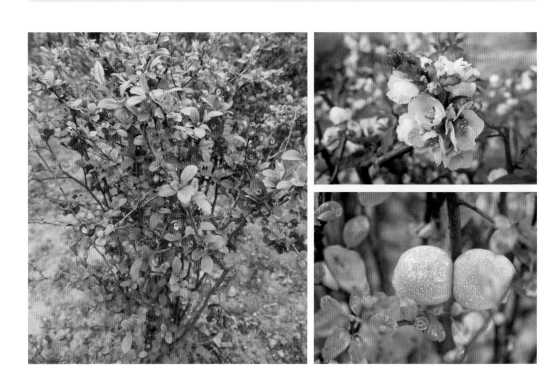

【别　　名】铁脚梨、贴梗木瓜、楙、木瓜、贴梗海棠。

【识别要点】叶片卵形至椭圆形，稀长椭圆形，无毛或在萌蘖上沿下面叶脉有短柔毛。花先叶开放，3~5 朵簇生于二年生老枝上，花瓣猩红色，稀淡红色或白色。果实球形或卵球形，黄色或带黄绿色，有稀疏不显明斑点，味芳香。

【生物学特性】喜光，喜温暖、湿润气候。

【功　　用】（1）果实：酸，温。舒筋活络，和胃化湿。主治风湿痹痛，肢体酸重，筋脉拘挛，吐泻转筋，脚气病，水肿。

（2）根：酸、涩，温。祛湿舒筋。主治霍乱，脚气病，风湿痹痛，肢体麻木。

（3）种子：酸、苦，温。祛湿舒筋。主治霍乱，烦躁气急。

（4）枝叶：酸涩，温。祛湿舒筋。主治霍乱大吐下，腹痛转筋。

【观赏应用】皱皮木瓜枝干丛生，姿态健美，花梗极短，早春先花后叶，花色艳丽。可栽于草坪边缘、树丛周围、庭园墙垣，也可作花篱材料或丛植于池畔溪边、庭园花坛内，或作为盆花、切花的材料。

毛叶木瓜

Chaenomeles cathayensis (Hemsl.) Schneid.

- ·科　名　蔷薇科 Rosaceae
- ·生活型　落叶灌木或小乔木
- ·属　名　木瓜属 *Chaenomeles*
- ·花果期　花期 3~5 月，果期 9~10 月

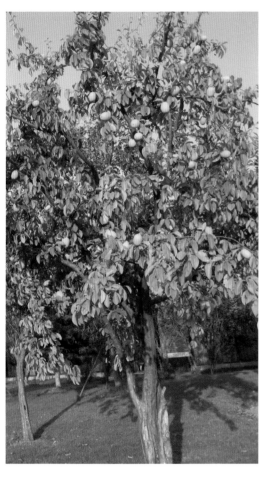

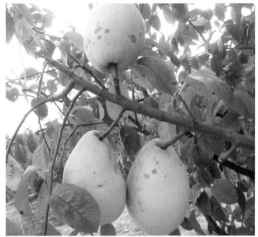

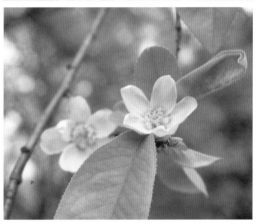

【别　　名】木桃、木瓜、木瓜花、光皮木瓜、木梨、木李、榠楂、木瓜海棠。

【识别要点】叶片椭圆形、披针形至倒卵披针形。花先叶开放，2~3 朵簇生于二年生枝上，花瓣淡红色或白色。果实卵球形或近圆柱形，黄色有红晕。

【生物学特性】喜温暖、湿润和阳光充足的环境，有一定的耐寒性。

【功　　用】**果实：**酸、涩，温。和胃化湿，平肝舒筋。主治湿痹拘挛，腰膝关节酸重疼痛，吐泻转筋，脚气水肿。

【观赏应用】毛叶木瓜枝形奇特，树形好，花色烂漫，病虫害少，是庭园绿化的良好树种。可丛植于庭园墙隅、林缘等处，春可赏花，秋可观果，是布局园林景观的上好树种。

沙 梨

Pyrus pyrifolia (Burm. f.) Nakai

·科　名	蔷薇科 Rosaceae	·属　名	梨属 *Pyrus*
·生活型	落叶乔木	·花果期	花期 4 月，果期 8 月

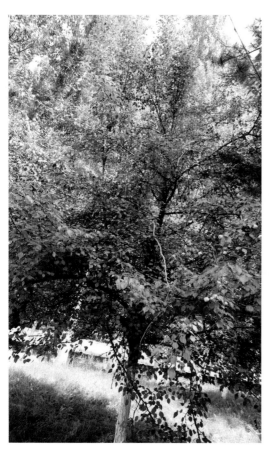
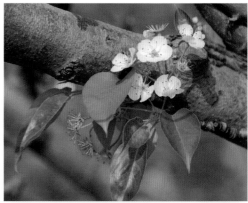
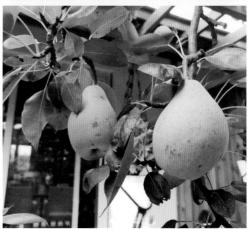

【别　　名】麻安梨、黄金梨。

【识别要点】嫩枝及叶片的两面、叶柄、花序梗、花柄幼时都有长柔毛，后脱落。叶片椭圆状卵形或卵形，先端长渐尖，基部圆形至心形，边缘具刺芒状锐锯齿。伞形总状花序；萼片卵状三角形，边缘有腺齿；花瓣白色，卵形，先端蚀齿状。果近圆球状，浅褐色，有浅色斑点。

【生物学特性】适应性强，耐寒，耐旱，耐湿，耐盐碱。

【功　　用】**果皮**：甘、涩，凉。清暑解渴，生津收敛。主治干咳，热病烦渴，汗多等。

【观赏应用】沙梨树姿优美，叶片多姿，花朵洁白芬芳，果实甜香满溢，具有很高的观赏价值，因而常常被制作成盆景或盆栽于室内庭园。

杜 梨

Pyrus betulifolia Bge.

·科　名　蔷薇科 Rosaceae
·生活型　落叶乔木

·属　名　梨属 *Pyrus*
·花果期　花期 4 月，果期 8~9 月

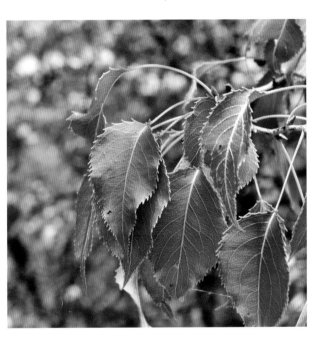
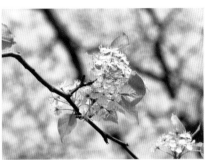
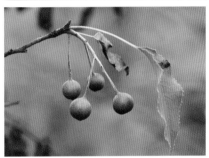

【别　　名】灰梨、野梨子、海棠梨、土梨、棠梨。

【识别要点】枝常有刺，嫩枝、幼叶两面、叶柄、花序梗、花柄、花托及萼片内外两面都密生灰白色绒毛。叶片菱状卵形至椭圆状卵形，边缘有粗锐锯齿。伞形总状花序；花瓣白色，宽卵形，先端圆钝；花柱 2 或 3。果近圆球状，直径 0.5~1cm，褐色，有浅色斑点，萼片宿存。

【生物学特性】适生性强，喜光，耐寒，耐旱，耐涝，耐瘠薄，在中性土及盐碱土中均能正常生长。

【功　　用】（1）枝叶：酸、甘、涩，寒。疏肝和胃，缓急止泻。主治反胃吐食，霍乱吐泻，转筋腹痛。

（2）果实：酸、甘、涩，寒。敛肺，涩肠，消食。主治咳嗽，泻痢，食积。

（3）树皮：苦，平。敛疮。主治皮肤溃疡。

【观赏应用】杜梨春赏花，夏观叶，秋食果，可用于街道庭院及公园的绿化树。冬季落叶后，灰黑色龟裂粗犷的树干更显出嶙峋古朴自然的特点，满树苍劲有力的短果枝群，亦如鸡爪锚钩倒挂，制成盆景，韵味十足。

豆 梨

Pyrus calleryana Decne.

·科 名 蔷薇科 Rosaceae ·属 名 梨属 *Pyrus*
·生活型 落叶乔木 ·花果期 花期 4 月，果期 8~9 月

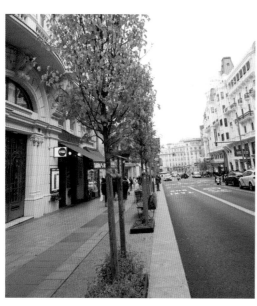 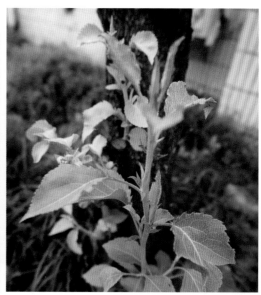

【别　　名】梨丁子、杜梨（贵州土名）、糖梨、赤梨、阳檖、鹿梨。

【识别要点】幼枝、叶柄、叶片两面的中脉和边缘均被锈色绒毛，后全部脱落。叶宽卵形或卵形，边缘有细钝锯齿，两面无毛。伞形总状花序，花序梗、花柄无毛；萼片披针形，先端渐尖；花瓣白色，卵形，基部具短爪；花柱 2（~5），无毛。果近圆球状，直径 1~1.5cm，褐色，有斑点。

【生物学特性】喜光，稍耐阴，不耐寒，耐干旱、瘠薄。对土壤要求不严，在碱性土中也能生长。

【功　　用】（1）根：甘、涩，凉。润肺止咳，清热解毒。主治肺燥咳嗽，疮疡肿痛。

（2）根皮：酸、涩，寒。清热解毒，敛疮。主治疮疡，疥癣。

（3）果实：酸、甘、涩，凉。健胃消食，涩肠止痢。主治饮食积滞，泻痢。

（4）果皮：甘、涩，凉。清热生津，涩肠止痢。主治热病伤津，久痢，疮癣。

（5）叶：甘、涩，凉。清热解毒，润肺止咳。主治食毒菇中毒，毒蛇咬伤，胃肠炎，肺热咳嗽。

（6）枝条：微苦，凉。行气和胃，止泻。主治霍乱吐泻，反胃吐食。

【观赏应用】豆梨作为早春先花植物和秋季色叶树种，具有较高的绿化观赏价值。可作为行道树、景观树和绿化树种。

湖北海棠

Malus hupehensis (Pamp.) Rehd.

·科　名　蔷薇科 Rosaceae　　　　　·属　名　苹果属 *Malus*
·生活型　落叶乔木　　　　　　　　　·花果期　花期 4~5 月，果期 8~9 月

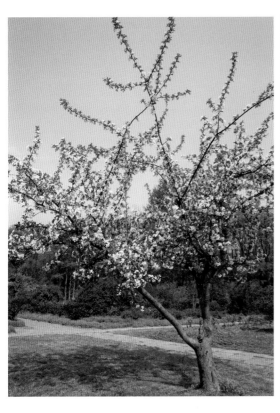
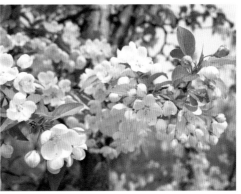
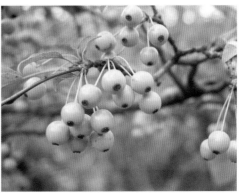

【别　　名】小石枣、茶海棠、秋子、花红茶、野花红、野海棠。

【识别要点】叶片卵形至卵状椭圆形，顶端渐尖，边缘有锐细锯齿，常呈紫红色。伞
　　　　　　房花序；萼片三角状卵形，与花托杯等长或略短；花瓣白色或粉红色。
　　　　　　果椭圆球状或近球状，黄绿色或稍带红色。

【生物学特性】喜光，喜温暖、湿润的气候，有一定的耐湿性，对严寒的气候有很强的适
　　　　　　应性。

【功　　用】**嫩叶、果实**：酸，平。消积化滞，和胃健脾。主治食积停滞，消化不良，
　　　　　　痢疾，疳积。

【观赏应用】湖北海棠树形优美，果、花、叶颜色丰富，观赏期长。作为常用的观花
　　　　　　观果树木之一，经常成排栽植于道路两旁，或与其他品种的观赏性植物
　　　　　　搭配栽植造景。此外，也可以孤植于公园绿地中，作为独立景观树供游
　　　　　　客观赏，也可用于盆景栽植。

海棠花

Malus spectabilis (Ait.) Borkh.

·科　名	蔷薇科 Rosaceae	·属　名	苹果属 *Malus*
·生活型	落叶乔木	·花果期	花期 4~5 月，果期 8~9 月

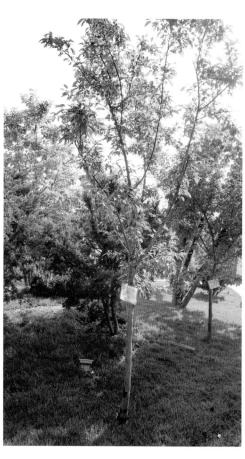
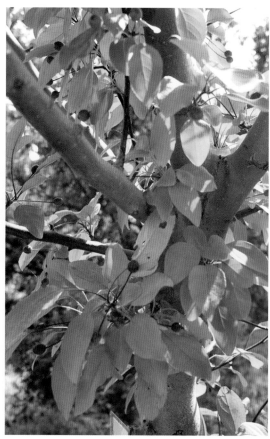

【别　　名】海棠、日本海棠。

【识别要点】叶片椭圆形至长椭圆形，先端短渐尖或钝，基部宽楔形至近圆形，边缘有
　　　　　　紧贴细锯齿。花序近伞形，萼片三角状卵形，顶端急尖，略短于花托杯；
　　　　　　花瓣白色，花蕾时带粉红色。果近球状，黄色，基部不下陷，萼片宿存。

【生物学特性】对严寒及干旱气候有较强的适应性，喜阳。

【功　　用】**果实**：酸，平。消积化滞，和胃健脾。主治食积停滞，消化不良，痢
　　　　　　疾，疳积。

【观赏应用】海棠花花形优美，色彩淡雅，非常适合作为园林中的观赏花卉。在古代，
　　　　　　它还是皇家园林中的御花，与玉兰、牡丹、桂花搭配，取其玉润富贵之
　　　　　　意。现在广泛应用于城市绿化，也可以用来制作盆景或做插花装饰。

棣棠花

Kerria japonica (L.) DC.

·科 名 蔷薇科 Rosaceae	·属 名 棣棠花属 *Kerria*
·生活型 落叶灌木	·花果期 花期 4~6 月，果期 7~8 月

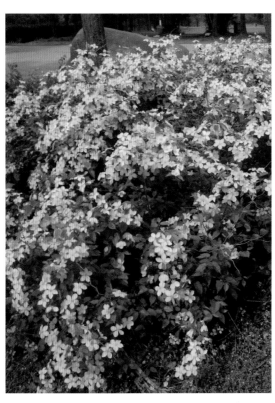
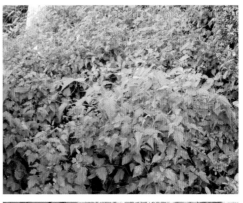
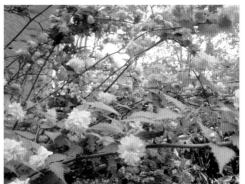

【别　　名】土黄条、鸡蛋黄花、山吹。

【识别要点】叶片三角状卵形、卵形或卵状披针形。花单生于当年生侧枝顶端。花瓣黄色，宽椭圆形或近圆形，先端微凹。瘦果侧扁，倒卵状或半圆球状，成熟时褐色或黑褐色，无毛，有皱褶。

【生物学特性】喜温暖和湿润的气候条件，较耐阴，不耐严寒，对土壤要求不严，但不耐干旱。

【功　　用】**花、枝叶**：苦、涩，平。化痰止咳，利尿消肿，解毒。主治咳嗽，风湿痹痛，产后劳伤痛，水肿，小便不利，消化不良，痈疽肿毒，湿疹，荨麻疹。

【观赏应用】棣棠花花色鲜艳，花期长，枝叶翠绿细柔。可丛植于建筑物前、水畔、坡地、点缀草坪、树丛外缘、古木之旁及假山旁边，也可作花篱、花径和切花。

玫 瑰

Rosa rugosa Thunb.

·科　名　蔷薇科 Rosaceae	·属　名　蔷薇属 *Rosa*
·生活型　落叶直立灌木	·花果期　花期 5~6 月，果期 8~9 月

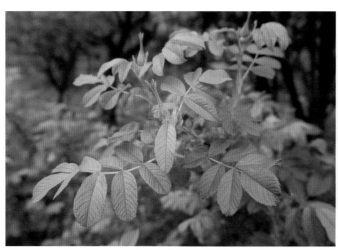
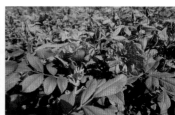
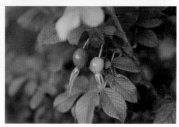

【别　　名】滨茄子、滨梨、刺玫。

【识别要点】小枝密被绒毛，兼生针刺、皮刺和腺毛；叶背、叶柄、叶轴、花柄及托叶均被绒毛和腺毛。复叶具小叶 5~9；小叶片椭圆形或椭圆状倒卵形，叶面无毛，叶脉明显下陷，有褶皱；托叶大部分与叶柄合生，离生部分卵形。花单生或数朵簇生于叶腋；花芳香；萼片先端尾状渐尖，常有羽状裂片成叶状；花瓣倒卵形，紫红色或白色，重瓣或半重瓣。果扁球状，成熟时砖红色，肉质。

【生物学特性】喜阳光充足，耐寒，耐旱。

【功　　用】（1）花：甘，微苦，温。理气解郁，和血调经。主治肝气郁结所致之胸膈满闷，脘胁胀痛，乳房作胀，月经不调，痢疾，泄泻，带下，跌打损伤，痈肿。

（2）根：甘，微苦，微温。活血，调经，止带。主治月经不调，带下，跌打损伤，风湿痹痛。

（3）蒸馏液：淡，平。和中，养颜泽发。主治肝气犯胃，脘腹胀满疼痛，毛发枯槁。

【观赏应用】玫瑰花形秀美，色彩鲜艳，香气宜人，适合栽植于花台和庭院。可以作花篱、花境，大型花坛和布置专类玫瑰园，也是很好的盆栽花卉，还可作切花、插花，制作花篮、花环。

月季花

Rosa chinensis Jacq.

・科　名　蔷薇科 Rosaceae　　　　　　　　・属　名　蔷薇属 *Rosa*
・生活型　常绿或半常绿直立灌木，稀栽培为藤本或蔓生　　・花果期　花期 4~9 月，果期 6~11 月

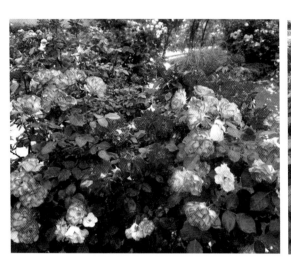
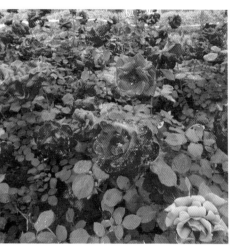

【别　　名】月月花、月月红、玫瑰、月季。

【识别要点】枝粗壮，具钩状皮刺或无皮刺，小枝无毛或近无毛。叶柄和叶轴均散生
　　　　　　小皮刺和腺毛；托叶大部分与叶柄合生，离生部分耳状，边缘常有腺
　　　　　　毛；小叶片宽卵形或卵状长圆形，两面近无毛。花数朵集生枝端或叶
　　　　　　腋，稀单生。萼片卵形，先端尾状渐尖，有时延长扩展成叶片状；花
　　　　　　瓣红色、粉红色、白色或黄色，倒卵形，重瓣或半重瓣。果卵球状或梨
　　　　　　状，成熟时红色。

【生物学特性】喜光，耐寒耐旱，适应性强。

【功　　用】（1）花：甘、微苦，温。活血调经，解毒消肿。主治月经不调，痛经，
　　　　　　闭经，跌打损伤，瘀血肿痛，瘰疬，痈肿，烧烫伤。

　　　　　　（2）根：甘、苦、微涩，温。活血调经，消肿散结，涩精止带。主治月
　　　　　　经不调，痛经，闭经，血崩，跌打损伤，瘰疬，遗精，带下。

　　　　　　（3）叶：微苦，平。活血消肿，解毒，止血。主治疮疡肿毒，瘰疬，跌
　　　　　　打损伤，腰膝肿痛，外伤出血。

【观赏应用】月季花品种多，且花期长，花色艳丽多彩，馨香宜人，具有极高的观赏
　　　　　　价值。可盆栽观赏，可种于花坛、花境、草坪角隅等处，可布置成月季
　　　　　　园，也是重要的切花材料。另，藤本月季可用于花架、花墙、花篱、花
　　　　　　门等。

木香花

Rosa banksiae Ait.

- ·科　名　蔷薇科 Rosaceae
- ·生活型　落叶或半常绿攀缘状灌木
- ·属　名　蔷薇属 *Rosa*
- ·花果期　花期 4~5 月，果期 8~9 月

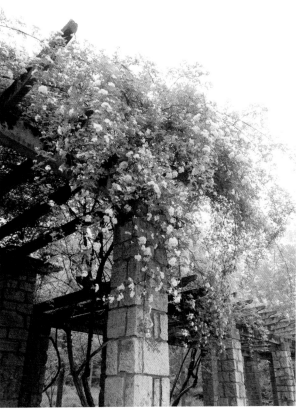
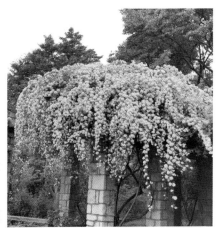
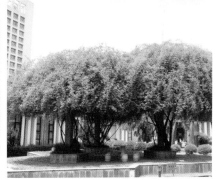

【别　　名】七里香、木香、金樱、小金樱、十里香、木香藤。

【识别要点】小枝具皮刺，与叶面、花柄及萼片外侧均无毛。复叶具小叶 3~5（7）；托叶线状披针形，基部与叶柄合生；小叶片椭圆状卵形或长圆状披针形。伞形花序，顶生。花瓣白色，倒卵形，重瓣或半重瓣，芳香。果近圆球状，无毛。

【生物学特性】喜温暖，稍耐寒，怕高温。

【功　　用】**根、叶**：涩，平。收敛止痛，止血。主治肠炎，痢疾，月经过多，肠出血，小儿腹胀，消化不良，腹泻；外用治外伤出血，疮疖。

【观赏应用】木香花花叶繁茂，色彩浓艳，花香馥郁，秋果红艳，是极好的垂直绿化材料，适用于布置花柱、花架、花廊和墙垣，是作绿篱的良好材料，亦非常适合家庭种植，是著名的观赏植物。

缫丝花

Rosa roxburghii Tratt.

·科 名 蔷薇科 Rosaceae
·生活型 落叶或半常绿灌木

·属 名 蔷薇属 *Rosa*
·花果期 花期 5~7 月，果期 8~10 月

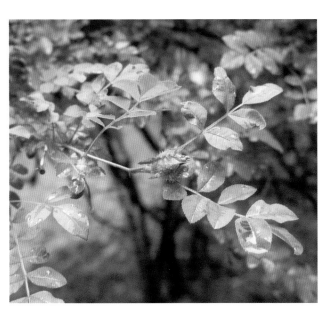
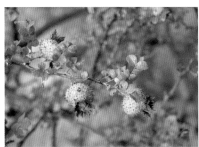
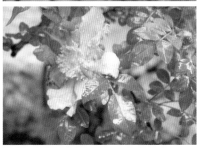

江 苏 城 镇
常 见 药 用 植 物 图 鉴

101

【别　　名】文光果、刺梨、送春归、三降果。

【识别要点】小枝无毛，有成对着生的皮刺。小叶片椭圆形或长圆形，两面无毛；叶
　　　　　　柄和叶轴均疏生小皮刺。花单生或数朵着生于短枝顶端；花柄和萼片外
　　　　　　面密生针刺；萼片宽卵形，边缘常羽状分裂，内面密被短绒毛，宿存；
　　　　　　花瓣倒卵形，淡红色或粉红色，重瓣或半重瓣。果实扁球状，成熟时淡
　　　　　　黄绿色，密生针刺。

【生物学特性】喜欢温暖、湿润的环境，适应性较强。

【功　　用】（1）果实：甘、酸、涩，平。健胃，消食，止泻。主治食积饱胀，
　　　　　　肠炎腹泻。

　　　　　　（2）根：甘、酸，平。健胃消食，止痛，收涩，止泻。主治胃脘胀满疼
　　　　　　痛，牙痛，喉痛，久咳，泻痢，遗精，带下，崩漏，痔疮。

　　　　　　（3）叶：酸、涩，寒。清热解暑，解毒疗疮，止血。主治痔疮，痈肿，
　　　　　　暑热倦怠，外伤出血。

【观赏应用】缫丝花花朵秀美，粉红的花瓣中密生一圈金黄色花药，十分别致，黄色
　　　　　　的刺则颇具野趣。可用作花坛、花境景观，坡地和路边丛植绿化，也用
　　　　　　作药篱材料，偶尔也为家庭盆栽修饰园艺。

桃

Amygdalus persica L.

·科 名 蔷薇科 Rosaceae   ·属 名 桃属 *Amygdalus*
·生活型 落叶乔木   ·花果期 花期 3~4 月，果期 6~9 月

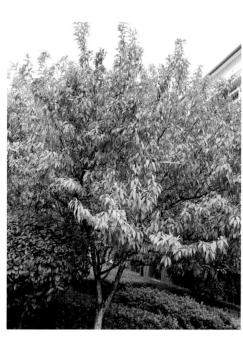
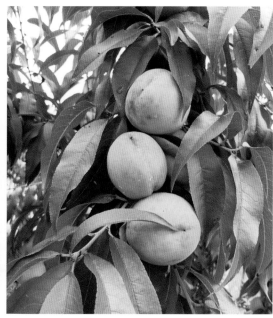

【别　　名】桃子、粘核油桃、粘核桃、离核油桃、离核桃、陶古日、油桃、盘桃、
日本丽桃、粘核光桃、粘核毛桃、离核光桃。

【识别要点】叶片卵状披针形或椭圆状披针形，先端渐尖，基部楔形，边缘具单锯齿。
花常单生，近先叶开放。花瓣粉红色，稀白色，长圆状椭圆形或倒宽卵
形；花药绯红色。核果卵球状、圆球状或长圆球状，外有茸毛，纵沟明
显；果肉厚，多汁，有香味；核极硬，有不规则的深沟及孔穴。

【生物学特性】喜光，耐旱，喜肥沃而排水良好的土壤。

【功　　用】**（1）根、根皮：**苦，平。清热利湿，活血止痛，消痈肿。主治黄疸，吐
血，衄血，闭经，痈肿，痔疮，风湿痹痛，跌打劳伤疼痛，腰痛，痧气
腹痛。

（2）花：苦，平。泻下通便，利水消肿。主治小便不利，水肿，痰饮，
脚气病，石淋，便秘，癥瘕，闭经，癫狂，疮疹，面皯。

（3）树脂：苦，平。和血，通淋，止痢。主治石淋，血瘕，痢疾，腹
痛，糖尿病，乳糜尿。

（4）去掉栓皮的树皮：苦、辛，平。清热利水，解毒，杀虫。主治水

肿，瘀气腹痛，肺热喘闷，痈疽，瘰疬，湿疮，风湿关节痛，牙痛，疮痛肿毒，湿癣。

（5）**种子**：苦、甘，平。活血祛瘀，润肠通便。主治闭经，痛经，癥瘕痞块，跌扑损伤，瘀血肿痛，肺痈，肠痈，肠燥便秘。

（6）**叶**：苦、辛，平。祛风清热，杀虫。主治外感风邪，头风，头痛，风痹，疟疾，湿疹，疮疡，癣疮，滴虫阴道炎。

（7）**幼枝**：苦，平。活血通络，解毒，杀虫。主治心腹痛，风湿关节痛，腰痛，跌打损伤，疮癣。

（8）**果实**：甘、酸，温。生津，润肠，活血，消积。主治津少口渴，肠燥便秘，闭经，积聚。

（9）**幼果**：酸、苦，平。敛汗涩精，活血止血，止痛。主治盗汗，遗精，心腹痛，吐血，妊娠下血。

（10）**毛**：辛，平。活血，行气。主治血瘕，崩漏，带下。

【观赏应用】桃为中国传统的园林花木，其树态优美，枝干扶疏，花朵丰腴，色彩艳丽，为早春重要观花树种之一。

碧 桃 —————————

Amygdalus persica L. var. *compressa* (Loud.) Yu et Lu f. *duplex* Rehd.

·科　名 蔷薇科 Rosaceae	属　名 桃属 *Amygdalus*
·生活型 落叶乔木	花果期 花期 3~4 月，果期 7~9 月

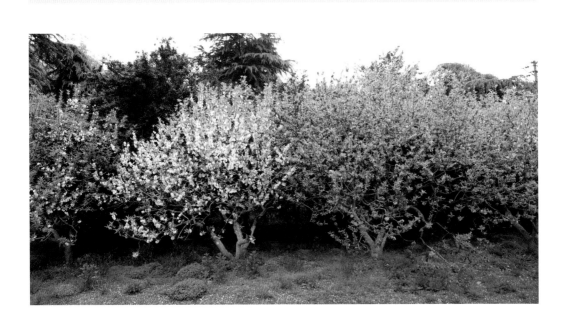

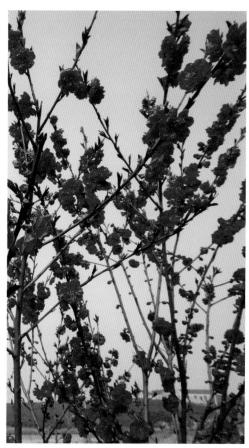
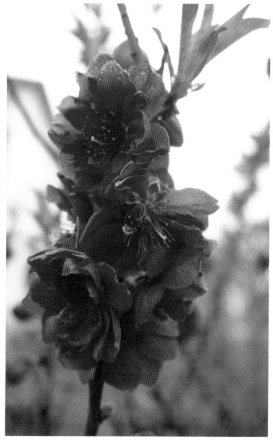

【别　　名】千叶桃花。

【识别要点】叶披针形，先端渐尖，基部宽楔形，具锯齿。花单生，先叶开放。花瓣长圆状椭圆形或宽倒卵形，粉红色，稀白色。核果卵圆形，成熟时向阳面具红晕。

【生物学特性】喜阳光充足、通风良好、凉爽干燥的环境。较耐旱，但是不耐水湿。

【功　　用】**幼果：**酸、苦、平。敛汗涩精，活血止血，止痛。主治盗汗，遗精，吐血，疟疾，心腹痛，妊娠下血。

【观赏应用】碧桃因花色艳丽，树形较大，观赏效果好，为春季园林不可缺少的观花树木。适合于湖滨、溪流、道路两侧和公园布置，也适合小庭院点缀和盆栽观赏，还常用于切花和制作盆景。

杏

Armeniaca vulgaris Lam.

·科　名　蔷薇科 Rosaceae　　　　·属　名　杏属 *Armeniaca*
·生活型　落叶乔木　　　　　　　·花果期　花期 3~4 月，果期 5~7 月

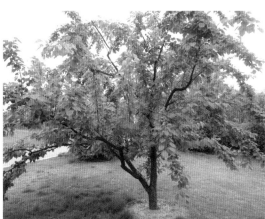

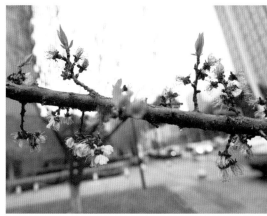

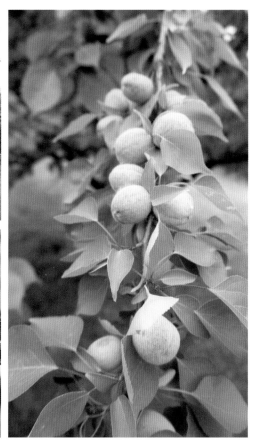

【别　　名】归勒斯、杏花、杏树。

【识别要点】叶片宽卵形至近圆形，基部圆形或近心形，有圆钝锯齿。花单生，先叶
　　　　　　开放。花托杯钟状，紫红色；萼片卵形或卵状长圆形，花后反折；花瓣
　　　　　　白色带红晕。核果近球状，熟时黄白色或黄红色，常带红晕，有沟；果
　　　　　　肉多汁，熟时不裂；核扁球状，背面平滑，沿腹缝线有深沟，果熟时不
　　　　　　粘果肉。种子扁球状，味甜或苦。

【生物学特性】喜光，耐旱，抗寒，抗风，适应性强。

【功　　用】（1）花：苦，温。活血补虚。主治不孕，肢体痹痛，手足逆冷。

　　　　　　（2）种子：苦，温。祛痰止咳，平喘，润肠，下气开痹。主治外感咳
　　　　　　嗽，喘满，肺燥咳嗽，寒气奔豚，惊痫，胸痹，食滞脘痛，血崩，耳

聋，疳肿胀，湿热淋证，疥疮，喉痹，肠燥便秘。

（3）根：苦，温。解毒。主治食杏仁中毒。

（4）树皮：甘，寒。解毒。主治食杏仁中毒。

（5）叶：辛、苦，微凉。祛风利湿，明目。主治水肿，皮肤瘙痒，目疾多泪，痈疮瘰疬。

（6）树枝：辛，平。活血散瘀。主治跌打损伤。

（7）果实：酸、甘，温。润肺定喘，生津止渴。主治肺燥咳嗽，津伤口渴。

【观赏应用】杏早春开花，先花后叶。可与苍松、翠柏配植于池旁湖畔，或植于山石崖边、庭院堂前，极具观赏性。

梅

Armeniaca mume Sieb.

·科　名	蔷薇科 Rosaceae	·属　名	杏属 *Armeniaca*
·生活型	落叶小乔木，稀灌木	·花果期	花期1~3月，果期5~6月（在华北果期延至7~8月）

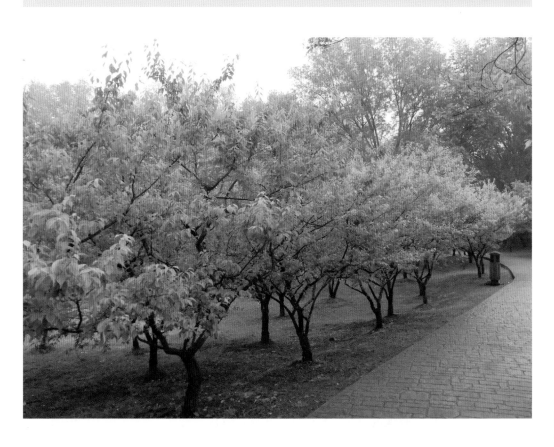

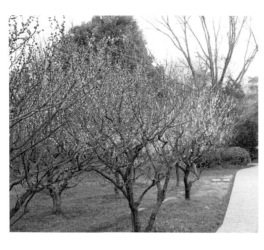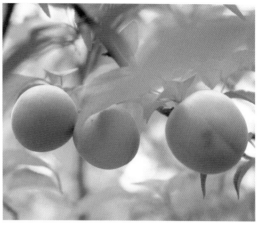

【别　　名】垂枝梅、乌梅、酸梅、干枝梅、春梅、白梅花、野梅花、西梅、日本杏。

【识别要点】叶片卵形或椭圆形，叶边常具小锐锯齿，灰绿色，幼嫩时两面被短柔毛，成长时逐渐脱落，或仅下面脉腋间具短柔毛。花单生或有时2朵同生于1芽内，香味浓，先于叶开放；花萼通常红褐色，但有些品种的花萼为绿色或绿紫色。果实近球形，黄色或绿白色，被柔毛，味酸。

【生物学特性】喜温暖、湿润的气候，在光照充足、通风良好的条件下能较好生长，耐瘠薄，半耐寒，怕积水。

【功　　用】（1）**未成熟果实**：酸，平。敛肺止咳，涩肠止泻，止血，生津，安蛔。主治久咳，虚热烦渴，久疟，久泻，痢疾，便血，尿血，血崩，蛔厥腹痛，呕吐，钩虫病。

（2）**根**：微苦，微寒。祛风除湿，清热解毒。主治风痹，休息痢，胆囊炎，瘰疬。

（3）**带叶枝梗**：酸、微苦、涩，平。理气安胎。主治小产。

（4）**叶**：酸，平。清热解毒，涩肠止痢。主治痢疾，崩漏。

（5）**花蕾**：苦、微甘、微酸，凉。疏肝解郁，开胃生津，化痰。主治肝胃气痛，胸闷心烦，暑热烦渴，食欲不振，梅核气，妊娠呕吐，瘰疬，痘疹。

（6）**未成熟果实的盐渍品**：酸、涩、咸，平。利咽生津，涩肠止泻，除痰开噤，消疮，止血。主治咽喉肿痛，烦渴呕恶，久泻久痢，便血，崩漏，中风惊痫，痰厥口噤，梅核气，痈疽肿毒，外伤出血。

（7）**种仁**：酸，平。祛暑清络，益肝明目，清热化湿。主治暑气霍乱，烦热，视物不清。

【观赏应用】梅树姿古朴，花色素雅，花态秀丽。宜植于庭院、草坪、低山丘陵，可孤植、丛植及群植，传统以松、竹、梅为"岁寒三友"而配置成景色。又可盆栽观赏或加以整剪做成各式桩景，或切花、瓶插供室内装饰用。

李

Prunus salicina Lindl.

·科　名	蔷薇科 Rosaceae	·属　名	李属 *Prunus*
·生活型	落叶乔木	·花果期	花期 3~4 月，果期 7~8 月

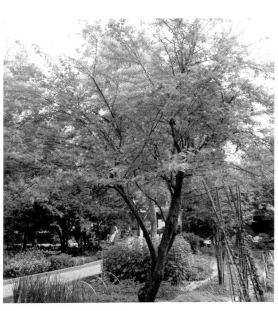
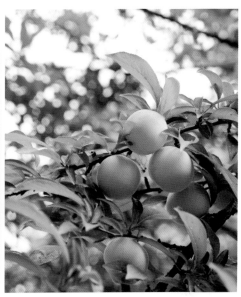

【别　　名】玉皇李、嘉应子、嘉庆子、山李子。

【识别要点】冬芽红紫色。叶片倒卵形至椭圆状倒卵形或长圆状披针形，基部楔形，有细钝的重锯齿。花常 3 朵簇生，先叶开放。花瓣白色，长圆状倒卵形。核果卵球状，果柄着生处的果体基部内陷，下部有沟，有白粉，熟时绿色、黄色或紫红色；果核卵圆状或长卵圆状，有皱纹。

【生物学特性】适宜凉爽、较干燥的丘林区，对气候适应性强，极不耐积水。

【功　　用】（1）根：苦，寒。清热解毒，利湿。主治疮疡肿毒，热淋，痢疾，带下。

（2）根皮：苦、咸，寒。降逆，燥湿，清热解毒。主治气逆奔豚，湿热痢疾，赤白带下，消渴，脚气病，丹毒疮痈。

（3）种子：苦，平。祛瘀，利水，润肠。主治血瘀疼痛，跌打损伤，水肿臌胀，脚气病，肠燥便秘。

（4）树脂：苦，寒。清热，透疹，退翳。主治麻疹透发不畅，目生翳障。

（5）叶：甘、酸，平。清热解毒。主治壮热惊痫，肿毒溃烂。

（6）果实：甘、酸，平。清热，生津，消积。主治虚劳骨蒸，消渴，食积。

【观赏应用】李花色雪白，丰盛繁茂，果实颜色艳丽，观赏效果佳，适宜作观赏树。可孤植、丛植及群植于公园绿地、山坡、水畔、庭院等地。

樱　桃

Cerasus pseudocerasus (Lindl.) G. Don

·科　名　蔷薇科 Rosaceae　　　　·属　名　樱属 *Cerasus*
·生活型　落叶小乔木　　　　　　·花果期　花期 3~4 月，果期 5 月

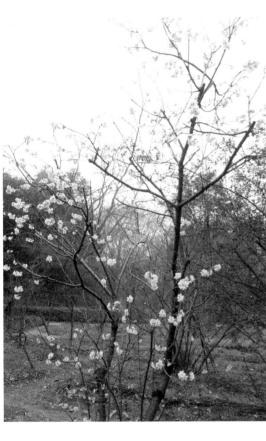
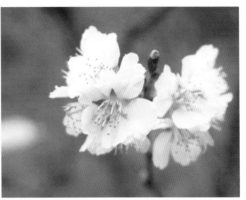
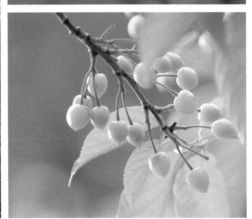

【别　　名】樱珠、牛桃、英桃、楔桃、荆桃、莺桃、唐实樱、乌皮樱桃、崖樱桃、
　　　　　　黄山渣。

【识别要点】叶片宽卵形至椭圆状卵形，边缘有大小不等的重锯齿；托叶披针形，有
　　　　　　羽裂腺齿，早落。花序伞房状或近伞形，有花 3~6 朵，先叶开放；花托
　　　　　　杯筒状，有短柔毛；花瓣白色或淡粉红色，卵形，先端下凹或 2 裂。核
　　　　　　果近球状，红色。

【生物学特性】喜温而不耐寒，多栽培于肥美疏松、土层深沉、排灌条件良好的沙质土中。

【功　　用】（1）果实：甘，温。补血益肾。主治脾虚泄泻，肾虚遗精，腰腿疼痛，
　　　　　　四肢不仁，瘫痪。
　　　　　　（2）根：甘，平。杀虫，调经，益气养阴。主治绦虫病、蛔虫病，蛲虫
　　　　　　病，闭经，劳倦内伤。

（3）**果核**：辛，温。发表透疹，消瘤去瘢，行气止痛。主治痘疹初期透发不畅，皮肤瘢痕，瘿瘤，疝气痛。

（4）**果汁**：甘，平。透疹，敛疮。主治疹发不出，冻疮，汤火伤。

（5）**叶**：甘、苦，温。温中健脾，止咳止血，解毒杀虫。主治胃寒食积，腹泻，咳嗽，吐血，疮疡肿痛，蛇虫咬伤，滴虫阴道炎。

（6）**枝条**：辛、甘，温。温中行气，止咳，去斑。主治胃寒脘痛，咳嗽，雀斑。

（7）**花**：甘，温。养颜祛斑。主治面部粉刺。

【观赏应用】樱桃花期早，花量大，玲珑可爱，结果多，果熟之时，果红叶绿，甚为美观，是庭院绿化、园林和农业旅游经济的良好经济树种。

麦　李

Cerasus glandulosa (Thunb.) Lois.

·科　名　蔷薇科 Rosaceae	·属　名　樱属 *Cerasus*
·生活型　落叶灌木或小乔木	·花果期　花期 3~4 月，果期 5~6 月

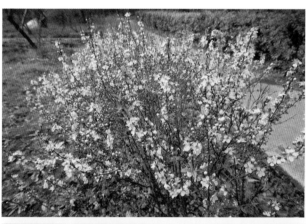

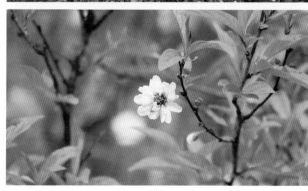

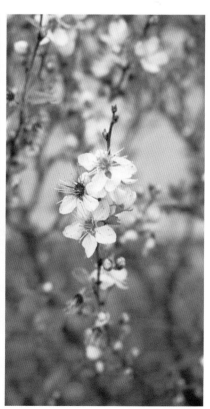

【识别要点】叶片卵状长椭圆形、长椭圆形至长椭圆状披针形，先端急尖，基部宽楔形，边缘有不整齐的细锯齿。花1或2朵，腋生，稍先于叶或与叶同放。花托杯钟状；萼片三角状椭圆形，反折，有锯齿；花瓣粉红色或白色，倒卵形。核果近球状，红色或紫红色。

【生物学特性】适应性强，喜光，较耐寒，耐旱，也较耐水湿。忌低洼积水，喜生于湿润疏松、排水良好的沙壤土中。

【功　　用】（1）种仁：辛、苦、甘，平。润燥滑肠，下气利水。主治大肠气滞，燥涩不通，小便不利，大腹水肿，四肢浮肿，脚气病。

（2）果实：酸、甘，平。生津止渴。主治津伤口渴。

【观赏应用】麦李于春天叶前开花，花色艳丽，满树灿烂，秋季叶又变红，是很好的庭园观赏树。适宜于草坪、路边、假山旁及林缘丛栽，也可作基础栽植、盆栽，或作催花、切花材料。

郁李

Cerasus japonica (Thunb.) Lois.

| · 科　名　蔷薇科 Rosaceae | · 属　名　樱属 *Cerasus* |
| · 生活型　落叶灌木 | · 花果期　花期 5 月，果期 7~8 月 |

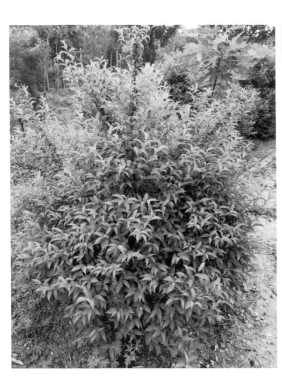
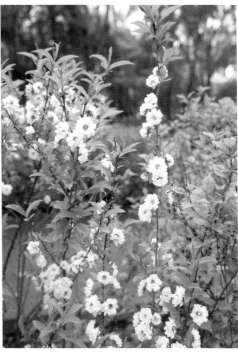

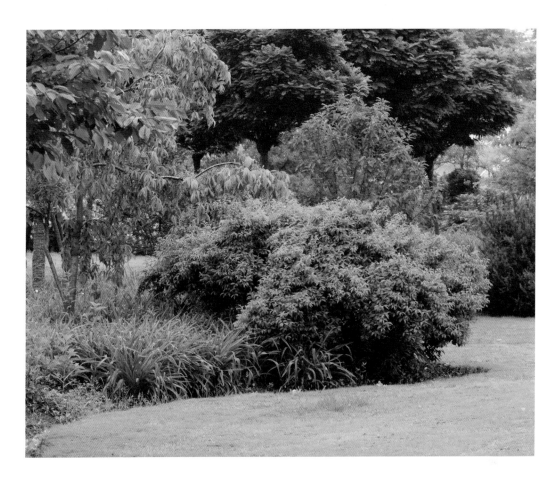

【别　　名】秧李、爵梅、复花郁李、菊李、棠棣、策李。

【识别要点】叶片卵形或卵状披针形，先端渐尖，基部圆形，边缘有缺刻状尖锐重锯齿。花1~3朵簇生，花叶同放或先叶开放。花托杯陀螺状；萼片椭圆形，反折，先端圆钝，边缘有细齿；花瓣白色或粉红色，倒卵状椭圆形。核果近球状，深红色；果核表面光滑。

【生物学特性】喜阳光充足、温暖、湿润的环境。

【功　　用】（1）根：苦、酸，凉。清热，杀虫，行气破积。主治龋齿疼痛，小儿发热，气滞积聚。

（2）种仁：辛、苦、甘，平。润燥滑肠，下气利水。主治大肠气滞，燥涩不通，小便不利，水肿腹满，四肢浮肿，脚气病。

【观赏应用】郁李花果俱美的观赏花木，适于群植，宜配植在阶前、屋旁、山岩坡上，或点缀于林缘、草坪周围，也可作花径、花篱栽培之用。

巨紫荆

Cercis gigantea W. C. Cheng & Keng f.

·科　名　豆科 Leguminosae　　　·属　名　紫荆属 *Cercis*
·生活型　落叶乔木　　　　　　　·花果期　花期 4 月，果期 9~11 月

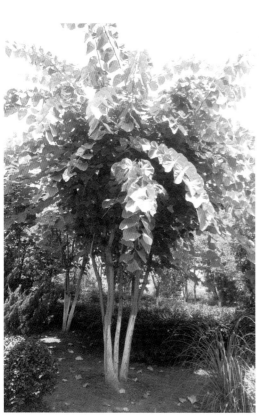
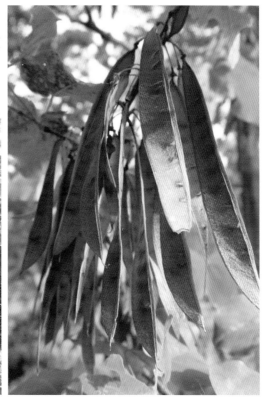

【别　　　名】乌桑树。

【识别要点】小枝灰黑色，皮孔淡灰色。叶片近圆形，下面基部有簇生毛。花淡红或
　　　　　　淡紫红色。7~14 朵簇生或着生于一极短的总梗上。

【生物学特性】喜阳光充足的环境，耐暑热，也耐寒，耐干旱，但怕积水，对土壤要求
　　　　　　不严。

【功　　　用】**树皮**：苦，平。活血通经，消肿止痛，解毒。主治月经不调，痛经，经
　　　　　　闭腹痛，风湿性关节炎，跌打损伤，咽喉肿痛；外用治痔疮肿痛，蛇虫
　　　　　　咬伤。

【观赏应用】巨紫荆树体高大，花多而美丽，是优良的行道树，也可列植、丛植于建
　　　　　　筑周围。

皂 荚

Gleditsia sinensis Lam.

·科　名　豆科 Leguminosae	·属　名　皂荚属 *Gleditsia*
·生活型　落叶乔木	·花果期　花期 4~5 月，果期 9~10 月

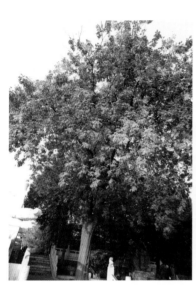
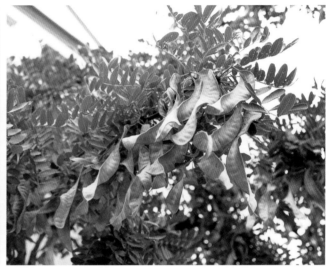

【别　　名】刀皂、牙皂、猪牙皂、皂荚树、皂角、三刺皂角。

【识别要点】刺粗壮，圆柱形，红褐色，常有分枝，长可达 16cm。一回偶数羽状复叶
簇生；小叶长卵形、长椭圆形至卵状披针形，叶面网状脉明显。总状花
序腋生或顶生，被柔毛。花杂性；花萼钟状，裂片 4，三角状披针形；花
瓣 4，长圆形，白色、黄白色或浅绿色。荚果扁平，刀鞘状长条形，不扭
转，微厚，黑棕色，外面有白霜。种子多数，扁平，长圆形，亮棕色。

【生物学特性】喜光，稍耐阴，喜温暖、湿润气候，有一定的耐寒能力，对土壤要求不严。

【功　　用】（1）果实：辛，温。祛风痰，除湿毒，杀虫。主治中风口眼歪斜，头风
头痛，咳嗽痰喘，肠风便血，下痢噤口，痈肿便毒，疮癣疥癞。

（2）叶：辛，温。祛风解毒，生发。主治风热疮癣，毛发不生。

（3）种子：辛，温。润肠通便，祛风散热，化痰散结。主治大便燥结，
肠风下血，痢疾里急后重，咳喘肿满，疝气痛，瘰疬，肿毒，疮癣。

（4）棘刺：辛，温。消肿透脓，搜风，杀虫。主治痈疽肿毒，瘰疬，疠
风，疮疹顽癣，产后缺乳，胎衣不下。

（5）茎皮、根皮：辛，温。解毒散结，祛风杀虫。主治风湿骨痛，疮
毒，无名肿痛。

【观赏应用】皂荚冠大荫浓，寿命较长，非常适宜作庭荫树及四旁绿化树种。

山皂荚

Gleditsia japonica Miq.

·科 名	豆科 Leguminosae	·属 名	皂荚属 *Gleditsia*
·生活型	落叶乔木	·花果期	花期 4~6 月，果期 6~10 月

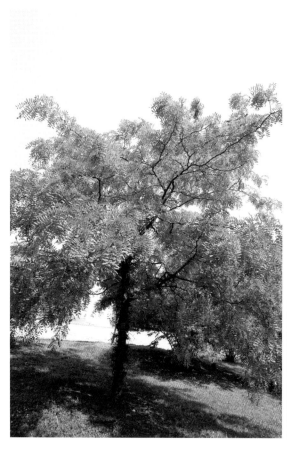
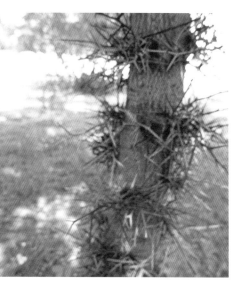
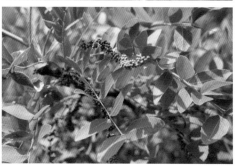

【别　　名】日本皂荚、鸡栖子、乌犀树、荚果树、悬刀树、皂角树、皂荚树、山皂角。

【识别要点】刺粗壮，基部稍扁，紫褐色或棕黑色，常分枝。小枝灰绿色，无毛，微有棱。一或二回偶数羽状复叶，小叶片卵状长圆形、卵状披针形或长圆形。穗状花序腋生或顶生，花黄绿色；雄花：萼片 3 或 4，花瓣 4；雌花：萼片和花瓣均为 4 或 5。荚果红褐色，扁平，条形，宽窄不规则，旋扭或弯曲成镰状，果瓣革质，常具泡状隆起。种子扁，长圆形。

【生物学特性】喜光，对土壤适应性较强，在微酸性土壤及石灰性土壤中均能生长，耐干旱瘠薄。生长缓慢，寿命长。

【功　　用】（1）果实：辛，温。祛风痰，除湿毒，杀虫。主治中风口眼歪斜，头风头痛，咳嗽痰喘，肠风便血，下痢噤口，痈肿便毒，疮癣疥癞。

（2）**叶**：辛，温。祛风解毒，生发。主治风热疮癣，毛发不生。

（3）**种子**：辛，温。润肠通便，祛风散热，化痰散结。主治大便燥结，肠风下血，痢疾里急后重，咳喘肿满，疝气痛，瘰疬，肿毒，疮癣。

（4）**棘刺**：辛，温。消肿透脓，搜风，杀虫。主治痈疽肿毒，瘰疬，疠风，疮疹顽癣，产后缺乳，胎衣不下。

（5）**茎皮、根皮**：辛，温。解毒散结，祛风杀虫。主治风湿骨痛，疮毒，无名肿痛。

【观赏应用】山皂荚树冠广宽，叶密荫浓，宜作庭荫树、绿化树，或造林用。

云　实

Caesalpinia decapetala (Roth) Alston

·科　名	豆科 Leguminosae	·属　名	云实属 *Caesalpinia*
·生活型	落叶攀缘灌木	·花果期	花期5月，果期8~10月

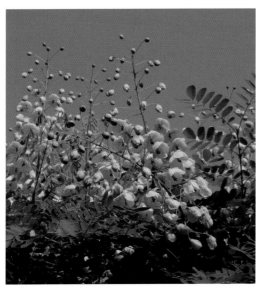
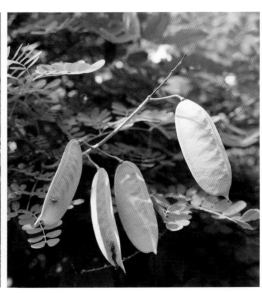

【别　　名】天豆、水皂角、马豆、铁场豆、药王子。

【识别要点】树皮暗红色。枝、叶轴和花序被柔毛和密生倒钩状刺。二回羽状复叶，小叶片长椭圆形，叶背有白粉。总状花序顶生，直立，具多花。花冠黄色，圆形或倒卵形，膜质，有光泽；花丝下半部密生绒毛。荚果扁平，长椭圆形，木质，顶端具喙尖，沿腹缝线有宽3~4mm的狭翅，成熟时沿腹缝线开裂。种子椭圆状，棕色。

【生物学特性】喜光，耐半阴，喜温暖、湿润的环境。

【功　　用】（1）种子：辛，温。解毒除湿，止咳化痰，杀虫。主治痢疾，疟疾，慢性支气管炎，小儿疳积，虫积。

（2）根、根皮：辛、苦，平。祛风除湿，解毒消肿。主治感冒发热，咳嗽，咽喉肿痛，牙痛，风湿痹痛，肝炎，痢疾，淋证，痈疽肿毒，皮肤瘙痒，毒蛇咬伤。

（3）叶：苦、辛，凉。除湿解毒，活血消肿。主治皮肤瘙痒，口疮，痢疾，跌打损伤，产后恶露不净。

（4）幼虫：辛、甘、温。益气，透疹，消疳。主治劳伤，疹毒内陷，疳积。

【观赏应用】云实花色鲜艳，花香浓郁，花期较长，可立架或种于墙垣任其攀爬，初夏观其黄花，夏秋赏其羽叶。

紫　荆

Cercis chinensis Bunge

·科　名　豆科 Leguminosae	·属　名　紫荆属 *Cercis*
·生活型　落叶灌木	·花果期　花期 4~5 月，果期 8~10 月

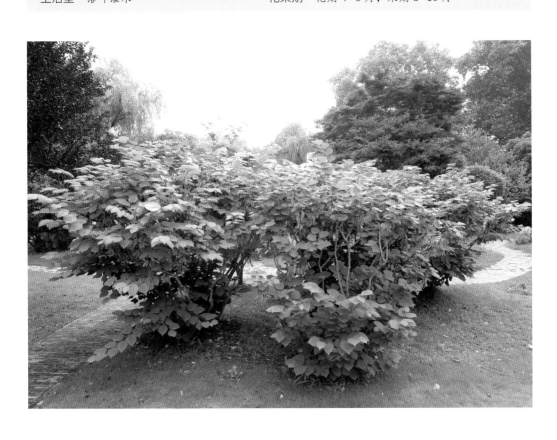

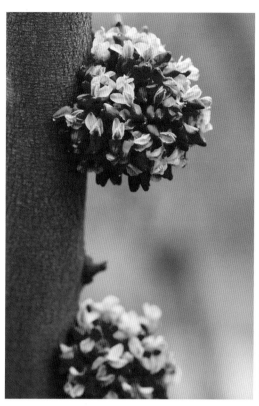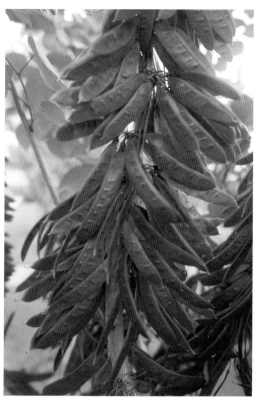

【别　　名】紫珠、裸枝树、满条红、白花紫荆、短毛紫荆。

【识别要点】小枝灰白色，具皮孔。叶片纸质，近圆形，顶端急尖，基部心形。花先于叶开放；4~10朵簇生于老枝上；萼红色；花冠玫瑰红色，龙骨瓣基部有深紫色斑纹。荚果厚纸质，扁平，长圆形，常下垂，沿腹缝线有狭翅，不开裂，顶端急尖，喙细而弯。种子扁圆形，近黑色，有光泽。

【生物学特性】喜光，不耐阴，喜温暖气候。

【功　　用】（1）果实：甘、微苦，平。止咳平喘，行气止痛。主治咳嗽痰多，哮喘，心口痛。

（2）花：苦、平。清热凉血，通淋解毒。主治热淋，血淋，疮疡，风湿痹痛。

（3）木部：苦，平。活血，通淋。主治月经不调，瘀滞腹痛，小便淋沥涩痛。

（4）树皮：苦，平。活血通经，消肿止痛，解毒。主治月经不调，痛经，经闭腹痛，风湿痹痛，喉痹，跌打损伤；外用治痔疮肿痛，蛇虫咬伤。

（5）根或根皮：苦，平。破瘀活血，消痈解毒。主治月经不调，瘀滞腹痛，痈肿疮毒，疬腮，狂犬咬伤。

【观赏应用】春天，紫荆花先于叶簇生于枝条上下，满树紫红，分外鲜艳夺目。多丛植于草坪一角、园路交叉口及庭院角隅，如与白花树种混合配置更佳。

红豆树

Ormosia hosiei Hemsl. et Wils.

·科　名　豆科 Leguminosae	·属　名　红豆属 *Ormosia*
·生活型　常绿或落叶乔木	·花果期　花期 4 月，果期 9~10 月

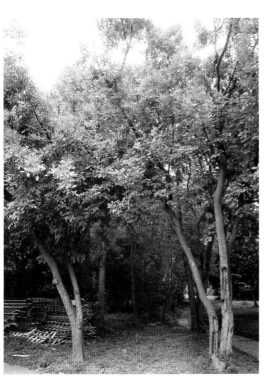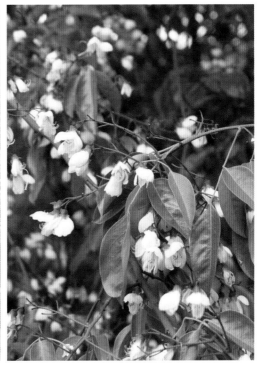

【别　　名】江阴红豆、鄂西红豆、何氏红豆、花梨木。

【识别要点】冬芽被黄褐色细毛。奇数羽状复叶，互生，长 12~24cm，有小叶（3）5
或 7；小叶片近革质，卵形或卵状椭圆形，叶背灰白色。圆锥花序顶生
或腋生，下垂。花瓣白色或淡红色，少有香气；子房无毛。荚果扁，木
质，卵形或倒卵形，顶端有喙。种子鲜红色，光亮；种脐长 7~8mm。

【生物学特性】适生长于土层深厚、湿润、肥沃的土壤。不耐干旱，喜暖热、湿润气候，
幼苗较耐阴，成长后喜光，生长较缓慢。

【功　　用】种子：苦，平。理气活血，清热解毒。主治心胃气痛，疝气痛，血瘀经
闭，无名肿毒，疔疮。

【观赏应用】红豆树树体高大通直，端庄美观，枝叶繁茂多姿，宜作庭荫树、行道树
或风景树，或在草坪中孤植、丛植，也可在大型建筑物前后配置，显得格
外雄伟壮观。红豆树为常绿阔叶树种，四季常青，在公园绿地中可与其他
落叶树种配置使用，在寒风中矗立起片片绿荫，形成独特的森林景观。

槐

Sophora japonicum Linn.

·科　名　豆科 Leguminosae	·属　名　槐属 *Sophora*
·生活型　落叶乔木	·花果期　花期 7~8 月，果期 9~10 月

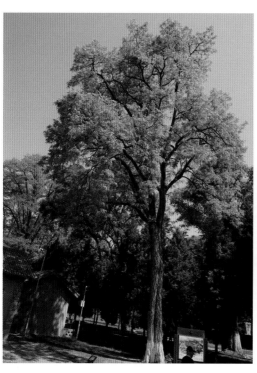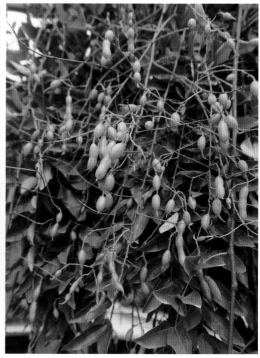

【别　　名】国槐、金药树、豆槐、槐花树、槐花木、守宫槐、紫花槐、槐树、毛叶槐、早开槐。

【识别要点】芽包裹于膨大的叶柄内，复叶互生，有小叶 9~15，小叶片卵状长圆形或卵状披针形。圆锥花序顶生，常呈金字塔形。花冠白色或乳白色，芳香，旗瓣阔心形，并有紫脉，翼瓣和龙骨瓣边缘稍带紫色。荚果肉质，串珠状，无毛，不裂。种子卵球状，浅黄绿色。

【生物学特性】喜光而稍耐阴。能适应较冷气候，对土壤要求不严。

【功　　用】（1）**树皮、根皮的韧皮部**：苦，平。祛风除湿，敛疮生肌，消肿解毒。主治风邪直中，身体强直，肌肤不仁，热病口疮，牙疳，肠风下血，痔疮，痈疽疮疡，阴部湿疮，烧烫伤。

（2）**根**：苦，平。散瘀消肿，杀虫。主治痔疮，喉痹，蛔虫病。

（3）**花、花蕾**：苦，微寒。凉血止血，清肝明目。主治肠风便血，痔疮下血，血痢，尿血，血淋，崩漏，吐血，衄血，肝热头痛，目赤肿痛，痈肿疮疡。

（4）**树脂**：苦，寒。平肝，息风，化痰。主治中风口噤，筋脉抽掣拘急或四肢不收，破伤风，顽痹，风热耳聋，耳闭。

（5）**果实**：苦，寒。凉血止血，清肝明目。主治痔疮出血，肠风便血，血痢，崩漏，血淋，血热吐衄，肝热目赤，头晕目眩。

（6）**叶**：苦，平。清肝泻火，凉血解毒，燥湿杀虫。主治小儿惊痫，壮热，肠风，尿血，痔疮，湿疹，疥癣，痈疮疔肿。

（7）**嫩枝**：苦，平。散瘀止血，清热燥湿，祛风杀虫。主治崩漏，赤白带下，痔疮，阴囊湿痒，心痛，目赤，疥癣。

【观赏应用】槐为庭院常用的特色树种，因其枝叶茂密，绿荫如盖，适作庭荫树；又因其树木质坚硬，可为绿化树、行道树等。

龙爪槐

Sophora japonicum Linn. f. *pendulum*
(Lodd. ex Sweet) H. Ohashi

· 科　名　豆科 Leguminosae　　· 属　名　槐属 *Sophora*
· 生活型　落叶乔木　　· 花果期　花期 7~8 月，果期 8~10 月

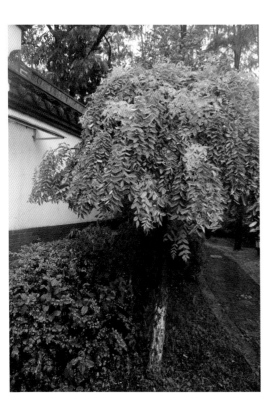
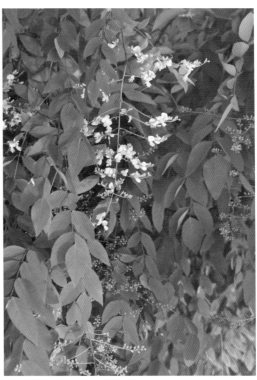

【别　　名】垂槐、盘槐。

【识别要点】树皮灰褐色，具纵裂纹。当年生枝绿色，无毛；枝和小枝均下垂，并向不同方向弯曲盘旋。奇数羽状复叶，小叶卵圆形。花蝶形，白色。荚果串珠状，肉质。

【生物学特性】喜光，稍耐阴。能适应干冷气候。喜生于土层深厚，湿润肥沃、排水良好的沙质壤土。

【功　　用】（1）树皮、根皮的韧皮部：苦，平。祛风除湿，敛疮生肌，消肿解毒。主治风邪直中，身体强直，肌肤不仁，热病口疮，牙疳，肠风下血，痔疮，痈疽疮疡，阴部湿疮，烧烫伤。

（2）根：苦，平。散瘀消肿，杀虫。主治痔疮，喉痹，蛔虫病。

（3）花、花蕾：苦，微寒。凉血止血，清肝明目。主治肠风便血，痔疮下血，血痢，尿血，血淋，崩漏，吐血，衄血，肝热头痛，目赤肿痛，痈肿疮疡。

（4）树脂：苦，寒。平肝，息风，化痰。主治中风口噤，筋脉抽掣拘急或四肢不收，破伤风，顽痹，风热耳聋，耳闭。

（5）果实：苦，寒。凉血止血，清肝明目。主治痔疮出血，肠风便血，血痢，崩漏，血淋，血热吐衄，肝热目赤，头晕目眩。

（6）叶：苦，平。清肝泻火，凉血解毒，燥湿杀虫。主治小儿惊痫，壮热，肠风，尿血，痔疮，湿疹，疥癣，痈疮疔肿。

（7）嫩枝：苦，平。散瘀止血，清热燥湿，祛风杀虫。主治崩漏，赤白带下，痔疮，阴囊湿痒，心痛，目赤，疥癣。

【观赏应用】龙爪槐是槐的栽培品种，枝和小枝均下垂，并向不同方向弯曲盘旋，形似龙爪。叶、花供观赏，其姿态优美，是优良的园林树种。

紫 藤

Wisteria sinensis (Sims) Sweet

·科　名	豆科 Leguminosae	·属　名	紫藤属 *Wisteria*
·生活型	落叶藤本	·花果期	花期 3~4 月，果期 5~8 月

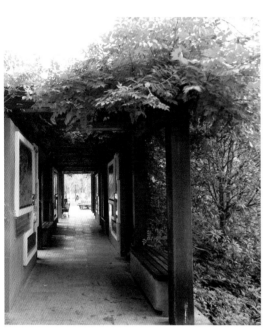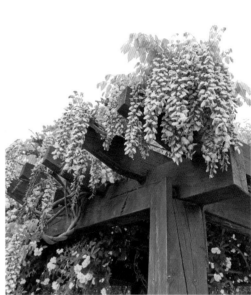

【别　　名】紫藤萝。

【识别要点】茎左旋。嫩枝被白色柔毛。羽状复叶；小叶片纸质，卵状长圆形至卵状披针形，顶部小叶较大，基部 1 对最小。总状花序出自上年短枝的腋芽或顶芽，腋生或顶生，下垂，长 15~30cm，先叶开花；花冠蓝紫色，芳香，旗瓣卵圆形，反曲。荚果稍扁，倒披针形，密生黄色绒毛。种子扁圆形，褐色，有光泽。

【生物学特性】喜光，较耐阴，较耐寒，对气候和土壤的适应性强。

【功　　用】（1）茎、茎皮：甘、苦，微温。利水，除痹，杀虫。主治水饮病，浮肿，关节疼痛，肠寄生虫病。

（2）根：甘，温。祛风除湿，舒筋活络。主治痛风，痹证。

（3）种子：甘，微温。活血，通络，解毒，驱虫。主治筋骨疼痛，腹痛吐泻，小儿蛲虫病。

【观赏应用】紫藤为优良的观花藤本植物，自古即栽培作庭园棚架植物，先叶开花，紫穗满垂缀以稀疏嫩叶，十分优美。适栽于湖畔、池边、假山、石坊等处，独具风格，盆景也常用。

刺 槐

Robinia pseudoacacia Linn.

·科 名 豆科 Leguminosae	·属 名 刺槐属 *Robinia*
·生活型 落叶乔木	·花果期 花期 4~6 月，果期 8~9 月

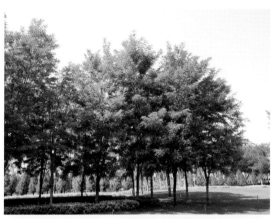

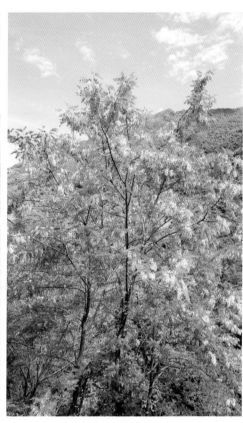

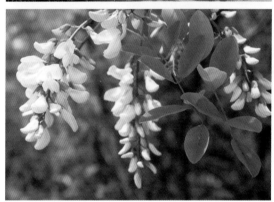

【别　　名】洋槐、槐花、伞形洋槐、塔形洋槐。

【识别要点】树皮褐色，有纵裂纹。羽状复叶互生；小叶常对生；叶轴上方具沟槽；具托叶刺或无。总状花序腋生，下垂，花多数；花冠白色，芳香，旗瓣近圆形，反折，翼瓣斜倒卵形，龙骨瓣镰状三角形。荚果扁平，条状长矩圆形，具短果颈，无毛。种子近肾形，种脐圆形，偏于一侧。

【生物学特性】耐寒，耐涝，耐旱，喜温暖至高温，对环境的适应性很广。

【功　　用】（1）花：甘，平。止血。主治咳血，大肠下血，吐血，崩漏。

（2）根：苦，微寒。凉血止血，舒经活络。主治便血，咯血，吐血，崩漏，劳伤乏力，风湿骨痛，跌打损伤。

【观赏应用】刺槐树冠高大，叶色鲜绿，每当开花季节绿白相映，素雅而芳香。冬季落叶后，枝条疏朗向上，似剪影，颇有国画韵味。可作为行道树，庭荫树。

常春油麻藤

Mucuna sempervirens Hemsl.

·科　名	豆科 Leguminosae		·属　名	黧豆属 *Mucuna*
·生活型	常绿木质藤本		·花果期	花期 4~6 月，果期 7~10 月

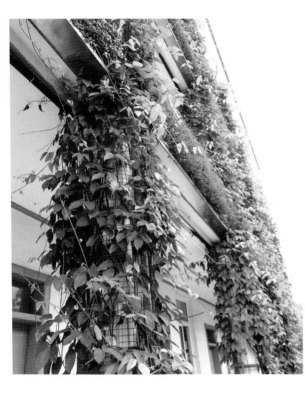
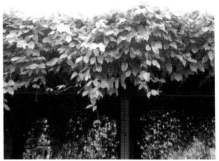
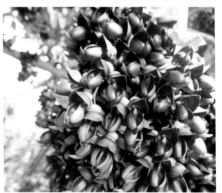

【别　　名】棉麻藤、牛马藤、常绿油麻藤、油麻藤。

【识别要点】羽状复叶具 3 小叶；顶生小叶片卵状椭圆形或长圆形；侧生小叶极偏斜，全缘。总状花序通常生于老茎上，每节有 3 花，有臭味；花萼宽杯状，外面密被褐色短伏毛和稀疏长硬毛；花冠深紫色，干后黑色，旗瓣圆形，先端深凹，龙骨瓣细长。荚果扁，木质，带状或索状，背、腹缝线均无翅。种子间缢缩，稍呈念珠状，被红褐色短毛和长的脱落性刚毛。

【生物学特性】喜光，喜温暖、湿润气候。适应性强，耐贫瘠。

【功　　用】茎：苦，温。活血调经，补血舒筋。主治月经不调，痛经，闭经，产后血虚，贫血，风湿痹痛，四肢麻木，跌打损伤。

【观赏应用】常春油麻藤绿翠层层，浓荫覆盖，开花时一串串花序宛如紫色宝石，瑰丽非凡，同时生长迅速，是园林价值较高的垂直绿化藤本植物。可利用其保护墙面，遮掩垃圾场、厕所、车库、水泥墙，或植于护坡、阳台、屋顶，或作栅栏、花架、绿篱、凉棚等。

密花豆

Spatholobus suberectus Dunn

·科　名	豆科 Leguminosae	·属　名	密花豆属 *Spatholobus*
·生活型	常绿攀缘木质藤本，幼时呈灌木状	·花果期	花期 6 月，果期 11~12 月

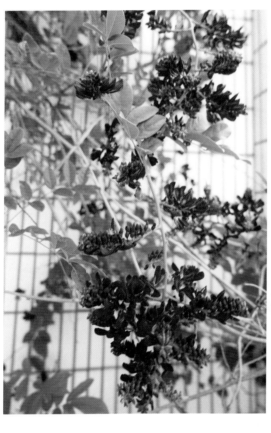
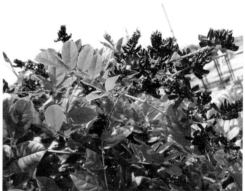
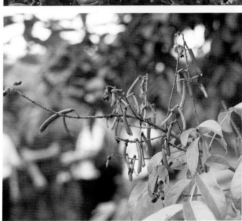

【别　　名】鸡血藤、三叶鸡血藤、龙层风。

【识别要点】小叶纸质或近革质，异形，顶生的两侧对称，宽椭圆形、宽倒卵形至近圆形。圆锥花序腋生或生于小枝顶端，花瓣白色，旗瓣扁圆形。荚果近镰形，密被棕色短绒毛，基部具果颈。种子扁长圆形，种皮紫褐色，薄而脆，光亮。

【生物学特性】喜阳，稍耐阴，有一定耐寒性，耐干旱瘠薄，喜深厚肥沃、排水良好的土壤。

【功　　用】**藤茎：**苦、微甘，温。活血舒筋，养血调经。主治手足麻木，肢体瘫痪，风湿痹痛，月经不调，痛经，闭经。

【观赏应用】密花豆叶浓密而终年常绿，开花暗紫红或玫瑰红色，极美，在园林绿地中可用于攀缘花架、花廊、假山、墙壁，有类似紫藤的观赏效果。也可作为地被植物植于坡地、堤岸或林缘处，任其爬蔓。此外，取其树桩制成盆景，也很美观。

锦鸡儿

Caragana sinica (Buc'hoz) Rehd.

·科　名　豆科 Leguminosae	·属　名　锦鸡儿属 *Caragana*
·生活型　落叶灌木	·花果期　花期 4~6 月，果期 4~6 月

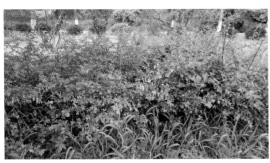
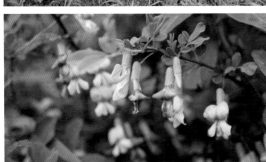
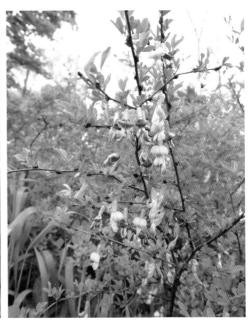

【别　　名】金雀花、洋袜脚子、娘娘袜、长爪红花锦鸡儿。

【识别要点】小叶 4，羽状排列，有时假掌状，先端 1 对幼时通常较大；叶轴脱落或
硬化成针刺状；托叶三角形，硬化成针刺状；小叶片倒卵形或长圆状倒
卵形，无毛。花单生，花冠黄色，常带红色，或全为浅红色，旗瓣狭长
倒卵形。荚果圆筒状，稍扁，下垂，无毛。

【生物学特性】喜光耐寒，喜爱温暖的环境。

【功　　用】**（1）根、根皮：**甘、辛、微苦，平。补肺健脾，活血祛风。主治虚劳倦
怠，肺虚久咳，血崩，带下，乳少，风湿骨痛，痛风，半身不遂，跌打
损伤，高血压。

（2）花：甘，微温。健脾益肾，和血祛风，解毒。主治虚劳咳嗽，头
晕耳鸣，腰膝酸软，气虚，带下，小儿疳积，痘疹透发不畅，乳痈，痛
风，跌打损伤。

【观赏应用】锦鸡儿花朵鲜艳，状如蝴蝶的花蕾，盛开时呈现黄红色，展开的花瓣状
如金雀，极为美丽。广布北亚热带到热带，最适宜于园林庭院作绿化美
化栽培。同时，其一些小叶矮化品种，还是制作树桩盆景的好材料。

酢浆草科

红花酢浆草

Oxalis corymbosa DC.

·科　名　酢浆草科 Oxalidaceae　　　·属　名　酢浆草属 *Oxalis*
·生活型　多年生直立草本　　　　　　·花果期　花、果期 5~9 月

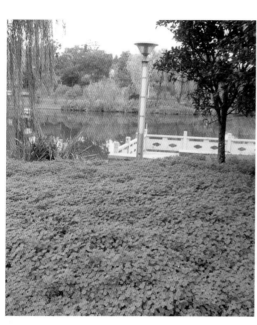
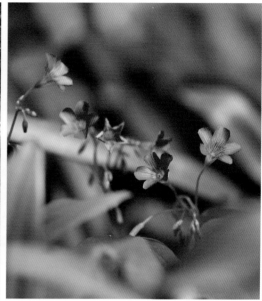

【别　　　名】多花酢浆草、紫花酢浆草、南天七、铜锤草、大酸味草。

【识别要点】地上无茎，地下有多数球状小鳞茎，鳞片褐色，有纵棱。叶基生；掌状复叶；小叶片倒心形，顶端凹缺，基部宽楔形，有毛，有橙黄色泡状斑点；托叶长圆状，顶端狭尖，与叶柄合生。二歧聚伞花序排列成伞形花序状，花常为淡红色，有深色条纹；萼片顶端有 2 条橙黄色斑纹。蒴果角果状，有毛。

【生物学特性】喜向阳、温暖、湿润的环境。

【功　　　用】（1）全草：酸，寒。清热利湿，凉血散瘀，消肿解毒。主治泄泻，痢疾，黄疸，淋病，赤白带下，麻疹，吐血，衄血，咽喉肿痛，疔疮，痈肿，疥癣，痔疾，脱肛，跌打损伤，汤火伤。

　　　　　　（2）根：酸，寒。清热，平肝，定惊。主治小儿肝热，惊风。

【观赏应用】红花酢浆草植株低矮、整齐，花多叶繁，花期长，花色艳，适合在花坛、花径、疏林地及林缘大片种植，用其组字或组成模纹图案效果很好。红花酢浆草也可盆栽布置广场、室内阳台，同时也是庭院绿化镶边的好材料。

吴茱萸

Evodia ruticarpum (Juss.) Benth.

·科　名　芸香科 Rutaceae
·生活型　落叶灌木，很少为小乔木

·属　名　吴茱萸属 *Evodia*
·花果期　花期 7~8 月，果期 9~10 月

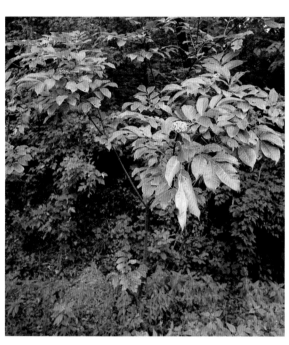
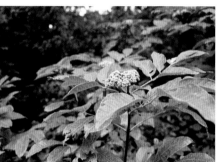
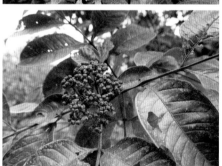

【别　　名】野茶辣、野吴萸。

【识别要点】羽状复叶；小叶片长椭圆形或卵状椭圆形，两面均被柔毛，叶背有粗大油点。雄花序的花较疏离，雌花序的花多密集；雄花花瓣腹面疏被长毛，雌花花瓣腹面被长毛。蒴果暗紫红色，表面有粗大油点。

【生物学特性】喜光，喜温暖、湿润、阳光充足的环境。

【功　　用】（1）**未成熟的果实**：辛、苦，热。散寒止痛，疏肝下气，温中燥湿。主治脘腹冷痛，厥阴头痛，疝气痛，脚气病肿痛，呕吐吞酸，寒湿泄泻。
　　　　　　（2）**根、根皮**：辛、苦，热。温中行气，杀虫。主治脘腹冷痛，泄泻，痢疾，风寒头痛，经闭腹痛，寒湿腰痛，疝气，蛲虫病。
　　　　　　（3）**叶**：辛、苦，热。散寒，止痛，敛疮。主治霍乱转筋，心腹冷痛，头痛，疮疡肿毒。

【观赏应用】吴茱萸树干挺拔，树形高大，冠幅宽阔，枝叶繁茂，分枝较高，很适于作行道树，可植于庭园角隅、草坪、林缘。

香 橼

Citrus medica L.

·科　名　芸香科 Rutaceae	·属　名　柑橘属 *Citrus*
·生活型　不规则分枝的常绿灌木或小乔木	·花果期　花期4~5月，果期10~11月

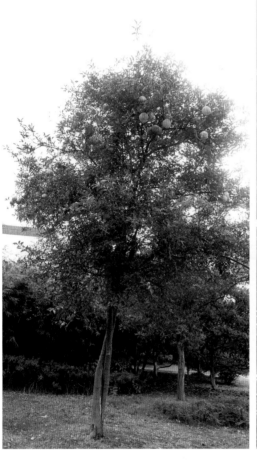

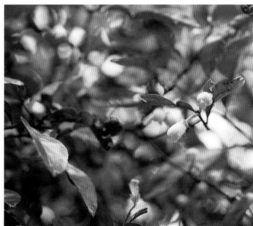

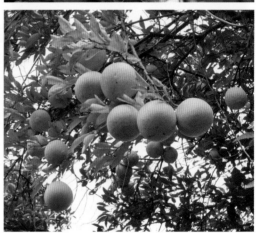

【别　　名】枸橼子、枸橼、香泡。

【识别要点】单叶，叶片椭圆形或卵状椭圆形。总状花序，有时兼有腋生单花。果椭圆形、近圆形或两端狭的纺锤形，果皮淡黄色，果肉近透明或淡乳黄色，味酸或稍甜，有香气。

【生物学特性】喜高温多湿环境，怕霜冻，不耐寒。

【功　　用】**果实：**辛、苦、酸，温。理气降逆，宽胸化痰。主治胸腹满闷，胁肋胀痛，咳嗽痰多。

【观赏应用】香橼树冠圆整，树姿挺立，终年翠绿，是集绿化、观果、闻香、装饰、药用等于一身的名贵观赏树种。

江苏城镇常见药用植物图鉴

臭　椿

Ailanthus altissima (Mill.) Swingle

·科　名	苦木科 Simaroubaceae	·属　名	臭椿属 *Ailanthus*
·生活型	落叶乔木	·花果期	花期 4~5 月，果期 8~9 月

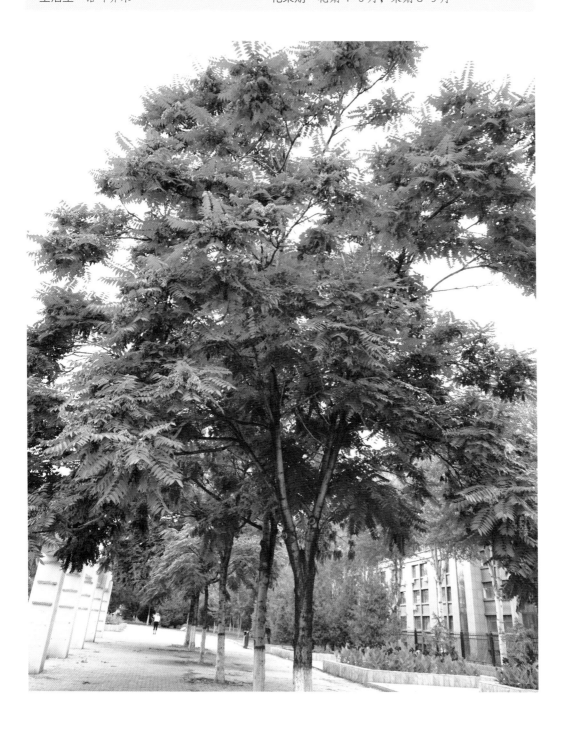

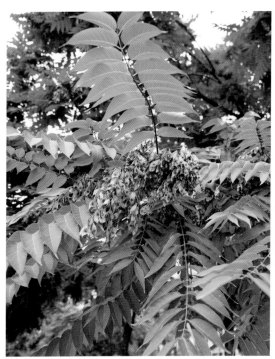
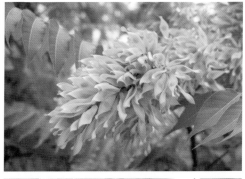
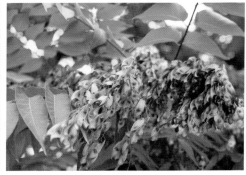

【别　　名】樗、皮黑樗、黑皮樗、黑皮互叶臭椿、南方椿树、椿树、黑皮椿树、灰黑皮椿树、灰黑皮樗。

【识别要点】奇数羽状复叶，小叶 13~25，对生或近对生；小叶长椭圆状卵形或披针状卵圆形，边缘近基部具 1~3 对粗齿，齿端有腺体。花小，集成圆锥花序。翅果扁平，梭状长椭圆形，成熟时黄褐色，内有 1 种子，位于翅果的近中部。

【生物学特性】喜光，生长较快，适应性强，耐干旱、瘠薄，但不耐水湿。

【功　　用】（1）根皮、树干皮：苦、涩，凉。清热燥湿，解毒杀虫。主治痢疾，便血，崩漏，带下，疮痛。

（2）果实：苦、涩，凉。清热燥湿，止痢，止血。主治痢疾，白浊，带下，便血，尿血，崩漏。

（3）叶：苦，凉。清热燥湿，杀虫。主治湿热带下，泄泻，痢疾，湿疹，疮疥，疖肿。

【观赏应用】臭椿树干通直高大，春季嫩叶紫红色，秋季红果满树，是良好的观赏树和行道树。可孤植、丛植或与其他树种混栽，适宜于工厂、矿区等绿化。

香 椿

Toona sinensis (A. Juss.) Roem.

·科 名	楝科 Meliaceae	·属 名	香椿属 *Toona*
·生活型	落叶乔木	·花果期	花期5~6月，果期8月

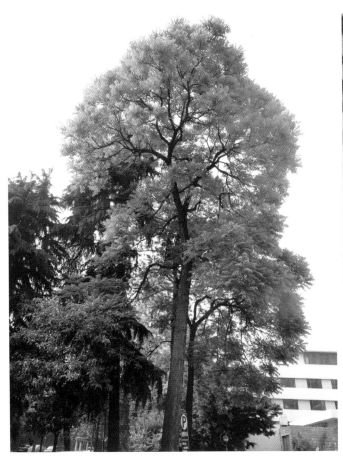

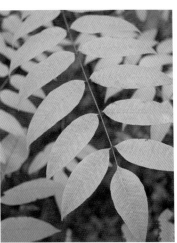

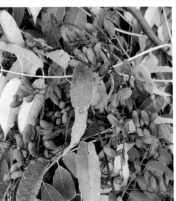

【别　　名】毛椿、椿芽、春甜树、春阳树、椿、湖北香椿、陕西香椿。

【识别要点】幼枝有柔毛，叶痕大。偶数羽状复叶，有特殊香气；小叶对生，长圆形或长圆状披针形；幼叶紫红色，成年叶绿色，叶背红棕色，叶柄红色。圆锥花序顶生；花小，两性，有香味；花瓣白色，卵状长圆形；退化雄蕊5，与发育雄蕊互生。蒴果狭椭球状，果瓣薄。种子圆锥状，一端有膜质长翅。

【生物学特性】喜光，耐寒差，喜湿润肥沃的土壤。

【功　　用】（1）**果实：**辛、苦，温。祛风，散寒，止痛。主治外感风寒，风湿痹痛，胃痛，疝气痛，痢疾。

（2）**树皮、根皮**：苦、涩，微寒。清热燥湿，涩肠，止血，止带，杀虫。主治泄泻，痢疾，肠风便血，崩漏，带下，蛔虫病，丝虫病，疮癣。

（3）**树干流出的汁液**：辛、苦，温。润燥解毒，通窍。主治鮈病，手足皲裂，疔疮。

（4）**叶**：辛、苦，平。祛暑化湿，解毒，杀虫。主治湿暑伤中，恶心呕吐，食欲不振，泄泻，痢疾，痈疽肿毒，疥疮，白秃疮。

（5）**花**：辛、苦，温。祛风除湿，行气止痛。主治风湿痹痛，久咳，痔疮。

【观赏应用】香椿树干通直，冠幅开阔，春秋叶红艳丽，入秋后果实开裂呈干花状，经冬不落，适合作庭荫树及行道树。

楝

Melia azedarach Linn.

·科　名　楝科 Meliaceae	·属　名　楝属 *Melia*
·生活型　落叶乔木	·花果期　花期 4~5 月，果期 10 月

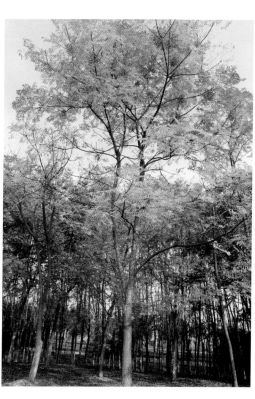
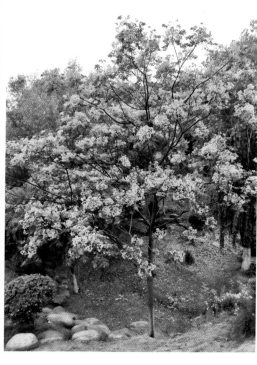

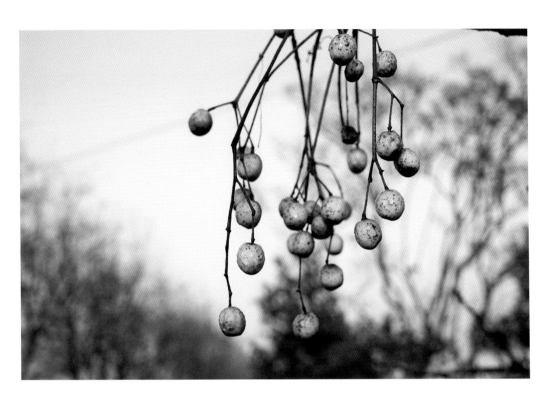

【别　　名】苦楝树、金铃子、川楝子、森树、紫花树、楝树、苦楝、川楝。

【识别要点】幼枝有星状毛，后脱落。二或三回奇数羽状复叶；小叶对生；小叶片卵圆形至椭圆形，边缘有钝尖锯齿，深浅不一，有时微裂。圆锥花序。花萼5裂；花瓣5，淡紫色；花丝合成雄蕊管，紫色，管口有10个具2或3齿裂的狭裂片。核果成熟时淡黄色，近球状，外果皮薄革质，中果皮肉质，内果皮木质。种子椭球状，红褐色。

【生物学特性】喜温暖、湿润气候，喜光，不耐庇荫，较耐寒。

【功　　用】（1）树皮、根：苦，寒。杀虫，疗癣。主治蛔虫病，钩虫病，蛲虫病，滴虫阴道炎，疥疮，头癣。

（2）叶：苦，寒。清热燥湿，杀虫止痒，行气止痛。主治湿疹瘙痒，疮癣疥癞，蛇虫咬伤，滴虫阴道炎，疝气痛，跌打肿痛。

（3）花：苦，寒。清热祛湿，杀虫，止痒。主治热痱，头癣。

（4）果实：苦，寒。行气止痛，杀虫。主治脘腹胁肋疼痛，疝气痛，虫积腹痛，头癣，冻疮。

【观赏应用】楝树形优美，枝叶秀美，花清新淡雅，很适合用作庭荫树或行道树。

大戟科

重阳木

Bischofia polycarpa H. (Lévl.) Airy Shaw

·科　名	大戟科 Euphorbiaceae	·属　名	秋枫属 *Bischofia*
·生活型	落叶乔木	·花果期	花期 4~5 月，果期 10~11 月

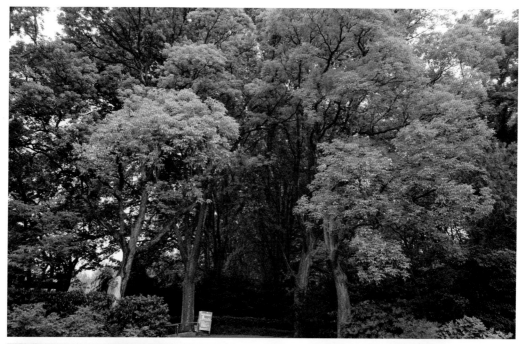

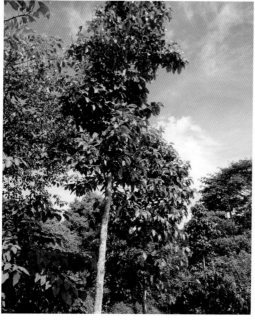

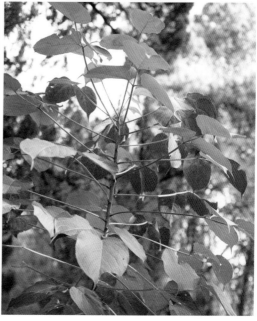

【识别要点】全体均无毛。三出复叶，顶生小叶通常较两侧的大；小叶片纸质，卵圆形、椭圆状卵圆形或长圆状卵圆形，顶端突尖或短渐尖，基部圆或浅心形，边缘具钝细锯齿。花雌雄异株；总状花序，常着生于新枝的下部，花序轴纤细而下垂。果实浆果状，圆球状，成熟时褐红色。

【生物学特性】喜光，稍耐阴。喜温暖气候，耐寒性较弱。对土壤的要求不严。

【功　　用】（1）根、树皮：辛、涩，凉。理气活血，解毒消肿。主治风湿痹痛，痢疾。

（2）叶：微辛、涩，凉。宽中消积，清热解毒。主治噎膈，反胃，病毒性肝炎，小儿疳积，肺热咳嗽，咽痛，疮疡。

【观赏应用】重阳木树姿优美，冠如伞盖，花叶同放，花色淡绿，秋叶转红，艳丽夺目，同时抗风耐湿，生长快速，是良好的庭荫树和行道树。

山麻杆

Alchornea davidii Franch.

·科　名	大戟科 Euphorbiaceae	·属　名	山麻杆属 *Alchornea*
·生活型	落叶灌木	·花果期	花期 3~5 月，果期 6~7 月

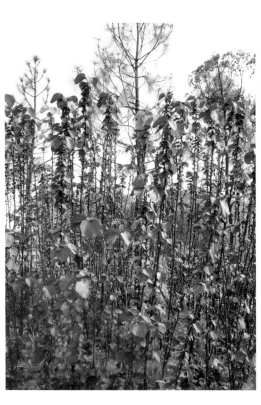
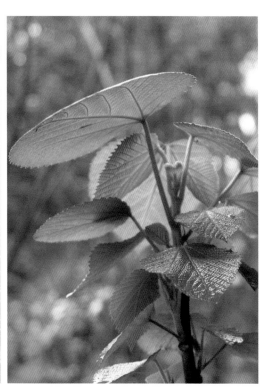

【别　　名】山麻秆。

【识别要点】叶片薄纸质，阔卵圆形或近圆形，基部心形、浅心形或近截平，边缘具粗锯齿或具细齿，齿端具腺体，基部具斑状腺体 2 或 4 个，基出脉 3 条。雄花序穗状，1~3 个生于一年生枝已落叶的腋部；雄花 5 或 6 朵簇生于苞腋，萼片 3（4）枚；雌花序总状，顶生，具花 4~7 朵，萼片 5 枚，花柱 3 枚，线状。蒴果近球状，具 3 圆棱，密生柔毛。种子卵状三角形，淡褐色或灰色，具小瘤。

【生物学特性】喜阳，稍耐阴，喜温暖、湿润环境。

【功　　用】**茎皮、叶**：淡，平。驱虫，解毒，定痛。主治蛔虫病，狂犬病，毒蛇咬伤，腰痛。

【观赏应用】山麻杆树形秀丽，茎干丛生，茎皮紫红，早春嫩叶先紫红色后转红褐色，是一个良好的观茎、观叶树种。在亚热带地区，既适于园林群植，又适于庭院门侧、窗前孤植，同时还可在路边、水滨列植，或盆栽观赏。

油　桐

Vernicia fordii (Hemsl.) Airy Shaw

·科　名	大戟科 Euphorbiaceae	·属　名	油桐属 *Vernicia*
·生活型	落叶乔木	·花果期	花期 3~4 月，果期 8~9 月

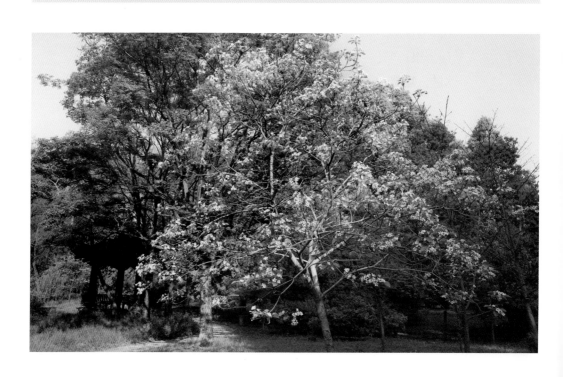

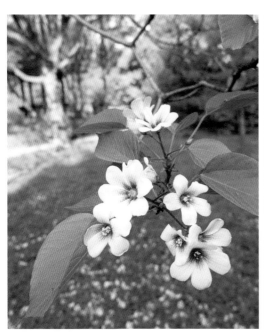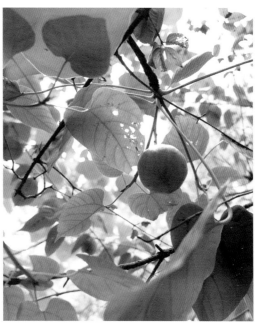

【别　　名】三年桐。

【识别要点】叶片卵圆形，顶端短尖，基部截平至浅心形，全缘，掌状脉 5（~7）条；
叶柄顶端有 2 枚扁平、无柄腺体。花雌雄同株，先叶开放或与叶同放；
花萼长约 1cm，2（3）裂，外面密被棕褐色微柔毛；花瓣白色，有淡红
色脉纹，倒卵形，顶端圆形，基部爪状。核果近球状，果皮光滑。种皮
木质。

【生物学特性】喜光，喜温暖、湿润气候，对霜冻有一定抗性，根系较浅，适生于深厚
肥沃的土壤。

【功　　用】（1）根：苦、微辛，寒。下气消积，利水化痰，驱虫。主治食积痞满，
水肿，哮喘，瘰疬，蛔虫病。

（2）叶：苦、微辛，寒。清热消肿，解毒杀虫。主治肠炎，痢疾，痈
肿，臁疮，疥癣，漆疮，烧烫伤。

（3）种子：甘、微辛，寒。吐风痰，消肿毒，利二便。主治风痰喉痹，
痰火瘰疬，食积腹胀，二便不通，丹毒，疥癣，烧烫伤，急性软组织炎
症，寻常疣。

（4）花：苦、辛，寒。清热解毒，生肌。主治新生儿湿疹，白秃疮，热
毒疮，天疱疮，烧烫伤。

（5）未成熟的果实：苦，平。行气消食，清热解毒。主治疝气，食积，
月经不调，疔疮疖肿。

【观赏应用】油桐树形美观，叶绿荫浓，花繁茂而硕大，白色中略带红色，清淡雅致，
具有较高的观赏价值，广泛用于荒山绿化和四旁绿化。

乌 柏

Sapium sebiferum (Linn.) Roxb.

·科　名	大戟科 Euphorbiaceae	·属　名	乌柏属 *Sapium*
·生活型	落叶乔木	·花果期	花期 4~8 月，果期 10~11 月

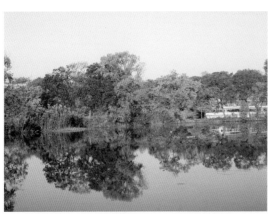
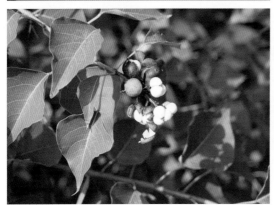
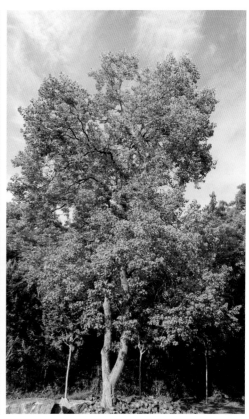

【别　　名】木子树、柏子树、腊子树、米柏、糠柏、多果乌柏、桂林乌柏。

【识别要点】具乳状汁液。叶互生；叶片纸质，菱形、菱状卵圆形或稀有菱状倒卵圆形，叶柄顶端具 2 腺体。花单性，雌雄同株，聚集成顶生总状花序，雌花通常生于花序轴下部，雄花生于花序轴上部或有时花序全为雄花；雄花苞片宽基部两侧各具 1 近肾形的腺体，每一苞片内具 10~15 朵花，雄蕊 2 枚；雌花每苞片内仅 1 朵雌花，或 1 雌花和数朵雄花同聚生于苞腋内，子房 3 室。蒴果梨状，成熟时黑色。种子扁球状，黑色，外被白色蜡质假种皮。

【生物学特性】喜光，喜温暖气候及深厚肥沃的土壤，并有一定的耐旱、耐水湿及抗风能力，并能耐间歇性水淹，对土壤适应性较强。

【功　　用】（1）根皮、树皮：苦，温。泻下逐水，消肿散结，解蛇虫毒。主治水肿，癥瘕积聚，臌胀，大、小便不通，疔毒痈肿，湿疹，疥癣，毒蛇咬伤。

（2）叶：苦，微温。泻下逐水，消肿散瘀，解毒杀虫。主治水肿，大、小便不利，腹水，湿疹，疥癣，痈疮肿毒，跌打损伤，毒蛇咬伤。

（3）种子：甘，凉。拔毒消肿，杀虫止痒。主治湿疹，癣疮，皮肤皲裂，水肿，便秘。

（4）种子榨取的油：甘，凉。杀虫，拔毒，利尿，通便。主治疥疮，脓疱疮，水肿，便秘。

【观赏应用】乌桕树形优美，枝干遒劲，叶形秀丽，秋季满树艳丽至极，集观形、观色、观叶、观果于一体，可孤植、丛植于草坪和湖畔、池边，在园林绿化中可栽作护堤树、庭荫树及行道树。

地 锦

Euphorbia thumifusa Willd. ex Schecht.

·科　名	大戟科 Euphorbiaceae	·属　名	大戟属 *Euporbia*
·生活型	木质藤本	·花果期	花期 5~8 月，果期 9~11 月

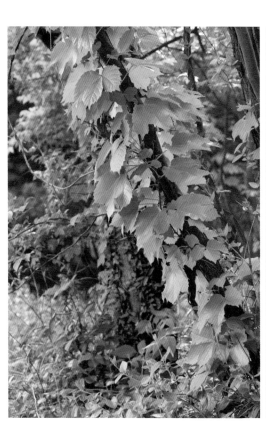
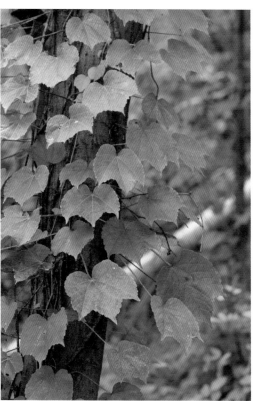

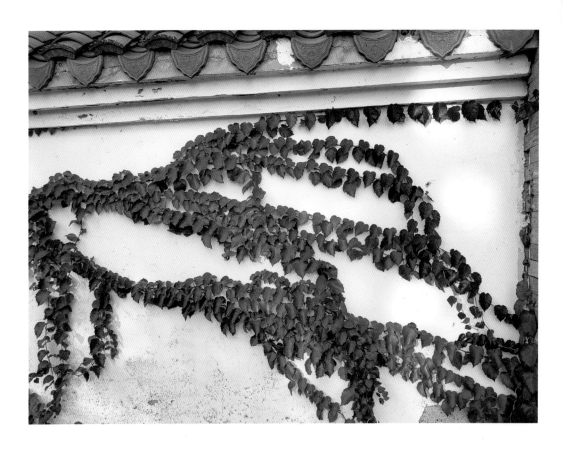

【别　　名】爬墙虎、田代氏大戟、铺地锦、地锦草、爬山虎。

【识别要点】卷须5~9分枝，幼时顶端膨大呈圆球形，遇附着物时扩大成吸盘。叶片异形；能育枝（短枝）上叶片宽倒卵圆形，顶端3浅裂；不育枝（长枝）上的叶常3全裂或为三出复叶，中央小叶片倒卵圆形，侧生小叶片斜卵圆形。多歧聚伞花序生于短枝上；花瓣长椭圆形。果实圆球状，成熟时蓝黑色，常被白粉。

【生物学特性】喜阴湿，耐旱，耐寒。对气候、土壤的适应能力很强，在阴湿、肥沃的土壤上生长最佳。

【功　　用】藤茎、根：辛、微涩，温。祛风止痛，活血通络。主治风湿痹痛，中风半身不遂，偏正头痛，产后血瘀，腹生结块，跌打损伤，痈肿疮毒，溃疡不敛。

【观赏应用】地锦枝繁叶茂，炎夏苍翠欲滴，覆满墙壁；入秋，红叶斑斓，夺目十里。主要用于园林和城市垂直绿化，若使其攀缘附于岩石或墙壁上，则可增添无限生机。

顶花板凳果

Pachysandra terminalis Sieb. et Zucc.

·科　名	黄杨科 Buxaceae	·属　名	板凳果属 *Pachysandra*
·生活型	常绿亚灌木	·花果期	花期 4~5 月，果期 9~10 月

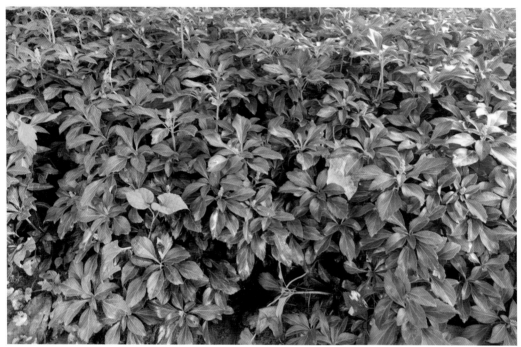

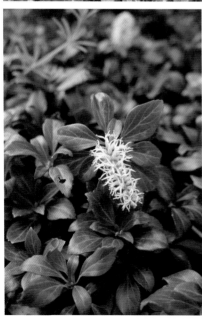

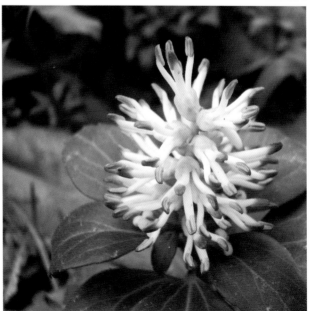

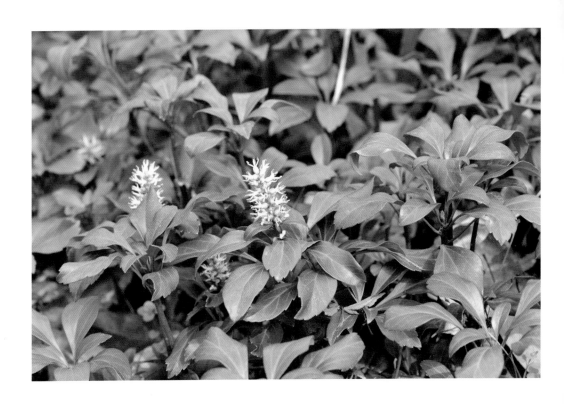

【别　　名】顶蕊三角咪、粉蕊黄杨。

【识别要点】茎稍粗壮。下部根茎状，横卧、屈曲或斜上，密布须状不定根。叶在茎上每间隔2~4cm有4~6叶接近着生，似簇生状，叶片薄革质，菱状倒卵形，上部边缘具齿。花序顶生，花白色；雄花15朵以上，几占花序轴的全部；雌花1或2，生于花序轴基部，有时最上部1或2叶的叶腋又各生1朵雌花。蒴果卵球状，花柱宿存，粗而反曲。

【生物学特性】耐阴，忌日晒，喜湿润，耐寒。

【功　　用】全草：苦、微辛，凉。祛风止咳，舒筋活络，调经止带。主治慢性支气管炎，风湿性关节炎，小腿转筋，带下，闭经，精神病烦躁不安。

【观赏应用】顶花板凳果四季常绿，是优良的观赏植物。常配植于遮阴较多的树下、游园小径旁、楼房拐角处等，或成片栽植作为观赏地被植物，也是城市高架桥下绿化、美化的好材料。

南酸枣

Choerospondias axillaris (Roxb.) Burtt et Hill

·科　名　漆树科 Anacardiaceae
·生活型　落叶乔木

·属　名　南酸枣属 *Choerospondias*
·花果期　花期 4~5 月，果期 8~9 月

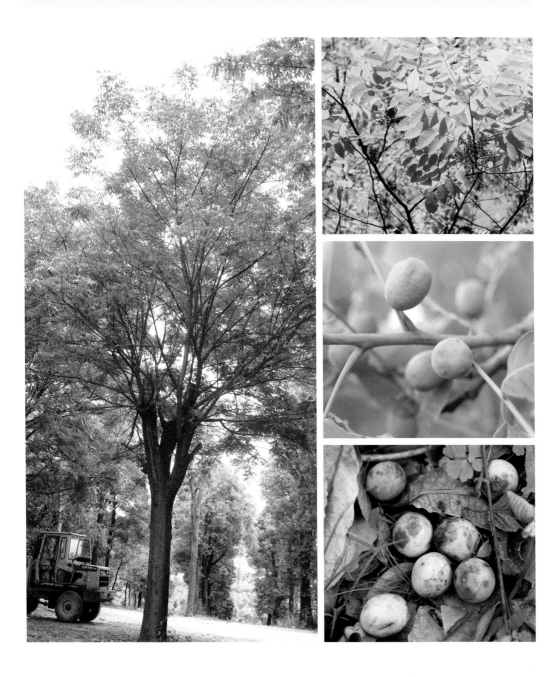

【别　　名】啃不死、棉麻树、醋酸果、花心木、鼻涕果、鼻子果、酸枣、五眼睛果、五眼果、山桉果、枣、山枣子、山枣。

【识别要点】树皮长片状剥落，小枝紫褐色。奇数羽状复叶，小叶片纸质，卵圆形、卵状长圆形或卵状披针形。花萼杯状，裂片三角状卵形或宽三角形，边缘具紫红色腺状睫毛；花瓣5，覆瓦状排列，外折，有褐色脉纹；雄蕊基部着生于花盘裂片间；雌花单生于枝上部叶腋。核果，椭球状，成熟时暗黄色，中果皮肉质，糊状，内果皮骨质，顶部5个孔。

【生物学特性】喜光，略耐阴，喜温暖、湿润气候，适生于深厚肥沃而排水良好的酸性或中性土壤。

【功　　用】（1）果实（鲜）、果核：甘、酸，平。行气活血，养心安神，消积，解毒。主治气滞血瘀，胸痛，心悸气短，神经衰弱，失眠，支气管炎，食滞腹满，腹泻，疝气，烧烫伤。

（2）树皮：酸、涩，凉。清热解毒，祛湿，杀虫。主治疮疡，烫火伤，阴囊湿疹，痢疾，带下，疥癣。

【观赏应用】南酸枣干直荫浓，落叶前叶色变红，混交林内层林尽染，平添山间美色，是较好的庭荫树和行道树，适宜在各类园林绿地中孤植或丛植。

盐肤木

Rhus chinensis Mill.

·科　名	漆树科 Anacardiaceae	·属　名	盐肤木属 *Rhus*
·生活型	落叶小乔木或灌木	·花果期	花期 8~9 月，果期 10 月

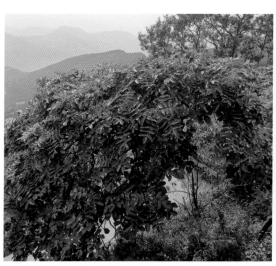
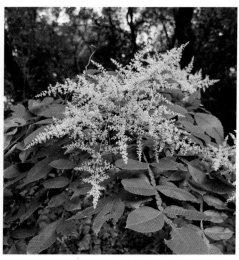

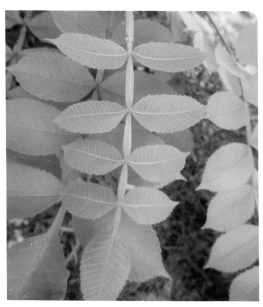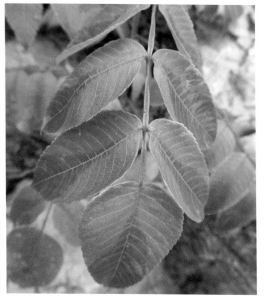

【别　　名】肤连泡、盐酸白、盐肤子、肤杨树、角倍、倍子柴、红盐果、酸酱头、
土椿树、盐树根、红叶桃、乌酸桃、乌烟桃、乌盐泡、乌桃叶、木五倍
子、山梧桐、五倍子、五倍柴、五倍子树、盐麸木。

【识别要点】枝开展，密布皮孔和残留的三角形叶痕。奇数羽状复叶，互生；叶轴常
有狭翅；小叶片卵圆形至卵状椭圆形，叶背灰白色。圆锥花序顶生，宽
大，多分枝；雄花序长达 40cm，雌花序较短；花瓣乳白色，倒卵状长圆
形，外卷，边缘具细睫毛。核果扁圆球状，红色。

【生物学特性】喜光，不耐阴，对土壤要求不严。

【功　　用】（1）花：酸、咸，微寒。清热解毒，敛疮。主治疮疡久不收口，小儿鼻
下两旁生疮、色红瘙痒、渗液浸淫糜烂。

（2）叶：酸、微苦，凉。止咳，止血，收敛，解毒。主治痰嗽，便血，
血痢，盗汗，痈疽，疮疡，湿疹，蛇虫咬伤。

（3）果实：酸、咸，凉。生津润肺，降火化痰，敛汗止痢。主治痰嗽，
喉痹，黄疸，盗汗，痢疾，顽癣，痈毒，头风白屑。

（4）去掉栓皮的树皮：酸，微寒。清热解毒，活血止痢。主治血痢，痈
肿，疮疥，蛇犬咬伤。

（5）去掉栓皮的根皮：酸、咸，凉。清热利湿，解毒散瘀。主治黄疸，
水肿，风湿痹痛，小儿疳积，疮疡肿毒，跌打损伤，毒蛇咬伤。

（6）树根：酸、咸，平。祛风湿，利水消肿，活血散毒。主治风湿痹
痛，水肿，咳嗽，跌打肿痛，乳痈，癣疮。

【观赏应用】盐肤木秋叶和果实皆为红色，甚是美丽，在一些地区的园林绿化中，常
将其作为观赏花叶果实的观赏植株。

火炬树

Rhus typhina L.

·科 名	漆树科 Anacardiaceae	·属 名	盐肤木属 *Rhus*
·生活型	落叶灌木或小乔木	·花果期	花期 6~7 月，果期 9~10 月

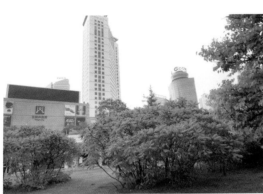
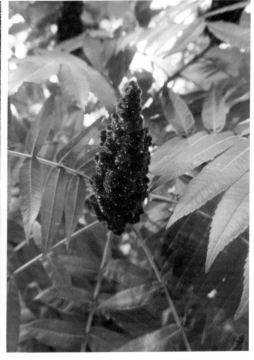
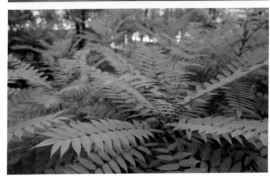

【别　　名】鹿角漆、火炬漆、加拿大盐肤木。

【识别要点】奇数羽状复叶，小叶长椭圆状披针形，先端长渐尖，有锐锯齿。雌雄异株，圆锥花序直立，密生绒毛，花白色。核果深红色，密被毛，密集成火炬形。

【生物学特性】喜光，耐寒。适应性强，在酸性、中性和石灰性土壤上均可生长，耐干旱瘠薄，耐盐碱。

【功　　用】**根皮、茎皮**：苦，凉。凉血止血。主治局部出血。外用时捣烂敷患处。

【观赏应用】火炬树秋叶红艳，果序红而形似火炬，且冬季在树上宿存，颇为奇特。可用于华北、西北等地的干旱瘠薄山区造林绿化、护坡固堤及封滩固沙，也可用于园林中丛植以赏红叶和红果，增添野趣。

铁冬青

Ilex rotunda Thunb.

·科　名　冬青科 Aquifoliaceae	·属　名　冬青属 *Ilex*
·生活型　常绿乔木或灌木	·花果期　花期 5~6 月，果期 9~10 月

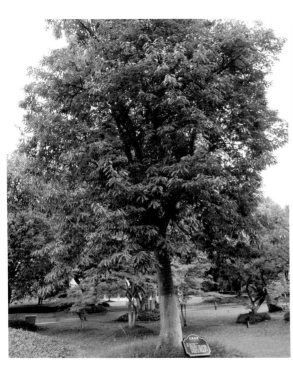

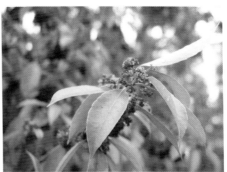

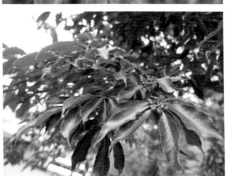

【别　　名】救必应、红果冬青。

【识别要点】全体无毛。小枝红褐色，有棱。叶片薄革质或纸质，卵形、倒卵形、椭圆形至长椭圆形，全缘，稍反卷。聚伞花序或伞形花序，生于当年小枝叶腋内；花瓣白色，基部稍合生；雄花序花 4 基数；雌花序有花 3~7 朵，花 5（~7）基数；花瓣倒卵形。果实球状至椭圆球状，成熟时红色，干时表面有纵沟，宿存柱头盘状，分核 5~7。

【生物学特性】喜光，亦耐阴；喜温暖、湿润的气候，亦耐旱、耐霜冻，适应性较强，宜排水良好且肥沃的酸性土壤。

【功　　用】**根皮、树皮**：苦，寒。清热解毒，利湿，止痛。主治感冒发热，咽喉肿痛，胃痛，暑湿泄泻，黄疸，痢疾，跌打损伤，风湿痹痛，湿疹，疮疖。

【观赏应用】铁冬青树形优美，叶密集、浓绿、亮泽，秋后满树红果累累，是优良的观果植物，可作为行道树、庭荫树、绿篱、盆景栽培观赏用。

枸　骨

Ilex cornuta Lindl. et Paxt.

| ·科　名　冬青科 Aquifoliaceae | ·属　名　冬青属 *Ilex* |
| ·生活型　常绿灌木或小乔木 | ·花果期　花期 4~5 月，果期 9~10 月 |

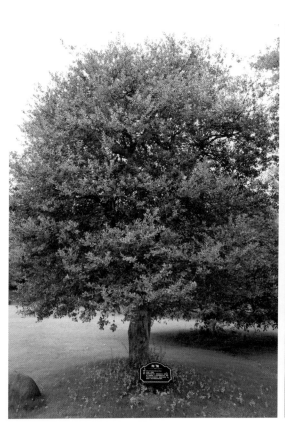
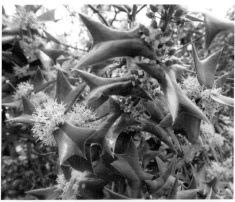
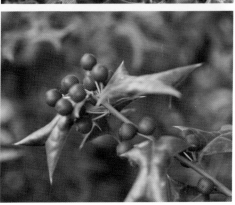

【别　　名】枸骨冬青、鸟不落、鸟不宿。

【识别要点】叶片厚革质，二型，常为长圆状四边形，顶端有 3 枚尖硬刺齿，中央的刺齿反曲，基部两侧各有 1 或 2 刺齿，边缘硬骨质。花簇生于二年生枝条上的叶腋，花瓣黄绿色。果实圆球状，成熟时鲜红色；分核 4，背部遍布皱纹及纹孔，中央有 1 纵沟。

【生物学特性】喜温暖、湿润的气候，较耐寒。

【功　　用】（1）果实：苦、涩，微温。补肝肾，强筋活络，固涩下焦。主治体虚低热，筋骨疼痛，崩漏，带下，泄泻。

（2）树皮：微苦，凉。补肝肾，强腰膝。主治肝血不足，腰膝痿弱。

（3）叶：苦，凉。清虚热，益肝肾，祛风湿。主治阴虚劳热，咳嗽咯血，头晕目眩，腰膝酸软，风湿痹痛，白癜风。

（4）**根：** 苦，凉。补肝益肾，疏风清热。主治腰膝痿弱，关节疼痛，头风，赤眼，牙痛，荨麻疹。

【观赏应用】枸骨枝叶稠密，叶形奇特，深绿光亮，入秋红果累累，经冬不凋，鲜艳美丽，是良好的观叶、观果树种。宜作基础种植及岩石园景观配置植物，也可孤植于花坛中心，对植于前庭、路口，或丛植于草坪边缘，同时还是很好的绿篱（兼有果篱、刺篱的效果）及盆栽材料，选其老桩制作盆景亦饶有风趣。果枝可供瓶插，经久不凋。

无刺枸骨

Ilex cornuta Lindl. & Paxton 'Fortunei'

·科　名	冬青科 Aquifoliaceae	·属　名	冬青属 *Ilex*
·生活型	常绿小乔木或灌木	·花果期	花期 4~5 月，果期 9~11 月

151

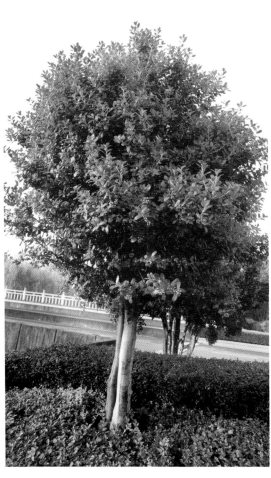

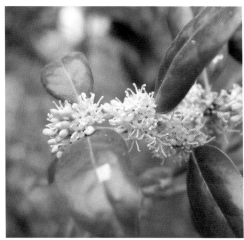

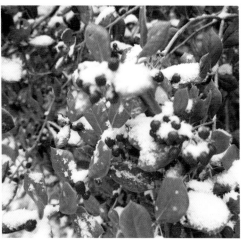

【识别要点】叶硬革质，互生，矩圆形，叶缘稍反卷，无刺齿，叶面有光泽。花黄绿色，簇生于二年生枝叶腋。核果球形，鲜红色。

【生物学特性】喜光亦耐阴，喜温暖、湿润气候，稍耐寒。

【功　　用】（1）叶：甘、苦，寒。疏风清热，明目生津。主治风热头痛，齿痛，目赤，聤耳，口疮，热病烦渴，泄泻，痢疾。

（2）树皮：微苦，凉。补肝肾，强腰膝。主治肝血不足，腰膝痿弱。

（3）果实：苦、涩，微温。补肝肾，强筋活络，固涩下焦。主治体虚低热，筋骨疼痛，崩漏，带下，泄泻。

【观赏应用】无刺枸骨叶浓绿光亮，秋冬红果鲜艳，为优良的观叶、观果树种，宜配植于假山边、花坛中心、门庭两旁或道路转角处。此外，其老桩可作盆景，叶与果枝还可用于插花。

龟甲冬青

Ilex crenata Thunb. var. *convexa* Makino

·科　名　冬青科 Aquifoliaceae	·属　名　冬青属 *Ilex*
·生活型　常绿小灌木	·花果期　花期 5~6 月，果期 10 月

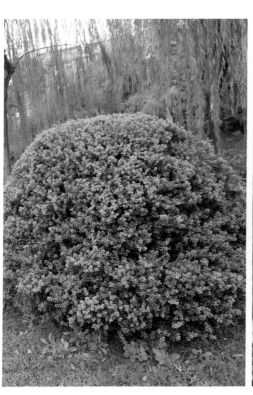
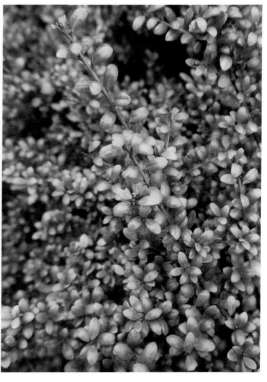

【识别要点】叶小而密，椭圆形，厚革质，互生，全缘，叶面反拱呈龟背状；新叶嫩绿色，有光泽，老叶墨绿色。

【生物学特性】喜温暖气候，喜光，耐半阴，耐低温，耐干旱瘠薄，适应性强，忌水湿。

【功　　用】（1）**枝叶、树皮**：甘、苦，凉。凉血解毒，止血止带。主治烧烫伤，崩漏，带下。

（2）**果实**：甘、苦，凉。补肝肾，祛风湿，止血敛疮。主治须发早白，风湿痹痛，消化道溃疡出血，痔疮，溃疡不敛。

【观赏应用】龟甲冬青枝干苍劲古朴，叶小密集浓绿，可列植为绿篱、片植为色块或修剪成球形后孤植与丛植，也适合于制作盆景观赏。

大叶冬青

Ilex latifolia Thunb.

·科　名　冬青科 Aquifoliaceae　　·属　名　冬青属 *Ilex*
·生活型　常绿乔木　　　　　　　　·花果期　花期 4~5 月，果期 10 月

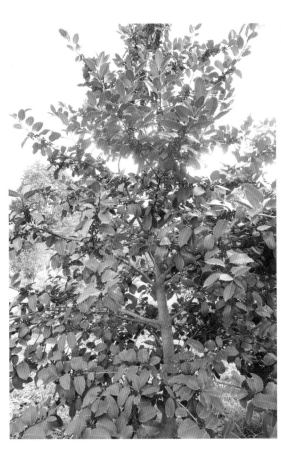

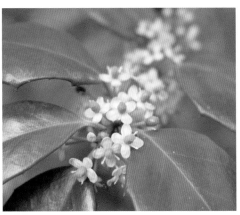

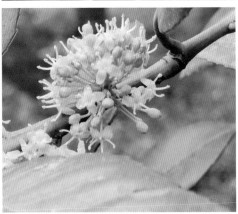

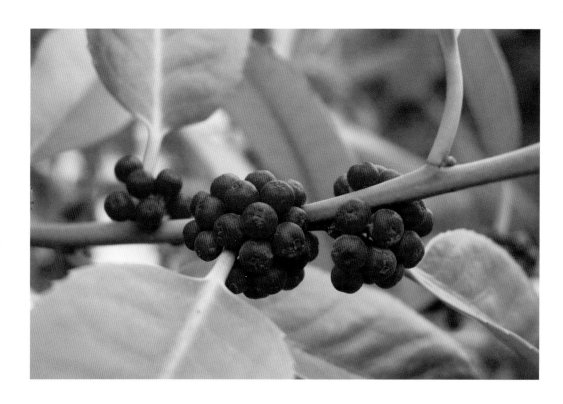

【别　　名】苦丁茶。

【识别要点】全体无毛。分枝粗壮，幼枝有棱。叶片厚革质，长椭圆形、卵状长圆形，边缘具疏齿，齿尖褐黑色。聚伞花序组成假圆锥花序，密集于二年生枝条叶腋内，无总梗，花瓣淡黄绿色，基部合生。果实圆球状，红色或褐色，宿存柱头薄盘状；分核4，长圆球状，有皱纹和小洼点，背部有明显的纵脊。

【生物学特性】喜温暖湿润、阳光充足的环境，耐半阴，耐寒性强，不耐土壤干旱和空气干燥，忌积水，怕盐碱，萌芽力强。

【功　　用】叶：苦、甘、寒。散风热，清头目，除烦渴。主治头痛，齿痛，目赤，聤耳，口疮，热病烦渴，痢疾。

【观赏应用】大叶冬青干型通直，枝叶繁茂，一年中叶、花、果、色相变化丰富，观赏价值高，适合在庭院、住宅区及公园中应用。

扶芳藤

Euonymus fortunei (Turcz.) Hand.-Mazz.

·科　名	卫矛科 Celastraceae	·属　名	卫矛属 *Euonymus*
·生活型	常绿或半常绿攀缘灌木	·花果期	花期 5~7 月，果期 10 月

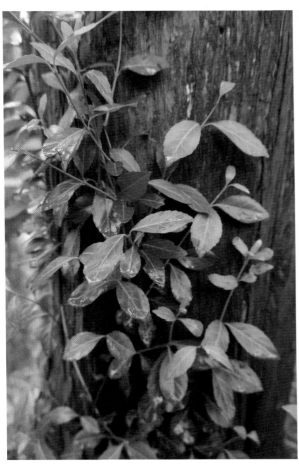

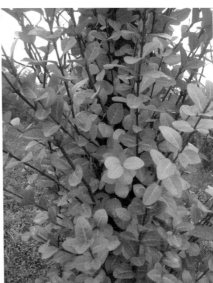

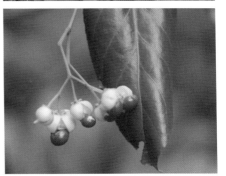

【别　　名】爬行卫矛、胶东卫矛、文县卫矛、胶州卫矛、常春卫矛。

【识别要点】下部茎、枝常匍地或附着他物而随处生多数细根。叶片卵形至椭圆状卵形，薄革质。聚伞花序腋生，疏散，2 或 3 回分枝；花瓣近圆形，绿白色；花盘方形。蒴果近球状，稍有四浅凹，成熟时淡红色。种子卵球状，棕褐色；鲜红色假种皮全包种子。

【生物学特性】喜温暖、湿润环境，喜阳光，亦耐阴。

【功　　用】**带叶茎枝**：苦、甘、辛，微温。舒筋活络，益肾壮腰，止血消瘀。主治肾虚腰膝酸痛，半身不遂，风湿痹痛，小儿惊风，咳血，吐血，血崩，月经不调，子宫脱垂，跌打骨折，创伤出血。

【观赏应用】扶芳藤是地面覆盖的最佳绿化观叶植物，夏季黄绿相间，犹如绿色的海洋泛起金色的波浪，到了秋冬季，叶色艳红，又成了一片红海洋。

白 杜

Euonymus maackii Rupr.

·科 名　卫矛科 Celastraceae	·属 名　卫矛属 *Euonymus*
·生活型　落叶小乔木	·花果期　花期 5~6 月，果期 9~10 月

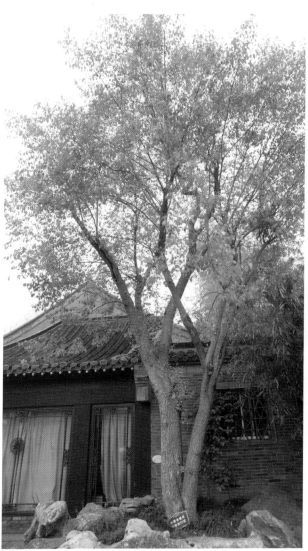

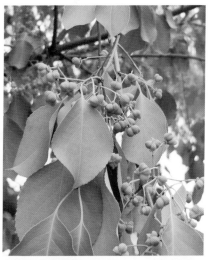

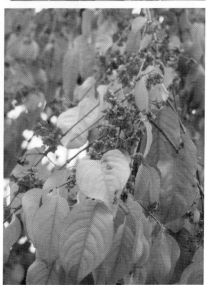

【别　　名】丝绵木、桃叶卫矛、明开夜合、丝棉木、华北卫矛。

【识别要点】小枝细长。叶片卵状椭圆形、卵圆形或椭圆状披针形。聚伞花序腋生，一或二回分枝；有花3~7朵。花4数；花瓣长圆形，黄绿色；花药紫红色。蒴果倒圆锥状，果皮粉红色，4浅裂。种子长椭圆球状，淡黄色或淡红色，外被橙红色的假种皮。

【生物学特性】喜光，稍耐阴，耐寒，对土壤要求不严。

【功　　用】（1）根、树皮：苦、辛，凉。祛风除湿，活血通络，解毒止血。主治风湿性关节炎，腰痛，跌打伤肿，血栓闭塞性脉管炎，肺痈，衄血，疖疮肿毒。

　　　　　　　（2）叶：苦，寒。清热解毒。主治漆疮，痈肿。

【观赏应用】白杜枝叶娟秀细致，姿态幽丽，秋季叶色变红，果实挂满枝梢，开裂后露出橘红色假种皮，甚为美观，是园林绿地的优美观赏树种，可配植于屋旁、墙垣、庭石及水池边，亦可作庭荫树栽植。

栓翅卫矛

Euonymus phellomanus Loes.

·科　名　卫矛科 Celastraceae	·属　名　卫矛属 *Euonymus*
·生活型　常绿灌木	·花果期　花期4~6月，果期9~10月

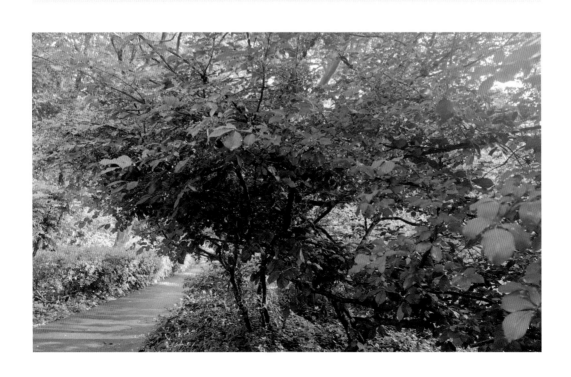

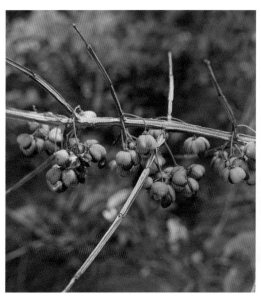
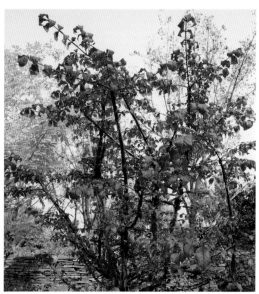

【别　　名】鬼箭羽、木栓翅、水银木。

【识别要点】小枝四棱形，有2或4排木栓质的阔翅。叶片倒卵形至椭圆形，早春初发时及初秋霜后变紫红色或红色。聚伞花序，常具3花，花4数；花萼裂片半圆形；花瓣黄绿色，近圆形；花盘近方形，子房埋于内。蒴果棕紫色，4深裂。种子褐色，假种皮全包种子，橙红色。

【生物学特性】喜光，对气候适应性强，耐寒，耐旱。

【功　　用】枝皮：苦，寒。破血，通经，杀虫。主治闭经，癥瘕，产后瘀滞腹痛，虫积腹痛，跌打损伤，风湿痹痛。

【观赏应用】栓翅卫矛叶片肥厚，叶色多变，春红夏绿秋又红，小枝奇特，长有木栓翅，树姿优美，花淡绿色，果实繁多，色泽艳丽，有丰富的四季季相，是城市园林绿化、美化的"四观"树种。可在城市广场、公园、学校、厂（场）矿、居民小区等处栽植，亦可和其他树种配置栽植于道路、草坪、墙垣及假山石旁。

元宝槭

Acer truncatum Bunge

· 科　名　槭树科 Aceraceae
· 生活型　落叶乔木

· 属　名　槭属 *Acer*
· 花果期　花期 4~5 月，果期 8~10 月

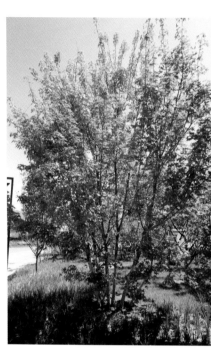
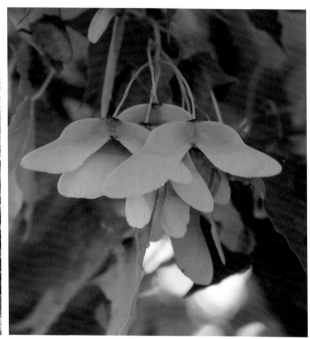

【别　　名】槭、五脚树、平基槭、元宝树、元宝枫、五角枫、华北五角枫。

【识别要点】叶片纸质，5（7）裂，基部平截，裂片三角状卵形或三角状披针形，顶端渐尖或尾尖，全缘。伞房花序；花杂性，雄花与两性花同株。花瓣淡黄色或淡白色，长圆状倒卵形。果序常下垂，翅果成熟时淡黄色或淡褐色；小坚果的果体压扁状，果翅长圆形，两侧近平行，常与小坚果等长，两翅张开成锐角或钝角。

【生物学特性】温带阳性树种，喜阳光充足的环境，但怕高温暴晒。

【功　　用】**根皮：**辛、苦，微温。祛风除湿，舒筋活络。主治腰背疼痛。

【观赏应用】元宝槭树冠浓荫，树姿优美，叶形秀丽，嫩叶红色，秋季树叶又变成橙黄色或红色，是重要的秋色红叶树种。在堤岸、湖边、草地及建筑附近配置皆甚雅致，也可在荒山造林或营造风景林中作伴生树种。

鸡爪槭

Acer palmatum Thunb.

·科　名　槭树科 Aceraceae	·属　名　槭属 *Acer*
·生活型　落叶小乔木	·花果期　花期 5 月，果期 8~10 月

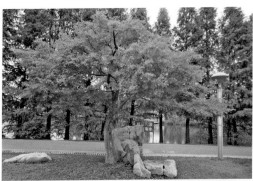
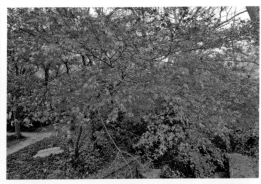
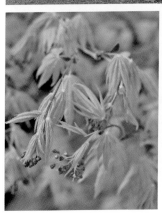
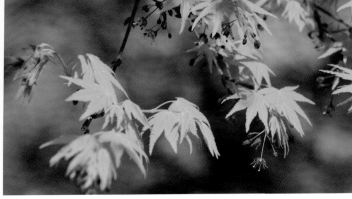

【别　　名】七角枫。

【识别要点】树冠极开展。叶片近圆形，掌状（5）7（9）裂，裂片边缘有紧贴的不规则尖锐锯齿，叶背在基部脉腋有簇毛。伞房花序顶生；花叶后开放，杂性，雄花与两性花同株。花瓣 5，紫红色，雄蕊 8。翅果初为紫红色，成熟后棕黄色；小坚果果体球状，两果翅开展成钝角。

【生物学特性】喜温暖、湿润气候及半阴环境，适生于肥沃、疏松的土壤，不耐涝、较耐旱。

【功　　用】枝、叶：辛、微苦，平。行气止痛，解毒消痈。主治气滞腹痛，痈肿发背。

【观赏应用】鸡爪槭树姿婆娑优美，入秋叶色变红，为珍贵的观叶树种，其变种多为园林中著名树种。适宜植于草坪、土丘、溪边、池畔，或点缀墙隅、亭廊，若以常绿树或白粉墙作背景，则更添几分韵味。制作盆景或盆栽于室内亦很别致。

茶条槭

Acer ginnala Maxim.

·科　名　槭树科 Aceraceae　　　　　·属　名　槭属 *Acer*
·生活型　落叶乔木或呈灌木状　　　　·花果期　花期 4~6 月，果期 9~10 月

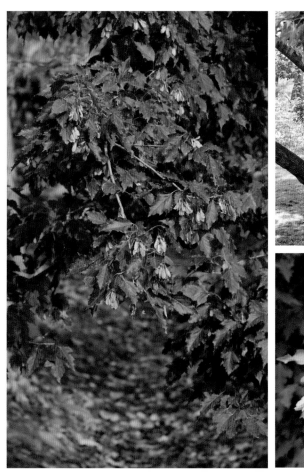
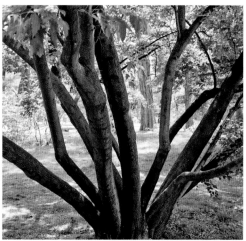
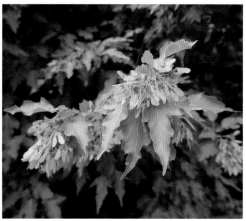

【别　　名】华北茶条槭、茶条、茶条枫。

【识别要点】叶纸质，长卵圆形或椭圆状长圆形，明显 3~5 裂，中间裂片特大，顶端
　　　　　　尖或渐尖，侧裂短小，边缘有重钝尖锯齿或缺刻状重钝尖锯齿。伞房花
　　　　　　序顶生，萼片黄绿色，花瓣白色。翅果幼时黄绿色，熟后紫红色；小坚
　　　　　　果的果体突起，有长柔毛，后逐渐脱落，两果翅近直立或成锐角。

【生物学特性】阳性树种，耐阴，耐寒，喜湿润土壤，耐旱，耐瘠薄，抗性强，适应性广。

【功　　用】**叶、芽**：苦，寒。清热明目。主治风热头痛，肝热目赤，视物昏花。

【观赏应用】茶条槭树干直，花清香，夏季果翅红色艳丽，秋季叶色鲜红，是较好的
　　　　　　秋色叶树种，也是良好的庭园观赏树种。

秀丽槭

Acer elegantulum Fang et P. L. Chiu var. *elegantulum*
Fang et P. L. Chiu

| ·科 名 槭树科 Aceraceae | ·属 名 槭属 *Acer* |
| ·生活型 落叶乔木 | ·花果期 花期5月，果期9月 |

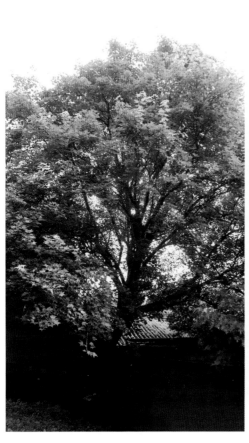
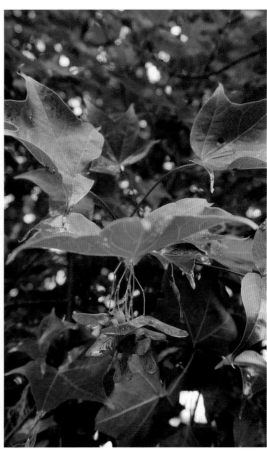

【别　　名】五角枫、五角槭、丫角枫、色木、地锦槭、瑶山槭、橄榄槭、长尾秀丽槭。

【识别要点】叶薄纸质或纸质，通常5裂，中央裂片与侧裂片卵形或三角状卵形。花序圆锥状，花杂性，雄花与两性花同株，花瓣深绿色。翅果嫩时淡紫色，成熟后淡黄色，小坚果凸起近于球形。

【生物学特性】喜光，稍耐阴，喜温凉湿润气候。

【功　　用】根、根皮：辛、苦，平。祛风除湿，止痛接骨。主治风湿关节痛，骨折。

【观赏应用】秀丽槭树形优美，叶、果秀丽，入秋叶色变为红色或黄色，为著名的秋季观叶树种，宜作山地及庭园绿化树种、庭荫树、行道树或防护林。

三角槭

Acer buergerianum Miq.

· 科　名	槭树科 Aceraceae	· 属　名	槭属 *Acer*
· 生活型	落叶乔木	· 花果期	花期 4~5 月，果期 9~10 月

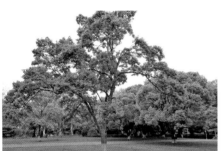

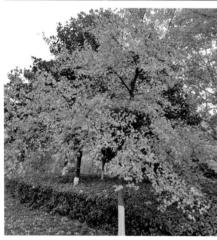

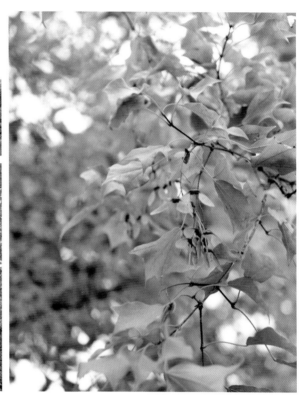

【别　　名】三角枫、君范槭、福州槭、宁波三角槭。

【识别要点】叶片纸质，倒卵状三角形、倒三角形或椭圆形，基部近于圆形或楔形，顶部通常 3 裂，呈三叉状，裂片三角形或卵状三角形。伞房花序顶生，花于叶后开放。花萼黄绿色；花瓣淡黄色，狭披针形或匙状披针形；子房密生淡黄色长柔毛。翅果棕黄色；小坚果的果体特别突起，有脉纹，两果翅均呈镰刀状，中部最宽，基部稍变窄，两翅开展成锐角或近钝角。

【生物学特性】弱阳性树种，稍耐阴，喜温暖、湿润环境及中性至酸性土壤。

【功　　用】**根皮、枝、叶：**辛、微苦，微温。祛风除湿，舒筋活血。主治风湿痹痛，跌打骨折，皮肤湿疹，疝气。

【观赏应用】三角槭树姿优雅，干皮美丽，春季花色黄绿，入秋叶片变红，是良好的园林绿化树种和观叶树种。用作行道树或庭荫树，以及草坪中点缀较为适宜。耐修剪，可盘扎造型，亦用作树桩盆景。

红果罗浮槭

Acer fabri Hance var. *rubrocarpum* Metc.

·科　名　槭树科 Aceraceae	·属　名　槭属 *Acer*
·生活型　常绿小乔木	·花果期　花期 4 月，果期 9 月

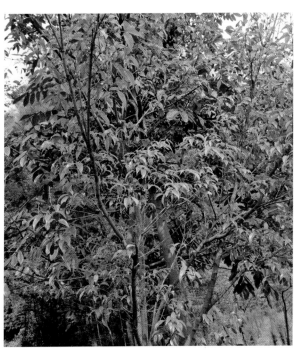
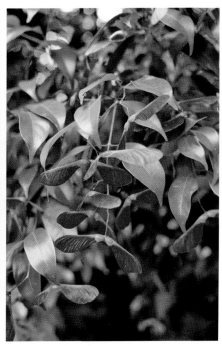

【别　　名】红翅槭、罗浮槭

【形态特征】树皮灰褐色或灰黑色。小枝圆柱形，无毛，当年生枝紫绿色或绿色，多年生枝绿色或绿褐色。叶较小，近于披针形，比较平滑而且有光泽。花杂性，雄花与两性花同株，常成无毛或嫩时被绒毛的紫色伞房花序。翅果较小，长 2.5~3 厘米，张开成钝角，翅宽 8~10 毫米，红色或红褐色。

【生物学特性】喜温暖、湿润及半阴环境，喜肥沃、排水良好的土壤。稍耐旱，不耐涝。

【功　　用】**果实**：甘，平。清热解毒。主治单、双喉蛾，用嗓过度引起的声音嘶哑，肝炎，肺结核，胸膜炎，跌打损伤。

【观赏应用】红果罗浮槭树干通直，树形优美。嫩果形似翅状，果翅鲜红，同时叶形秀丽，每年抽梢 2 次，观叶期较长，是优良的观叶、观果树种。作第二层林冠配置最为理想，宜作风景林、生态林、四旁绿化树种。若植于草坪绿地和土丘、溪边、池畔，或孤植于墙隅、亭廊、山石间，亦十分得体；若与红枫、白玉兰等落叶树种搭配，或以白粉墙作背景衬托，更显美丽多姿；若选取干形奇特的古桩制作盆景，则极具神韵。

青榨槭

Acer davidii Franch.

·科　名　槭树科 Aceraceae	·属　名　槭属 *Acer*
·生活型　落叶乔木	·花果期　花期 4~5 月，果期 8~9 月

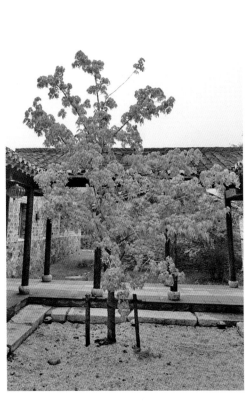

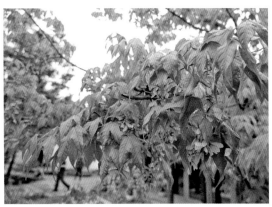

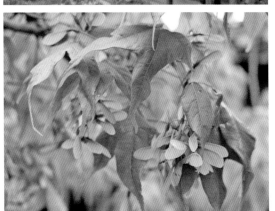

【别　　名】大卫槭、青虾蟆、青蛙腿。

【识别要点】小枝绿色，有环纹，竹节状。叶片不分裂，卵圆形或长卵圆形，自基部
分出 3~5 主脉，侧脉羽状，叶背脉腋有棕褐色簇毛，边缘有不整齐的锯
齿。总状花序，下垂；花杂性，雄花与两性花同株，与叶同放。翅果黄
褐色，两翅开展成钝角或近水平。

【生物学特性】耐寒、耐热，为弱度喜光树种，对土壤适应性强，在干旱、瘠薄的土层
中仍能生长良好，抗逆性强。

【功　　用】**根、树皮：**甘、苦，平。祛风除湿，散瘀止痛，消食健脾。主治风湿痹
痛，肢体麻木，关节不利，跌打瘀痛，泄泻，痢疾，小儿消化不良。

【观赏应用】青榨槭树冠整齐，树姿优美，树皮呈蛙绿色，叶片在秋季可变为黄色、
红色或橙色，具有极佳的观赏价值，是优秀的城市园林增彩延绿树种。

血皮槭

Acer griseum (Franch.) Pax

·科　名　槭树科 Aceraceae	·属　名　槭属 *Acer*
·生活型　落叶乔木	·花果期　花期 4 月，果期 9 月

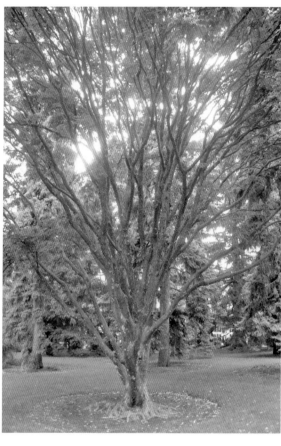
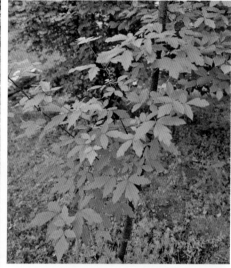
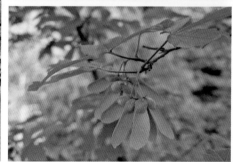

【别　　名】马梨光、陕西槭、秃梗槭。

【识别要点】复叶有 3 小叶；小叶纸质，卵形、椭圆形或长圆椭圆形。聚伞花序有长柔毛，常仅有 3 花。花淡黄色，杂性，雄花与两性花异株。小坚果黄褐色，凸起，近于卵圆形或球形，密被黄色绒毛。

【生物学特性】喜湿润环境，适应性强，耐旱、抗寒、抗高温。

【功　　用】**根皮：**苦，平。祛风除湿，止痛接骨。主治风湿关节痛，骨折。

【观赏应用】血皮槭树冠圆阔，树皮红色并呈片状斑驳脱落，叶片浓密，夏季深绿，秋季鲜红，鲜艳夺目，为优良的观干和秋色叶树种。特别适合小型造景的需要，适植于庭园溪边、池畔、路边、石旁、林缘，孤植或群植均宜，园林观赏价值高。

七叶树

Aesculus chinensis Bunge

·科　名　七叶树科 Hippocastanaceae	·属　名　七叶树属 *Aesculus*
·生活型　落叶乔木	·花果期　花期 4~5 月，果期 10 月

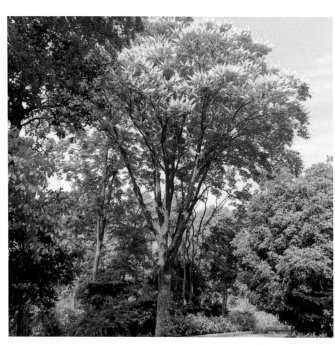
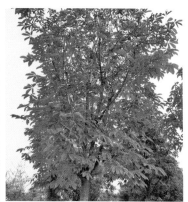
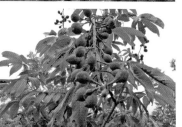

【别　　名】日本七叶树、浙江七叶树。

【识别要点】掌状复叶具小叶 5~7；小叶片纸质，长圆披针形至长圆倒披针形；中央小叶的小叶柄长 1~2cm，两侧的小叶柄长 5~10mm。聚伞圆锥花序圆筒状，基部的直径常 2.5~5(~6)cm；雄花与两性花同株。花瓣 4，白色，长圆状倒卵圆形至长圆倒披针形；雄蕊 6。果实球状或倒卵圆球状，顶部短尖或钝圆而中部略凹下，黄褐色，具很密的斑点。种子近于球状，种脐白色。

【生物学特性】喜光，稍耐阴，较耐寒，不耐干旱，不耐日晒。

【功　　用】**果实、种子**：甘，温。疏肝，理气，宽中，止痛。主治胃寒作痛，气郁胸闷，乳房胀痛，疳积，虫痛，痛经。

【观赏应用】七叶树叶、花、果都有很高的观赏价值。树体高大、冠形开阔、寿命长、抗灾性能好，十分适宜道路的绿化美化，是理想的室外观赏树种，也是世界著名的优质行道树种。

无患子科

黄山栾树

Koelreuteria bipinnata Franch. 'integrifoliola' (Merr.) T. Chen

·科　名　无患子科 Sapindaceae

·生活型　落叶乔木

·属　名　栾树属 *Koelreuteria*

·花果期　花期 7~9 月，果期 8~10 月

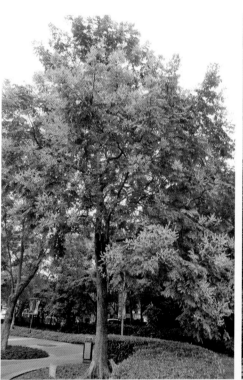
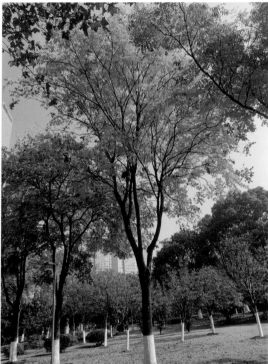
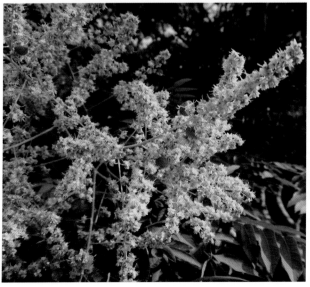
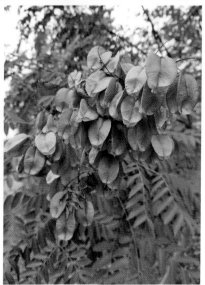

江苏城镇
常见药用植物图鉴

168

【别　　名】山膀胱、巴拉子、图扎拉、灯笼树。

【识别要点】二回羽状复叶，叶轴和叶柄向轴面常有一纵行皱曲的短柔毛，互生，纸质或近革质，斜卵形。圆锥花序大型，分枝广展，与花梗同被短柔毛。蒴果椭圆形或近球形，淡紫红色，老熟时褐色。

【生物学特性】喜光，喜温暖、湿润气候，亦稍耐半阴，喜生长于石灰岩土壤，耐寒耐旱耐瘠薄，并能耐短期水涝。

【功　　用】**花**：苦，寒。清肝明目。主治目赤肿痛，多泪。

【观赏应用】黄山栾树是既可观花又可观果的观赏树种，夏季金黄色的顶生圆锥花絮布满树顶，花期长，秋冬季三角状卵形蒴果橘红色或红褐色，酷似灯笼，经冬不落。宜作行道树、庭荫树及园景树。

无患子

Sapindus mukorossi Gaertn.

·科　名　无患子科 Sapindaceae　　·属　名　无患子属 *Sapindus*

·生活型　落叶乔木　　·花果期　花期 5~6 月，果期 9~10 月

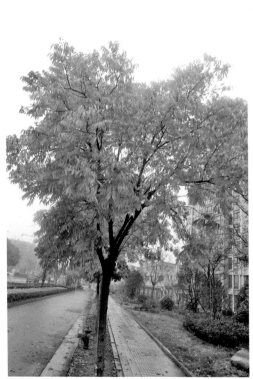

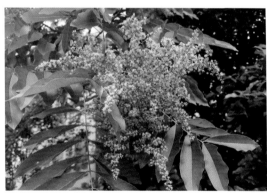

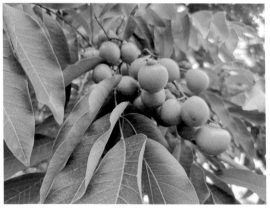

【别　　名】洗手果、油罗树、目浪树、黄目树、苦患树、油患子、木患子。

【识别要点】小枝无毛，密生皮孔。小叶常近对生，纸质，长椭圆状披针形或稍呈镰形，侧脉近平行。圆锥花序，顶生；花小，辐射对称；花瓣披针形，基部有爪，花盘碟状。发育分果爿圆球状，成熟时淡黄色或橙黄色；不育分果爿残留于发育分果爿基部。种子圆球状，黑色或淡褐色。

【生物学特性】喜光，稍耐阴，耐寒能力较强，对土壤要求不严。

【功　　用】**（1）种子：** 苦、辛，寒。清热，祛痰，消积，杀虫。主治喉痹肿痛，肺热咳喘，音哑，食滞，疳积，蛔虫腹痛，滴虫阴道炎，癣疾，肿毒。

（2）果皮： 苦，平。清热化痰，止痛，消积。主治喉痹肿痛，心胃气痛，疝气痛，风湿痹痛，虫积，食滞，肿毒。

（3）树皮： 苦、辛，平。解毒，利咽，祛风杀虫。主治白喉，疥癞，疳疮。

（4）叶： 苦，平。解毒，镇咳。主治毒蛇咬伤，百日咳。

（5）种仁： 辛，平。消积，辟秽，杀虫。主治疳积，腹胀，口臭，蛔虫病。

（6）根： 苦、辛，凉。宣肺止咳，解毒化湿。主治外感发热，咳嗽，白浊，带下，咽喉肿痛，毒蛇咬伤。

【观赏应用】无患子树冠开展，枝叶稠密，秋叶金黄，颇为美观。是优良的庭荫树和行道树。孤植、丛植在草坪、路旁和建筑物旁都很合适，若与其他秋色叶树种及常绿树种配植，更可为园林秋景增色。

文冠果

Xanthoceras sorbifolium Bunge

·科　名　无患子科 Sapindaceae	·属　名　文冠果属 *Xanthoceras*
·生活型　落叶小乔木或灌木	·花果期　花期 4~5 月，果期 7~9 月

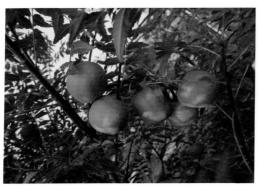
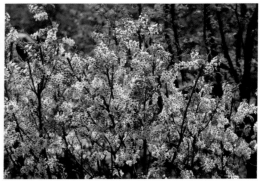

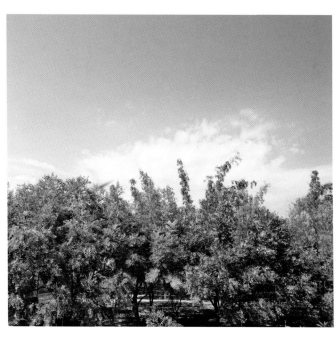
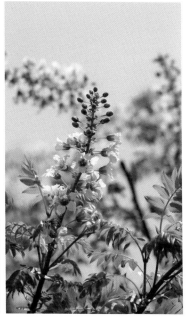

【别　　名】文冠树、木瓜、文冠花、崖木瓜、文光果。

【识别要点】小枝无毛。奇数羽状复叶；小叶片披针形或近卵圆形，顶端小叶片常 3
深裂，边缘有锐锯齿，叶面无毛，叶背幼时被绒毛和星状毛，后渐脱
落。总状花序顶生，先叶开放或与叶同放；雄花序腋生；花瓣宽倒卵圆
形，白色，基部紫红色或黄色，具短爪。蒴果近球状或宽椭圆状，种皮
厚革质，黑色，有光泽。

【生物学特性】喜阳，耐半阴，对土壤适应性很强，耐瘠薄、耐盐碱，抗寒能力强。

【功　　用】**茎、枝叶**：甘、微苦，平。祛风除湿，消肿止痛。主治风湿热痹，筋骨
疼痛。

【观赏应用】文冠果株型优美，花朵芳香，花色艳丽，花期长，作为大中型盆景植物，
具有瘦、拙、艳、香的特点，且可人工控制树形，创造各种奇景，具有
很高的观赏价值，亦可作为庭院观赏植物。

鼠李科

北枳椇

Hovenia dulcis Thunb.

· 科　名　鼠李科 Rhamnaceae　　· 属　名　枳椇属 *Hovenia*
· 生活型　乔木，稀为灌木　　· 花果期　花期 5~7 月，果期 8~10 月

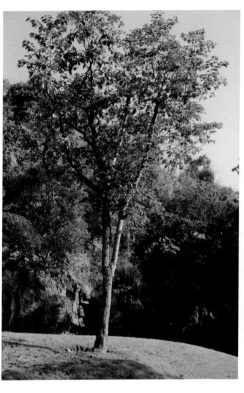
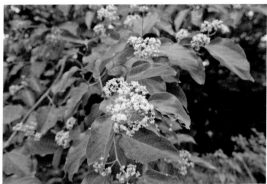
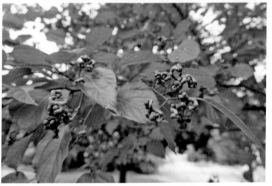

【别　　名】甜半夜、拐枣、枳椇子、鸡爪梨、枳椇。

【识别要点】除叶片背面和花盘外全体无毛。叶片纸质或厚纸质，边缘具不整齐的粗锯齿，具基生三出脉。花排成不对称的聚伞圆锥花序，顶生，稀兼腋生。花瓣黄绿色，花柱 3 浅裂。浆果状核果近球状，成熟时黑色；果序轴结时稍膨大。种子深栗色或黑紫色。

【生物学特性】喜光，耐寒，喜温暖、湿润气候。

【功　　用】（1）**树皮**：苦，温。活血，舒筋，消食，疗痔。主治筋脉拘挛，食积，痔疮。

（2）**树汁**：甘，平。辟秽除臭。主治狐臭。

（3）**叶**：苦，凉。清热解毒，除烦止渴。主治风热感冒，醉酒烦渴，呕

吐，大便秘结。

（4）种子：甘，平。解酒毒，止渴除烦，止呕，利大小便。主治醉酒，烦渴，呕吐，二便不利。

（5）根：甘、涩、温。祛风活络，止血，解酒。主治风湿筋骨痛，劳伤咳嗽，咯血，小儿惊风，醉酒。

【观赏应用】北枳椇树干端直，树皮洁净，发枝力强，冠大荫浓，白花满枝，清香四溢，病虫害少，适于庭院绿化、行道树、采种园、采药园或防护林等多种用途栽植。

枣

Ziziphus jujuba Mill.

·科　名	鼠李科 Rhamnaceae	·属　名	枣属 *Ziziphus*
·生活型	落叶小乔木或乔木，稀灌木	花果期	花期 5~7 月，果期 8~9 月

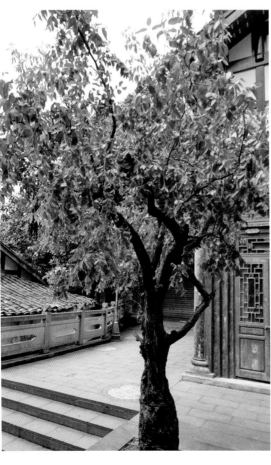

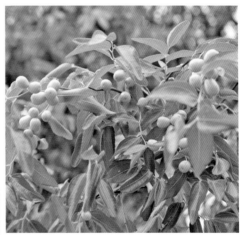

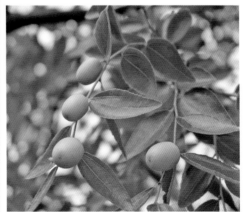

【别　　名】老鼠屎、贯枣、枣子树、红枣树、大枣、枣子、枣树、扎手树、红卵树。

【识别要点】株高达 10m。枝分长枝、短枝和无芽小枝，具 2 个托叶刺，长刺直伸，短刺下弯。叶片纸质，卵圆形、卵状椭圆形或卵状长圆形，基部近圆形，边缘具钝齿。花单生或 2 至数朵密集成聚伞花序，腋生。花瓣淡黄绿色，倒卵圆形，基部有爪。核果长圆球状或长卵圆球状，成熟时红色，后变红紫色，中果皮肉质，味甜，核两端尖。种子扁椭圆球状。

【生物学特性】喜光，喜干冷气候，耐湿热，适应性强。

【功　　用】（1）果核：苦，平。解毒，敛疮。主治臁疮，牙疳。

（2）根：甘，温。调经止血，祛风止痛，补脾止泻。主治月经不调，不孕，崩漏，吐血，胃痛，痹痛，脾虚泄泻，风疹，丹毒。

（3）树皮：苦，涩，温。涩肠止泻，镇咳止血。主治泄泻，痢疾，咳嗽，崩漏，外伤出血，烧烫伤。

（4）叶：甘，温。清热解毒。主治小儿发热，疮疖，热痱，烂脚，烧烫伤。

（5）果实：甘，温。补脾益气，养心安神。主治脾虚泄泻，心悸，失眠，盗汗，血小板减少性紫癜。

【观赏应用】枣枝干劲拔，翠叶垂荫，果实累累，宜在庭院、路旁散植或成片栽植，亦是结合生产的好树种。其老根可制作树桩盆栽。

葡 萄

Vitis vinifera L.

·科　名　葡萄科 Vitaceae
·生活型　落叶木质藤本

·属　名　葡萄属 *Vitis*
·花果期　花期 4~5 月，果期 8~9 月

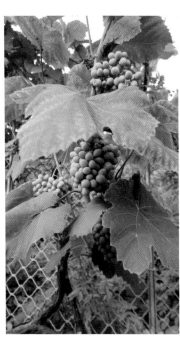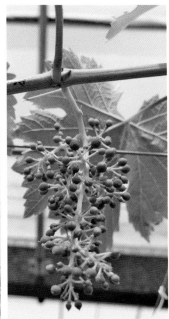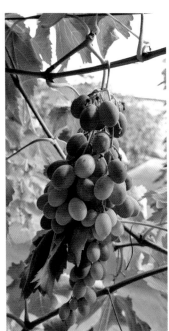

【别　　名】全球红。

【识别要点】卷须 2 叉分枝。叶片宽卵圆形，3~5 浅裂或中裂，基部深心形，两侧常靠合，边缘具缺刻状粗锯齿。聚伞圆锥花序密集；花萼浅碟形，边缘呈波状。浆果圆球状或椭圆球状，成熟时紫红色或紫黑色，常被白粉。

【生物学特性】喜光，喜温，耐寒能力较差。

【功　　用】（1）**果实**：甘、酸，平。补气血，强筋骨，利小便。主治气血虚弱，肺虚咳嗽，心悸盗汗，烦渴，风湿痹痛，淋病，水肿，痘疹不透。

（2）**根**：甘，平。祛风通络，利湿消肿，解毒。主治风湿痹痛，肢体麻木，跌打损伤，水肿，小便不利，痈肿疔毒。

（3）**藤叶**：甘，平。祛风除湿，利水消肿，解毒。主治风湿痹痛，水肿，腹泻，风热目赤，痈肿疔疮。

【观赏应用】葡萄树姿优美，果色艳丽晶莹。可做成篱架、花廊、花架，也可成片栽植，还可盆栽观赏，是园林结合生产的优良棚架树种。

杜英科

杜 英

Elaeocarpus decipiens Hemsl.

·科 名 杜英科 Elaeocarpaceae　　·属 名 杜英属 *Elaeocarpus*

·生活型 常绿乔木　　·花果期 花期 6~7 月，果实 10~11 月

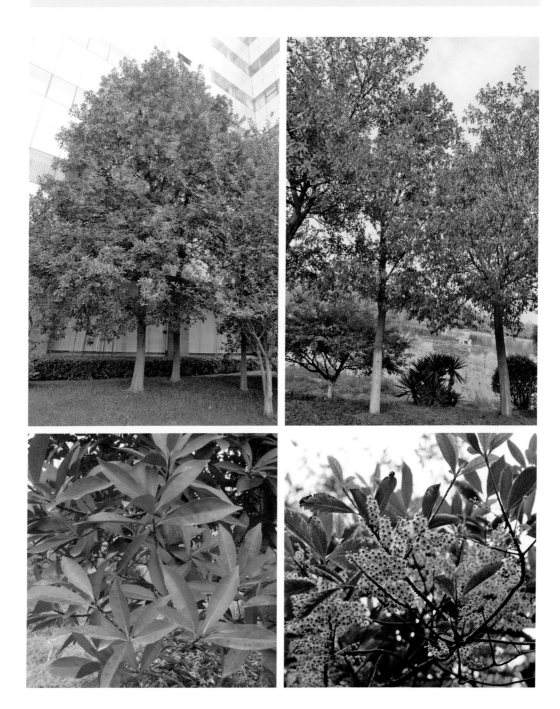

【识别要点】幼枝及顶芽初时被微毛，后脱落无毛。叶片革质或薄革质，长椭圆状披针形或披针形，基部下延成狭楔形。总状花序着生于叶腋或无叶的老枝叶痕腋部；花瓣5，倒卵形，上半部撕裂，裂片线形，顶端渐尖。核果椭圆形，内果皮骨质，有沟纹多数。

【生物学特性】喜温暖潮湿环境，耐寒性稍差。稍耐阴，喜排水良好、湿润、肥沃的酸性土壤。

【功　　用】**根**：辛，温。清热解毒，活血，行瘀，续骨。主治跌打损伤，骨折，风湿痹痛，腰膝酸软。

【观赏应用】杜英主干挺拔，树冠卵圆形，枝叶茂密，四季葱郁，霜后叶部分绯红，红绿相间，鲜艳悦目。适于丛植、片植，宜作树丛的常绿基调树种和花木的背景树；也可列植成绿墙，有隐蔽遮挡之作用；还可对植于庭前、入口、曲径小路之侧或群植于草坪边缘、落叶林缘，均甚美观别致。

南京椴

Tilia miqueliana Maxim.

·科　名　杜英科 Elaeocarpaceae　　　·属　名　椴属 *Tilia*
·生活型　落叶乔木　　　　　　　　　　·花果期　花期6~7月，果期8~10月

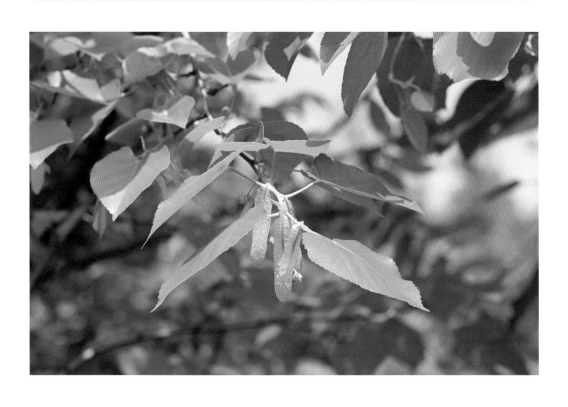

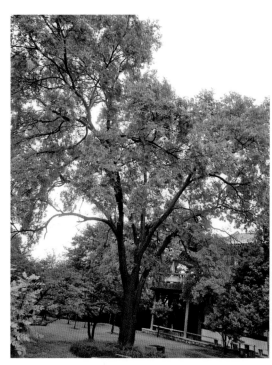
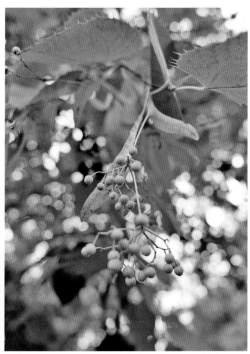

【识别要点】幼枝及顶芽均密被黄褐色星状柔毛。叶卵圆形，先端骤尖，基部心形、
斜心形或斜截形，叶背被灰色或灰黄色星状柔毛。聚伞花序，花序梗被
星状柔毛；苞片狭倒披针形，两面均被星状柔毛，基部狭窄，有短柄，
下部与花序梗中下部合生。核果近球形，密被星状茸毛，有小突起。

【生物学特性】喜光，较耐阴，喜湿润、肥沃的沙质土壤，较耐寒。

【功　　　用】（1）花序：辛，微温。发汗解表，止痛镇痉。主治风寒感冒，头身疼
痛，惊痫。

（2）树皮、根、根皮：辛，温。补虚止咳，活血散瘀。主治劳伤乏力，
久咳，跌打损伤。

【观赏应用】南京椴形态美观，姿态雄伟，叶大荫浓，花香，寿命长，极具观赏价值，
夏日浓荫铺地，黄花满树，是很好的庭荫树、行道树，也是优良的蜜源
树种，园林景观应用前景广阔。

锦 葵

Malva ainensis Cavan.

·科　名　锦葵科 Malvaceae	属　名　锦葵属 *Malva*
·生活型　二年生或多年生直立草本	花果期　花期 5~7 月，果期 7~9 月

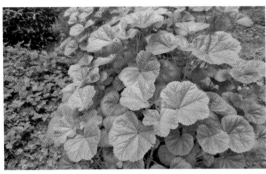
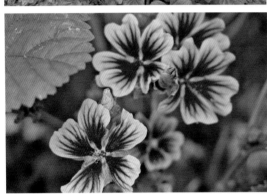
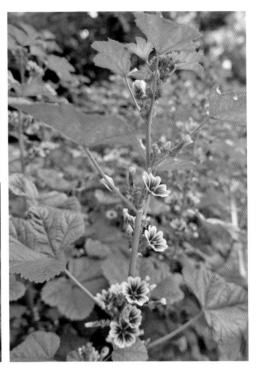

【别　　名】棋盘花、俗气花、淑气花、小白淑气花、金钱紫花葵、小钱花、钱葵、荆葵。

【识别要点】茎分枝多，疏被粗毛。叶片心状圆形或肾形，常 5~7 浅裂，基部圆形或近心形，边缘有不规则钝齿。花 2 至数朵簇生于叶腋；小苞片 3，长圆形；花冠淡紫红色或白色，花瓣较花萼长 3 倍，具紫色条纹，顶端微凹，爪具髯毛；雄蕊柱被短刺毛；花柱分枝 9~11。果扁圆形，分果爿肾形，被柔毛，背部有明显网纹。种子肾形，黑褐色。

【生物学特性】喜光，耐寒，喜冷凉，能自播，不择土壤。

【功　　用】**花、叶、茎：**咸，寒。利尿通便，清热解毒。主治大小便不畅，带下，淋巴结结核，咽喉肿痛。

【观赏应用】锦葵花大艳丽，花期长，叶色浓绿，多用于花境造景，种植在庭院边角等地。

蜀 葵

Althaea rosea (Linn.) Cavan.

·科 名 锦葵科 Malvaceae	·属 名 蜀葵属 *Althaea*
·生活型 二年生或多年生直立草本	·花果期 花期 4~7 月，果期 8~9 月

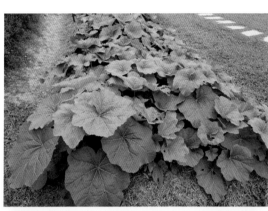
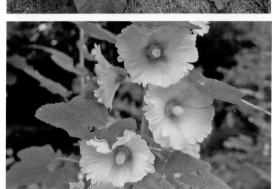
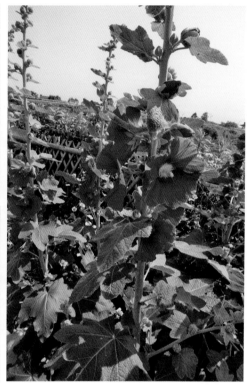

【别　　名】饽饽团子、斗蓬花、栽秧花、棋盘花、麻杆花、一丈红、淑气、熟芰花、
　　　　　　小出气。

【识别要点】全株密被星状柔毛和刚毛。茎不分枝。叶片近圆形，常 3~7 浅裂，裂片
　　　　　　边缘有锯齿。花单生或数朵近簇生于叶腋，或成顶生的总状花序；具叶
　　　　　　状总苞片；花萼钟形，密被星状硬毛；花冠红色、黄色、紫色、粉红
　　　　　　色、黑紫色等，花瓣先端微凹，有裂齿，瓣爪有髯毛。分果盘状；分果
　　　　　　片多数，近圆形，背部具纵槽。种子肾形。

【生物学特性】喜阳光，耐半阴，忌涝。

【功　　用】（1）根：甘、咸，微寒。清热利湿，凉血止血，解毒排脓。主治淋证，
　　　　　　带下，痢疾，吐血，血崩，外伤出血，疮疡肿毒，烧烫伤。

　　　　　　（2）花：甘、咸，凉。和血止血，解毒散结。主治吐血，衄血，月经过
　　　　　　多，赤白带下，二便不通，小儿风疹，疟疾，痈疽疖肿，蜂蝎螫伤，烧烫

伤，火伤。

（3）茎叶：甘，凉。清热利湿，解毒。主治热毒下痢，淋证，无名肿毒，烧烫伤，金疮。

（4）种子：甘，寒。利尿通淋，解毒排脓，润肠。主治水肿，淋证，带下，乳汁不通，疮疥，无名肿毒。

【观赏应用】蜀葵花姿优美，花色亮丽，且花朵开放繁茂，很适合用来打造花海、花境，或者是种植在园林、庭院等地。

木芙蓉

Hibiscus mutabilis Linn.

·科　名	锦葵科 Malvaceae	·属　名	木槿属 *Hibiscus*
·生活型	落叶灌木或小乔木	·花果期	花期 8~11 月，果期 8~11 月

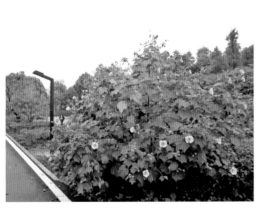
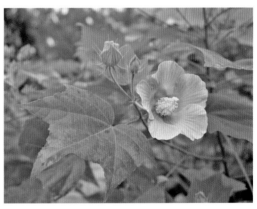

【别　　名】酒醉芙蓉、芙蓉花、重瓣木芙蓉。

【识别要点】茎、叶、花柄、苞片及花萼均密被星状毛与直毛相混的细茸毛。叶片宽卵形、卵状心形或卵圆形，常 5~7 掌状分裂，裂片三角形，先端渐尖，边缘有钝齿，掌状主脉 5~11 条。花单生于枝端叶腋；小苞片线形，基部合生；花萼钟形，裂片卵形；花初开时白色或粉红色，开后逐渐变深；花瓣 5，近圆形，基部具髯毛。蒴果扁球形，密被淡黄色刚毛和绵毛。种子肾形。

【生物学特性】喜温暖、湿润和阳光充足的环境，稍耐半阴。

【功　　用】**花、叶、根**：微辛，凉。清热解毒，消肿排脓，凉血止血。主治肺热咳嗽，月经过多，带下；外用治痈肿疮疖，乳腺炎，淋巴结炎，腮腺炎，烧烫伤，毒蛇咬伤，跌打损伤。

【观赏应用】木芙蓉晚秋开花，花期长，开花旺盛，品种多，其花色、花形随品种不同有丰富变化，是一种很好的观花树种。一年四季，各有风姿和妙趣，或栽植于庭院、坡地、路边、林缘及建筑前，或栽作花篱，都很合适。在寒冷的北方也可盆栽观赏。

木 槿

Hibiscus syriacus Linn.

·科 名 锦葵科 Malvaceae	·属 名 木槿属 *Hibiscus*
·生活型 落叶灌木	·花果期 花期 7~10 月，果期 9~11 月

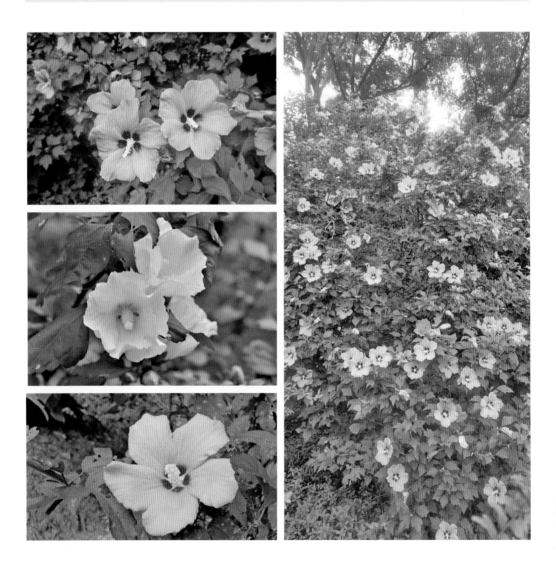

【别　　名】喇叭花、朝天暮落花、荆条、木棉、朝开暮落花、白花木槿、鸡肉花、白饭花、篱障花、大红花。

【识别要点】嫩枝、苞片、花柄、花萼和果实均被星状茸毛。叶片菱形或三角状卵形，3裂或不裂，基出脉3或5，边缘有不整齐齿缺，先端钝，基部楔形。花单生枝端叶腋；小苞片线形，基部合生；花萼钟形；花冠钟形，淡紫色；雄蕊柱和柱头不伸出或稍伸出花冠外。蒴果卵圆形，顶端有短喙。种子肾形，褐色，背部被长柔毛。

【生物学特性】喜光而稍耐阴，喜温暖、湿润气候。

【功　　用】（1）根：甘，凉。清热解毒，消痈肿。主治肠风，痢疾，肺痈，肠痈，痔疮肿痛，赤白带下，疥癣，肺结核。

（2）花：甘、苦，凉。清热利湿，凉血解毒。主治肠风泻血，赤白下痢，痔疮出血，肺热咳嗽，咳血，带下，疮疖痈肿，烧烫伤。

（3）茎皮、根皮：甘、苦，微寒。清热利湿，杀虫止痒。主治湿热泻痢，肠风泻血，脱肛，痔疮，赤白带下，滴虫阴道炎，皮肤疥癣，阴囊湿疹。

（4）叶：苦，寒。清热解毒。主治赤白痢疾，肠风，痈肿疮毒。

（5）果实：甘，寒。清肺化痰，止头痛，解毒。主治痰喘咳嗽，支气管炎，偏正头痛，黄水疮，湿疹。

【观赏应用】木槿花多色艳，是夏、秋季的重要观花灌木，南方多作花篱、绿篱，北方作庭院点缀及室内盆栽。

梧桐科

梧 桐

Firmiana platanifolia (Linn. f.) Marsili

·科 名 梧桐科 Firmiana ·属 名 梧桐属 *Firmiana*
·生活型 落叶乔木 ·花果期 花期 7 月，果期 11 月

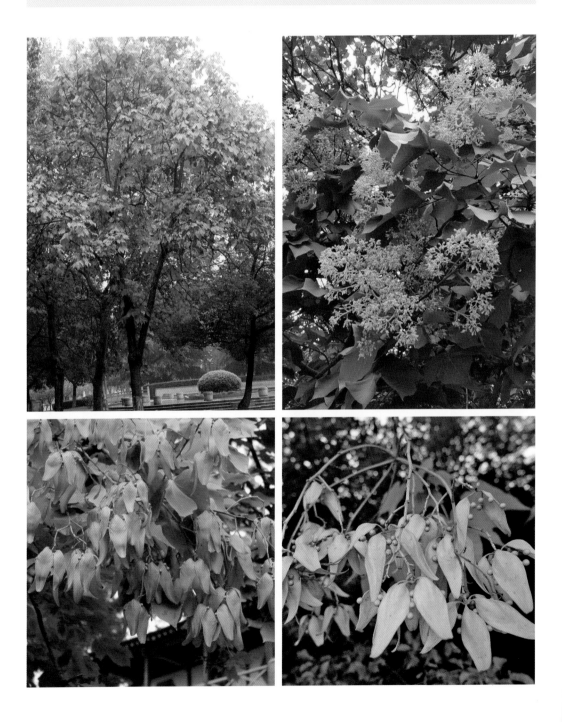

【别　　名】青桐。

【识别要点】树干挺直，树皮绿色，平滑。叶片心形，掌状 3~5 裂，裂片三角形，顶端渐尖，基部深心形，基生脉 5~7。圆锥花序顶生；花小，淡黄绿色；萼片 5 深裂，几达基部，裂片披针形，向外卷曲，外面被淡黄色柔毛。蓇葖果 4~5，纸质，叶状。种子 2~4，圆球形，着生于叶状果爿内缘。

【生物学特性】喜光，喜温湿气候，对各类土壤适应性强。

【功　　用】（1）**去掉栓皮的树皮**：甘、苦，凉。祛风除湿，活血通经。主治风湿痹痛，月经不调，痔疮脱肛，丹毒，恶疮，跌打损伤。

（2）**根**：甘，平。祛风除湿，调经止血，解毒疗疮。主治风湿关节痛，吐血，肠风便血，月经不调，跌打损伤。

（3）**花**：甘，平。利湿消肿，消热解毒。主治水肿，小便不利，无名肿毒，创伤红肿，头癣，汤火伤。

（4）**叶**：苦，寒。祛风除湿，解毒消肿，降血压。主治风湿痹痛，跌打损伤，痈疮肿毒，痔疮，小儿疳积，泻痢，高血压。

（5）**种子**：甘，平。顺气和胃，健脾消食，止血。主治胃痛，伤食腹泻，疝气，须发早白，小儿口疮，鼻衄。

【观赏应用】梧桐于季节变换时，树叶会随之而变化，有着较高的观赏价值，是一种优良行道树和绿化观赏树种。

山茶科

茶 梅

Camellia sasanqua Thunb.

· 科　名	山茶科 Theaceae	· 属　名	山茶属 *Camellia*
· 生活型	常绿灌木或小乔木	· 花果期	花期 10 月至翌年 3 月，果期翌年 7~8 月

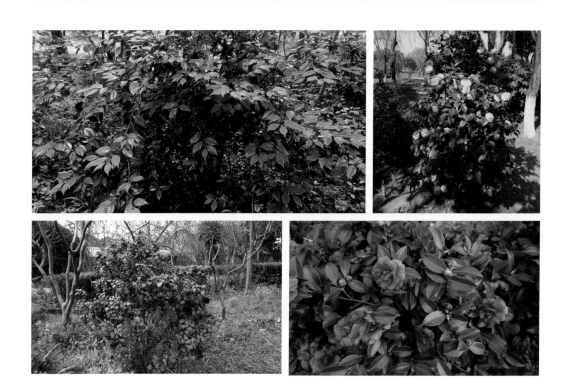

【识别要点】叶片革质，椭圆形或长椭圆形，叶面深绿色，有光泽。花芳香，单生或
　　　　　2~3 朵腋生或顶生；苞片和萼片 6~7，被柔毛；花瓣红色，先端凹缺；子
　　　　　房被茸毛，花柱长 1~1.3cm，3 裂近至基部。蒴果球形或梨形，种子棕黑色。

【生物学特性】惧怕酷热，耐严寒，喜温暖、湿润气候。

【功　　用】（1）花：甘、苦、辛、涩，凉。凉血止血，散瘀，消瘀肿。主治吐血，
　　　　　衄血，咳血，便血，痔血，赤血痢，血淋，血崩，带下，烫伤，跌扑损伤。

　　　　　（2）种子：甘，平。去油垢。主治发多油腻。

　　　　　（3）根：苦、辛，平。散瘀消肿，消食。主治跌打损伤，食积腹胀。

　　　　　（4）叶：苦、涩，寒。清热解毒，止血。主治痈疽肿毒，汤火伤，出血。

【观赏应用】茶梅树形优美，枝繁叶茂，姿态丰盈，叶形雅致，花朵瑰丽，是一种珍
　　　　　贵的灌木花卉。可栽植在庭院、草坪，可作绿篱，亦可制作成盆景摆放
　　　　　在书房、餐厅、门边，别有一番景象。

山　茶

Camellia japonica Linn.

·科　名	山茶科 Theaceae	·属　名	山茶属 *Camellia*
·生活型	常绿灌木或小乔木	·花果期	花期 2~5 月，果期 9~10 月

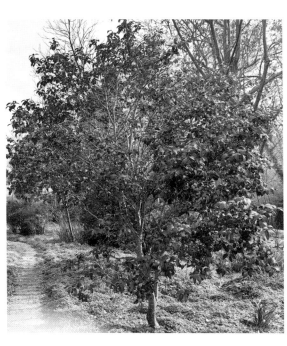
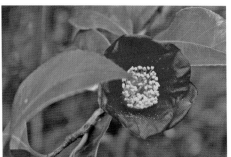
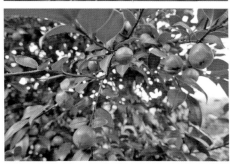

【别　　名】洋茶、茶花、晚山茶、耐冬、山椿、薮春、曼佗罗、野山茶。

【识别要点】小枝淡绿色或浅黄褐色，无毛。叶卵形至椭圆形，叶面暗绿色，有光泽，叶背淡绿色，干后带黄色。花顶生，近于无柄；花瓣 5~6，红色；栽培种有白、玫瑰红、淡红等色，且多重瓣，顶端有凹缺。蒴果球形，种子近球形或有角棱。

【生物学特性】喜温暖、湿润、半阴环境，怕高温，忌烈日。

【功　　用】（1）**花**：甘、苦、辛、涩，凉。凉血止血，散瘀，消痈肿。主治吐血，衄血，咳血，便血，痔血，赤血痢，血淋，血崩，带下，烫伤，跌扑损伤。

（2）**种子**：甘，平。去油垢。主治发多油腻。

（3）**根**：苦、辛，平。散瘀消肿，消食。主治跌打损伤，食积腹胀。

（4）**叶**：苦、涩，寒。清热解毒，止血。主治痈疽肿毒，汤火伤，出血。

【观赏应用】山茶枝叶丰茂，四季常青，花瓣敦厚，色彩绚丽，深冬花发，傲雪经霜，经冬不凋，故又名耐冬，为冬季优美的观赏花木，颇为园艺界珍视。在南方，山茶可丛植或散植于庭院、花径、假山旁，也可栽于草坪及树木林边，更可辟成山茶园供游人观赏。在北方，多盆栽布置大厅堂或装饰居室。

茶

Camellia sinensis (L.) O. Ktze.

·科　名	山茶科 Theaceae	·属　名	山茶属 *Camellia*
·生活型	常绿灌木或小乔木	·花果期	花期 9~10 月，果期翌年 11 月

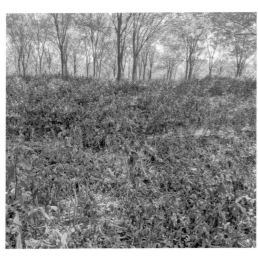 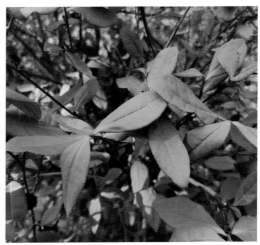

【别　　名】茶树、茗、大树茶。

【识别要点】嫩枝和嫩叶有细柔毛。叶片薄革质，椭圆状披针形至椭圆形。花通常单生或 2 朵腋生；花柄长 6~10mm，稍下垂；萼片 5~6，宽卵形至圆形，无毛，果时宿存；花瓣 5~8，白色，宽卵圆形，基部稍联合。蒴果圆形或呈 3 瓣状，每室有 1 种子。

【生物学特性】喜温暖、湿润气候，适宜生长在排水良好的沙壤土中。

【功　　用】**（1）花：**微苦，凉。清肺平肝。主治鼻疳，高血压。

（2）根：苦，凉。强心利尿，活血调经，清热解毒。主治心脏病，水肿，肝炎，痛经，疮疡肿毒，口疮，汤火灼伤，带状疱疹，牛皮癣。

（3）芽叶：苦、甘，凉。清头目，除烦渴，消食，化痰，利尿，解毒。主治头痛，目昏，目赤，多睡善寐，感冒，心烦口渴，食积，口臭，痰喘，癫痫，小便不利，泻痢，喉肿，疮疡疖肿，烧烫伤。

（4）果实：苦，寒。降火消痰平喘。主治痰热喘嗽，头脑鸣响。

【观赏应用】茶植株高大，四季常绿，品种丰富，形态多样，在秋冬季开花且花期长，有花果"子孙同堂"景象，起到了很高的绿化美化效果。其既可自然生长，独立成景，也可通过修、扎的方法改变原形，非常适合作行道树、造型树、绿篱。又因茶历史悠久，可增加园林的文化底蕴，是园林设计中不可或缺的元素。

金丝桃

Hypericum monogynum Linn.

·科　名	藤黄科 Guttiferae	·属　名	金丝桃属 *Hypericum*
·生活型	半常绿小灌木	·花果期	花期 5~8 月，果期 6~9 月

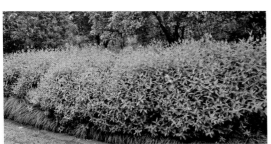
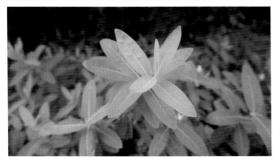
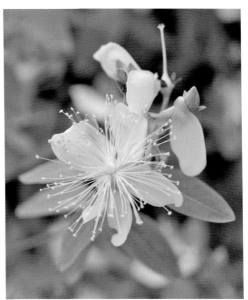

【别　　名】金丝海棠。

【识别要点】全株光滑无毛。茎多分枝，圆柱形，红褐色。叶片有透明腺点，倒披针形或椭圆形，近无柄。花单生或成聚伞花序，顶生；花瓣5，金黄色或橙黄色，宽倒卵形；雄蕊花丝基部合生成5束，长约2cm；花柱细长，合生，顶端5裂。蒴果卵圆形，5分果，花柱和萼片宿存。种子红褐色，圆柱形，有狭龙骨状突起。

【生物学特性】喜温暖、湿润的环境，耐寒。

【功　　用】（1）**全草**：苦，凉。清热解毒，散瘀止痛，祛风湿。主治肝炎，肝脾肿大，急性咽喉炎，结膜炎，疮疖肿毒，蛇咬伤，蜂蜇伤，跌打损伤，风寒性腰痛。

（2）**果实**：甘，凉。润肺止咳。主治虚热咳嗽，百日咳。

【观赏应用】金丝桃花叶秀丽，花期长，花冠如桃花，雄蕊金黄色，细长如金丝，绚丽可爱。叶子秀丽，长江以南四季长青，是南方庭院中常见的观赏花木，或植于庭院假山旁及路旁，或点缀草坪。华北多盆栽室内观赏，也可作切花材料。

金丝梅

Hypericum patulum Thunb.

·科　名	藤黄科 Guttiferae	·属　名	金丝桃属 *Hypericum*
·生活型	半常绿灌木	·花果期	花期 6~7 月，果期 8~10 月

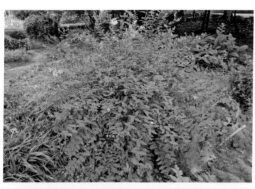

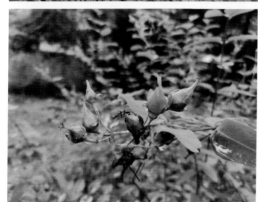

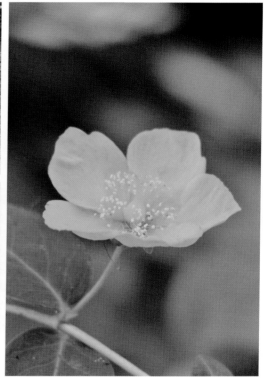

【别　　名】土连翘。

【识别要点】小枝具 2 纵浅棱，红色或暗褐色。叶片卵形、卵状披针形或长卵形，叶面绿色，叶背淡粉绿色，散布稀疏的腺点。花单生或成聚伞花序，生枝端；花瓣 5，金黄色，长圆状倒卵形或近圆形；雄蕊联合成 5 束；花柱5，与雄蕊等长或稍短，分离。蒴果卵形，5 裂，成 5 果爿，萼片宿存。种子深褐色，略呈圆柱形。

【生物学特性】中等喜光，有一定耐寒能力，喜湿润土壤。

【功　　用】**全株**：苦，寒。清热利湿解毒，疏肝通络，祛瘀止痛。主治湿热淋病，肝炎，感冒，扁桃体炎，疝气偏坠，筋骨疼痛，跌打损伤。

【观赏应用】金丝梅春季嫩叶黄绿色，秋后叶缘发红，叶面绿色；花朵金黄色，花蕊像金丝，花期长，观赏价值高，是城市园林绿化美化的优选植物。适于在公园、草坪、门庭、花坛及假山旁栽植。

柽 柳

Tamarix chinensis Lour.

·科　名	柽柳科 Tamaricaceae	·属　名	柽柳属 *Tamarix*
·生活型	落叶灌木或小乔木	·花果期	花期 4~9 月，果期 10 月

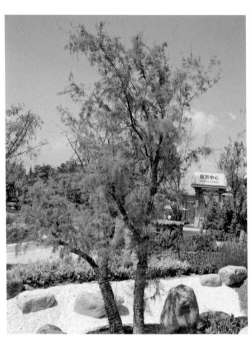
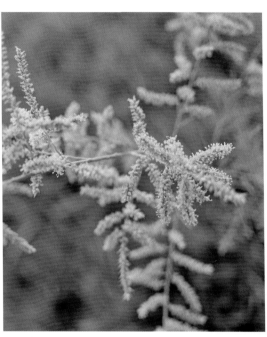

【别　　名】西河柳、三春柳、红柳、香松。

【识别要点】小枝细弱，下垂，暗紫红色或淡棕色。叶片卵状披针形，叶背有突起的脊，先端内弯。花粉红色，春季的总状花序侧生于上年生木质化小枝上；夏秋季由总状花序集成大型的圆锥花丛，着生于新枝顶端，下垂；苞片线状锥形；花盘 5 裂或每 1 裂片再裂成 10 裂片状，肉质，紫红色。蒴果圆锥形，种子有毛。

【生物学特性】喜光，略耐阴，耐干旱，对土壤适应性强。

【功　　用】**嫩枝叶：**甘、辛，平。疏风，解表，透疹，解毒。主治风热感冒，麻疹初起，疹出不透，风湿痹痛，皮肤瘙痒。

【观赏应用】柽柳枝细叶小，枝条下垂，婀娜多姿，状如垂柳；躯干如铁，苍老奇特，有松柏之质；花期较长，开花如红蓼；根形态奇妙，故无论是观根、观干、观叶还是赏花都颇为美观，在庭院中可作绿篱用，适于水滨、池畔、桥头、河岸、堤岸种植，也是制作盆景的好树种。

堇菜科

紫花地丁

Viola philippica Cav.

· 科　名	堇菜科 Violaceae	· 属　名	堇菜属 *Viola*
· 生活型	多年生草本	· 花果期	花期 4~9 月，果期 4~9 月

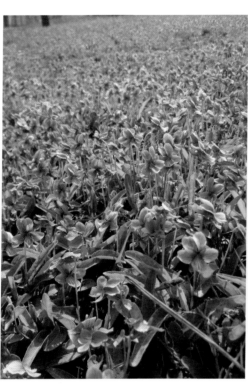
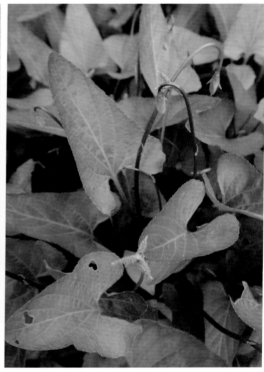

【别　　名】辽堇菜、野堇菜、光瓣堇菜。

【识别要点】主根粗而长。无地上茎。叶呈莲座状；叶形多变，长椭圆形至广披针形或三角状卵形，顶端圆或钝，基部截形、楔形或稍呈心形；托叶膜质，苍白或淡绿色，2/3~4/5 与叶柄合生，离生部分线状披针形，有睫毛。花瓣倒卵形或长圆状倒卵形，距细管状，药隔顶部附属物长约 1.5mm，下方 2 枚雄蕊的距长 4~6mm。蒴果椭圆形，无毛。

【生物学特性】喜光，喜潮湿的环境，耐阴也耐低温。

【功　　用】**全草**：苦、辛，寒。清热解毒，凉血消肿。主治疔疮肿毒，痈疽发背，丹毒，湿热泻痢，目赤肿痛，毒蛇咬伤。

【观赏应用】紫花地丁花期早且集中，植株低矮，成长整齐，株丛紧密，便于常常更换和移栽布置，所以非常适合作为花境或与其他早春花卉构成花丛。

柞 木

Xylosma racemosum (Sieb. et Zucc.) Miq.

·科 名 大风子科 Flacourtiaceae　　·属 名 柞木属 *Xylosma*

·生活型 常绿灌木或小乔木　　·花果期 花期5月，果期9月

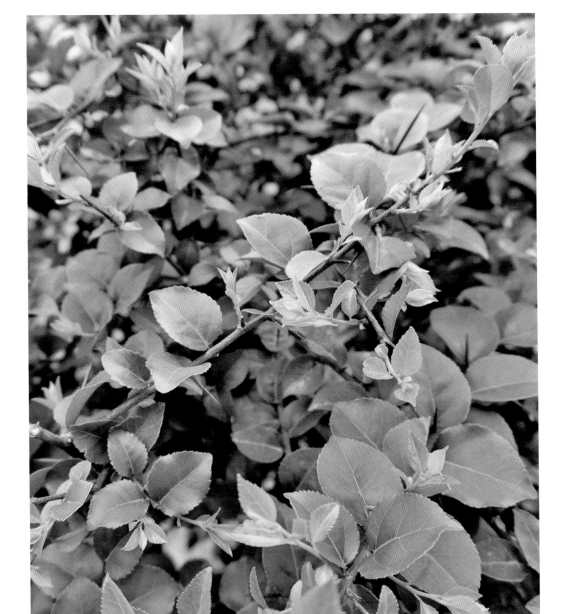

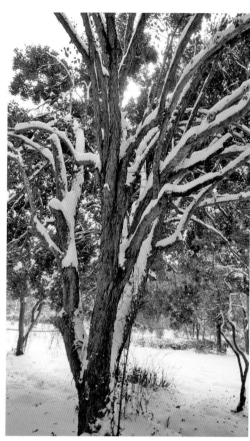
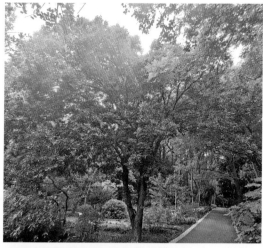
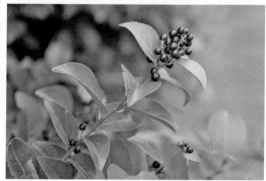

【别　　名】红心刺、葫芦刺、蒙子树、凿子树。

【识别要点】枝有刺。叶片革质，卵形至长椭圆状卵形，两面无毛。总状花序腋生，
　　　　　　花小，淡黄色或绿黄色；雄花花丝较萼片长数倍，花盘包围雄蕊；雌花
　　　　　　花柱极短，花盘圆盘状，柱头 2 裂，稍肥厚。浆果球形，成熟时黑色，
　　　　　　顶端有宿存花柱。

【生物学特性】喜欢凉爽、湿润、阳光充足的环境，耐寒，耐干旱，耐瘠薄。

【功　　用】（1）根：苦，平。解毒，利湿，散瘀，催产。主治黄疸，痢疾，水肿，
　　　　　　肺结核咳血，瘰疬，跌打肿痛，难产，死胎不下。

　　　　　　（2）树皮：苦、酸，微寒。清热利湿，催产。主治湿热黄疸，痢疾，瘰
　　　　　　疬，梅疮溃烂，鼠瘘，难产，死胎不下。

　　　　　　（3）枝叶：苦、涩，寒。清热解毒，散瘀消肿。主治婴幼儿泄泻，痢
　　　　　　疾，痈疖肿毒，跌打骨折，扭伤脱臼，死胎不下。

　　　　　　（4）树枝：苦，平。催产。主治难产，胎死腹中。

【观赏应用】柞木初发嫩叶红艳，四季常青，树冠圆球形，宜作庭园观赏树，也可植
　　　　　　于建筑物旁。

西番莲

Passiflora caerulea Linn.

·科　名　西番莲科 Passifloraceae　　·属　名　西番莲属 *Passiflora*
·生活型　多年生草质常绿藤本植物　　·花果期　花期 5~7 月，果期 7 月至翌年 4 月

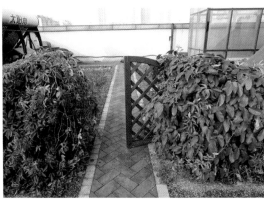

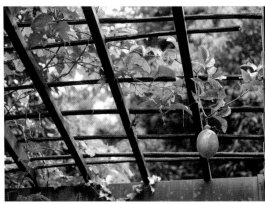

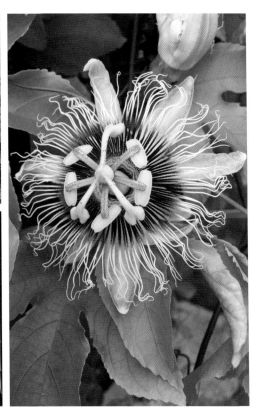

【别　　名】时计草、洋酸茄花、转枝莲、西洋鞠、转心莲。

【识别要点】叶纸质，基部心形，掌状 5 深裂。聚伞花序退化仅存 1 花，与卷须对生，花大，淡绿色。浆果卵圆球形至近圆球形，熟时橙黄色或黄色；种子多数，倒心形。

【生物学特性】喜光，喜温暖至高温的湿润的气候，不耐寒。忌积水，不耐旱。

【功　　用】**全草：** 苦，温。祛风，除湿，活血，止痛。主治感冒头痛，鼻塞流涕，风湿关节痛，痛经，神经痛，失眠，下痢，骨折。

【观赏应用】西番莲花形奇特，色彩艳丽，花期较长，果实累累，是花果俱佳的观赏植物。适于庭院、花廊、花架、花墙及栅栏的美化，也可盆栽用于阳台绿化。

秋海棠科

四季海棠

Begonia semperflorens Link et Otto

·科　名	秋海棠科 Begoniaceae	·属　名	秋海棠属 *Begonia*
·生活型	多年生肉质草本	·花果期	花期 3~12 月，果期 5~6 月

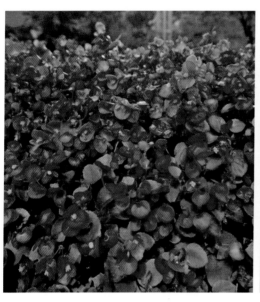 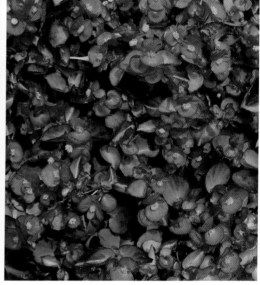

【别　　名】四季秋海棠、玻璃翠。

【识别要点】根纤维状。茎直立，绿色或淡红色。叶片稍肉质，光亮，卵形或宽卵形，先端急尖或钝，基部稍心形而微偏斜，边缘有细锯齿及细缘毛，两面绿色，叶脉红色。聚伞花序生于上部叶腋；花被红色、淡红色或白色；雄花花被片 4，外轮 2 枚大于内轮 2 枚；雌花花被片几等大或内轮 1 枚略小，柱头叉状，裂片螺旋状扭曲。蒴果具 3 翅，其中 1 翅较大，卵状三角形。

【生物学特性】喜阳光，稍耐阴，喜温暖，怕寒冷，适宜在稍阴湿的环境和湿润的土壤中生长，但怕热及水涝。

【功　　用】花、叶：苦，凉。清热解毒。主治疮疖。

【观赏应用】四季海棠花期极长，且开花繁茂，多用于林缘、草地或公园路边栽培，也可用于布置花坛、花台等，效果极佳，是重要的景观花卉。因其株型圆整、花多而密集，故极易与其他花坛植物配植。

芫 花

Daphne genkwa Sieb. et Zucc.

·科 名 瑞香科 Thymelaeaceae
·属 名 瑞香属 *Daphne*
·生活型 落叶灌木
·花果期 花期 3~5 月，果期 6~7 月

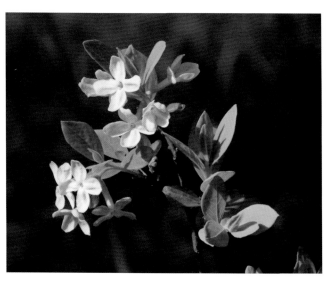
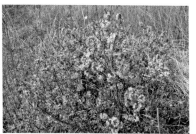
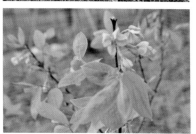

【别　　名】鱼毒、蜀桼、黄大戟、泥秋树、泡米花、石棉皮、头痛皮、闷头花、头痛花、闹鱼花、老鼠花、药鱼草、芫条根。

【识别要点】幼枝有淡黄色绢状柔毛，老枝褐色或带紫红色。叶对生，很少互生；叶片长椭圆形、椭圆形或卵状披针形。先叶开花，花 3~5 朵，簇生于叶腋；花萼花瓣状，紫色或粉红色；雄蕊 8，排成 2 轮，分别着生于萼筒中部和上部；柱头红色。核果长圆球状，肉质，白色，包藏于宿存萼的下部。

【生物学特性】喜温暖的气候，耐旱，怕涝。

【功　　用】（1）花蕾：辛、苦，温。泻水逐饮，祛痰止咳，解毒杀虫。主治水肿，臌胀，痰饮胸水，喘咳，痈疖疮癣。

（2）根、根皮：辛、苦，温。逐水，解毒，散结。主治水肿，瘰疬，乳痈，痔瘘，疥疮，风湿痹痛。

【观赏应用】芫花花期早，先叶开花，花量大，花色艳丽，分枝能力强，冠形饱满，果实白色，是一种很好的观花、观果灌木，可在园林中丛植、群植、散植、盆栽观赏应用。

结 香

Edgeworthia chrysantha Lindl.

·科　名	瑞香科 Thymelaeaceae	·属　名	结香属 *Edgeworthia*
·生活型	落叶灌木	·花果期	花期 3~4 月，果期 8 月

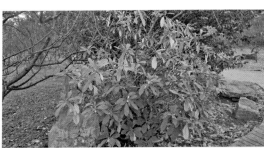
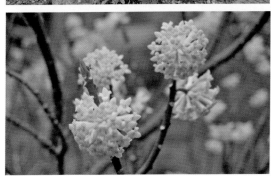
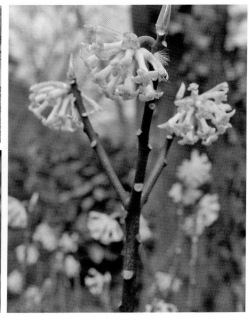

【别　　名】岩泽兰、三桠皮、三叉树、蒙花、山棉皮、雪花皮、梦花、雪里开、打结花、黄
瑞香。

【识别要点】茎皮韧性强。嫩枝有绢状柔毛，枝条棕红色或褐色，常呈三叉状分枝，
有皮孔。叶片纸质，椭圆状长圆形或椭圆状倒长披针形，基部楔形、下
延，叶背有长硬毛。花芳香，多数，集成下垂的头状花序，花序梗密被
白色长硬毛；萼筒长管状，黄色，外面密生绢状柔毛；花柱线形，柱头
棒状，具乳突。核果卵球状，通常包于花被基部。

【生物学特性】喜半阴，喜温暖气候。

【功　　用】（1）根皮、茎皮：辛，平。祛风活络，滋养肝肾。主治风湿痹痛，跌打
损伤，梦遗，早泄，白浊，虚淋，血崩，带下。

（2）花蕾：甘，平。滋养肝肾，明目消翳。主治夜盲，翳障，目赤流
泪，羞明怕光，小儿眼疳，头痛，失音，夜梦遗精。

【观赏应用】结香树冠球形，枝叶美丽，枝条柔软，弯之可打结而不断，常整成各种
形状，姿态优雅，十分惹人喜爱，适植于庭前、路旁、水边、石间、墙
隅，亦非常适合盆栽观赏。

胡颓子

Elaeagnus pungens Thunb.

·科 名 胡颓子科 Elaeagnaceae ·属 名 胡颓子属 *Elaeagnus*
·生活型 常绿直立灌木 ·花果期 花期 9~12 月，果期翌年 4~6 月

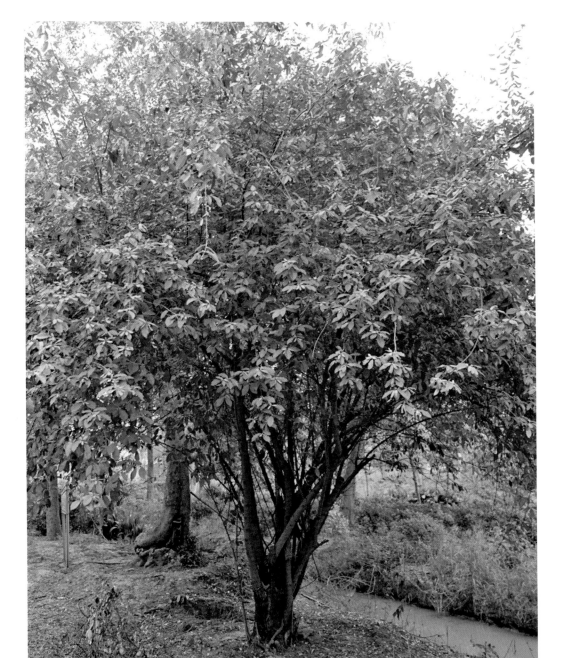

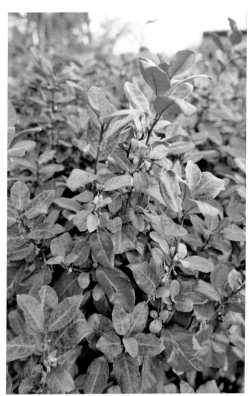
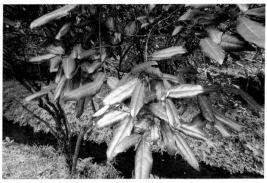
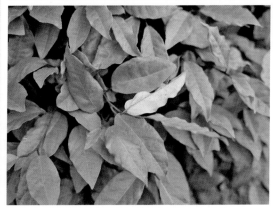

【别　　名】羊奶子、三月枣、柿模、半春子、四枣、石滚子、牛奶子根、甜棒子、雀儿酥、卢都子、半含春、蒲颓子、苗代茱萸、牛奶子。

【识别要点】全株被褐色鳞片。枝常具棘刺。叶片革质或薄革质，椭圆形或宽椭圆形，先端短尖或圆钝，基部圆形，边缘微反卷或皱波状；叶面幼时和叶背密被银白色鳞片及散生褐色鳞片；叶面主脉凹陷，侧脉和网状脉凸起，叶背主脉凸起。花 1~3 朵生于叶腋的短枝上，花白色或淡白色，密被鳞片。果实椭圆球状，幼时被褐色鳞片，成熟时红色。

【生物学特性】喜高温、湿润气候。

【功　　用】（1）根：苦，平。活血止血，祛风利湿，止咳平喘，解毒敛疮。主治咯血，便血，月经过多，风湿关节痛，黄疸，水肿，泻痢，小儿疳积，咳喘，咽喉肿痛，疮疖，跌扑损伤。

（2）叶：酸，微温。止咳平喘，止血，解毒。主治肺虚咳嗽，气喘，咳血，吐血，外伤出血，痈疽，痔疮肿痛。

（3）果实：酸、涩，平。收敛止泻，健脾消食，止咳平喘，止血。主治泄泻，痢疾，食欲不振，消化不良，咳嗽气喘，崩漏，痔疮下血。

【观赏应用】胡颓子四季常绿，枝条密集交错，叶背银色，花芳香，红果下垂，是园林造景的优良材料。宜配花丛或林缘，还可作为绿篱种植。主干自然变化多，形态美观，是优良树桩盆景材料。

紫 薇

Lagerstroemia indica Linn.

· 科 名　千屈菜科 Lythraceae
· 生活型　落叶灌木或小乔木

· 属 名　紫薇属 *Lagerstroemia*
· 花果期　花期 6~10 月，果期 8~11 月

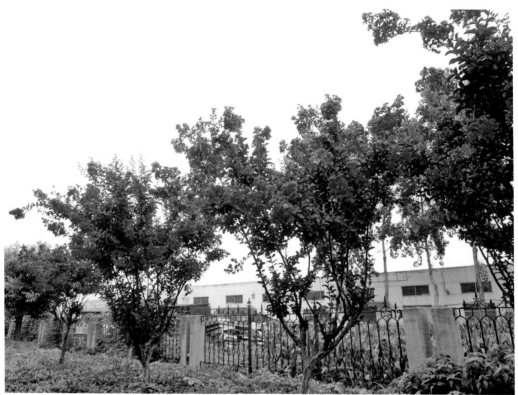

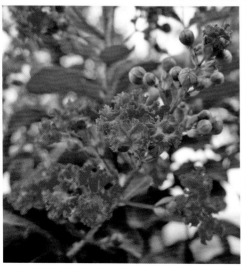

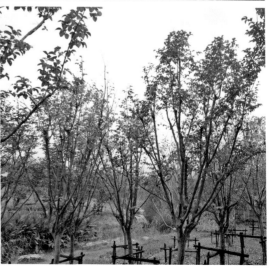

【别　　名】千日红、无皮树、百日红、西洋水杨梅、蚊子花、紫兰花、紫金花、痒痒树、痒痒花。

【识别要点】树皮光滑。幼枝具4棱，稍成翅状。叶互生或对生；叶片椭圆形、倒卵形或长椭圆形，先端短尖或钝，有时微凹。圆锥花序顶生，花柄及花序轴被毛；花萼6裂，裂片卵形；花瓣6，花色丰富，有白色、红色、粉红色、紫红色、蓝紫色及复色，边缘皱缩，基部有爪；雄蕊多数，外侧6枚较长。蒴果椭圆状球形或阔椭圆球状。

【生物学特性】喜暖湿气候，喜光，略耐阴，喜肥，尤喜深厚肥沃的沙质壤土，好生于略有湿气之地，亦耐干旱，忌涝，忌种在地下水位高的低湿地方，能抗寒。

【功　　用】（1）根：微苦，微寒。清热利湿，活血止血，止痛。主治痢疾，水肿，烧烫伤，湿疹，痈肿疮毒，跌打损伤，血崩，偏头痛，牙痛，痛经，产后腹痛。

（2）花：微苦、微酸，寒。清热解毒，凉血止血。主治疮疖痈疽，小儿胎毒，疥癣，血崩，带下，肺痨咳血，小儿惊风。

（3）茎皮、根皮：苦，寒。清热解毒，利湿祛风，散瘀止血。主治无名肿毒，丹毒，乳痈，咽喉肿痛，肝炎，疥癣，鹤膝风，跌打损伤，内外伤出血，崩漏带下。

（4）叶：微苦、涩，寒。清热解毒，利湿止血。主治痈疮肿毒，乳痈，痢疾，湿疹，外伤出血。

【观赏应用】紫薇树姿优美，树干光滑洁净，花色艳丽；开花时正当夏秋少花季节，花期长，故有"百日红"之称，又有"盛夏绿遮眼，此花红满堂"的赞语，是观花、观干、观根的盆景良材。

石　榴

Punica granatum Linn.

·科　名　石榴科 Punicaceae	·属　名　石榴属 *Punica*
·生活型　落叶灌木或小乔木	·花果期　花期 6~7 月，果期 9~10 月

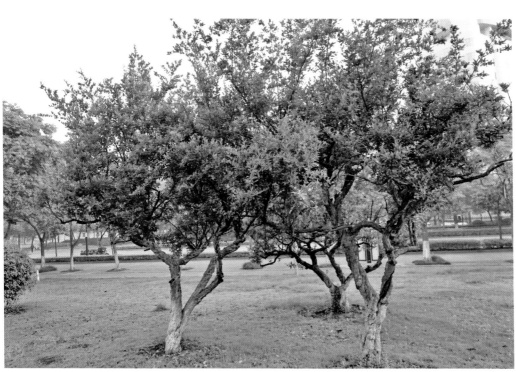

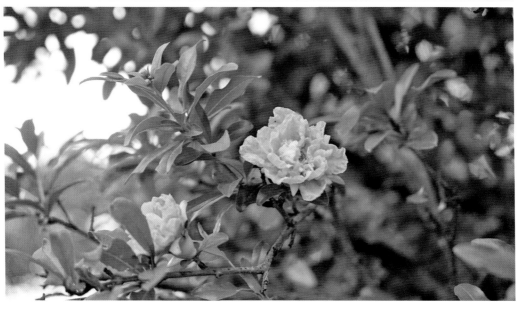

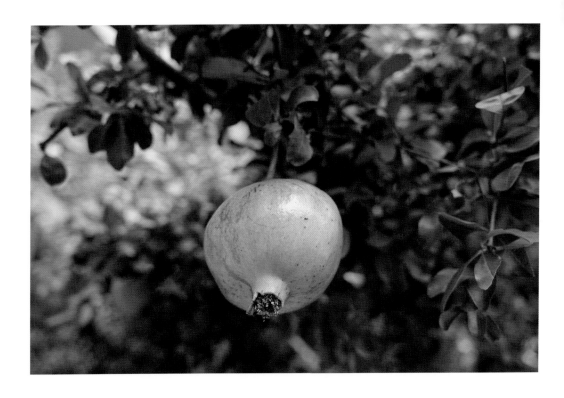

【别　　名】若榴木、丹若、山力叶、安石榴、花石榴。

【识别要点】小枝圆形，或略带角状，顶端刺状，光滑，无毛。叶对生或簇生，叶片长倒卵形至长圆形或椭圆状披针形。花1至数朵生于枝顶或叶腋；花萼钟状，橙红色，质厚，顶端5~7裂；花瓣与萼片同数，互生，位于萼筒内，倒卵形，皱缩，常为红色，也有白色、黄色或深红色，有时为重瓣。

【生物学特性】喜光，喜温暖气候，较耐寒，对土壤适应性强。

【功　　用】（1）根皮：酸、涩，温。驱虫，涩肠，止带。主治蛔虫病，绦虫病，久泻，久痢，赤白带下。

（2）花：酸、涩，平。凉血，止血。主治衄血，吐血，外伤出血，月经不调，红崩带下，中耳炎。

（3）果皮：酸、涩，温。涩肠止泻，止血，驱虫。主治久泻，久痢，便血，脱肛，崩漏，带下，虫积腹痛，痈疮，疥癣，烫伤。

（4）叶：酸、涩，温。收敛止泻，解毒杀虫。主治泄泻，痘风疮，癞疮，跌打损伤。

【观赏应用】石榴观花又观果，且花期、果期都很长，是园林绿化的优良树种。或丛植于庭院中，或孤植游园之角，或对植于门庭之侧，或列植于园路、溪旁、坡地，也宜做成各种桩景及供瓶插花观赏。

喜 树

Camptotheca acuminate Decne. var. *acuminata* Decne.

- ·科　名　蓝果树科 Nyssaceae
- ·生活型　落叶乔木
- ·属　名　喜树属 *Camptotheca*
- ·花果期　花期 5~7 月，果期 9 月

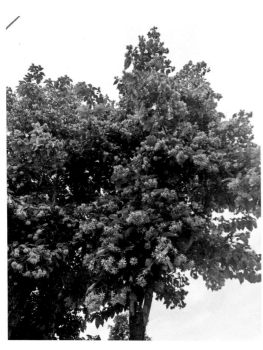
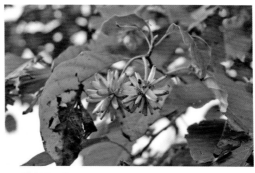
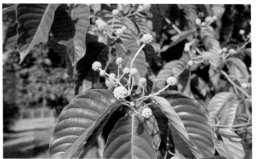

【别　　名】千丈树、旱莲木、薄叶喜树。

【识别要点】叶片纸质，矩圆状卵形或矩圆状椭圆形，全缘或呈微波状，边缘具纤毛，叶面亮绿色，叶背淡绿色。头状花序近球形，常 2~9 个再组成圆锥花序；苞片 3 枚。花瓣 5，淡绿色，矩圆形或矩圆状卵形，外面密被短柔毛；花盘显著；雄蕊 10，外轮 5 枚较长，长于花瓣。翅果集生成近球状的头状果序；果狭矩圆球状，两侧具窄翅，干燥后黄褐色。

【生物学特性】喜光，稍耐阴，喜温暖、湿润气候，不耐寒。

【功　　用】（1）**果实、根、根皮**：苦、辛，寒。清热解毒，散结消癥。主治食管癌，贲门癌，胃癌，肠癌，肝癌，白血病，牛皮癣，疮肿。

（2）**树皮**：苦，寒。活血解毒，祛风止痒。主治牛皮癣。

（3）**叶**：苦，寒。清热解毒，祛风止痒。主治痈疮疔肿，牛皮癣。

【观赏应用】喜树树干直挺，生长速度快，枝繁叶茂，秋天果实累累，具有很高的观赏价值，可以作为行道树、观赏树等。

五加科

八角金盘

Fatsia japonica (Thunb.) Decne. & Planch.

·科　名	五加科 Araliaceae	·属　名	八角金盘属 *Fatsia*
·生活型	常绿灌木	·花果期	花期 10~11 月，果期翌年 4 月

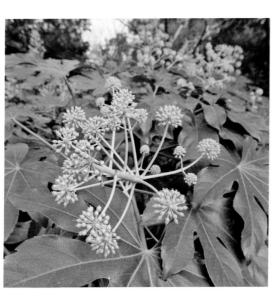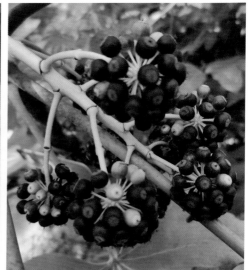

【别　　名】手树。

【识别要点】叶片革质，近圆形；掌状 7~9(11) 深裂，裂片长椭圆状卵圆形，裂口底部
弯缺较大；叶背淡绿色，有粒状突起；叶柄长 20~60(~70)cm。伞形花序
排成圆锥花序，顶生，花序轴长 30~40cm；伞形花序近球状，在花序轴
着生处呈褐色；萼齿近无；花瓣黄白色，卵状三角形；花盘隆起，呈半
圆状；花柱 5，分离。核果，近球状，顶端花盘凸显，成熟时黑色。

【生物学特性】喜温暖、湿润的气候，耐阴，不耐干旱，有一定耐寒力。宜种植于排水
良好和湿润的沙质壤土中。

【功　　用】**叶、根皮**：辛，苦，温。化痰止咳，散风除湿，化瘀止痛。主治咳嗽痰
多，风湿痹痛，痛风，跌打损伤。

【观赏应用】八角金盘四季常青，叶片硕大，叶形优美，浓绿光亮，是深受欢迎的室
内观叶植物。可适应室内弱光环境，为宾馆、饭店、写字楼和家庭美化
常用的植物材料，或作室内花坛的衬底。还适宜配植于庭院、门旁、窗
边、墙隅及建筑物背阴处，或点缀在溪流滴水之旁，或成片群植于草坪边
缘及林地。另外，亦可作小盆栽供室内观赏，叶片又是插花的良好配材。

通脱木

Tetrapanax papyrifer (Hook.) K. Koch

·科　名	五加科 Araliaceae	·属　名	通脱木属 *Tetrapanax*
·生活型	常绿灌木或小乔木	·花果期	花期 10~12 月，果期翌年 1~2 月

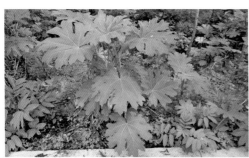
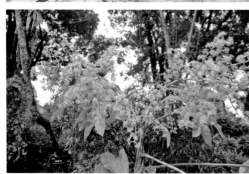
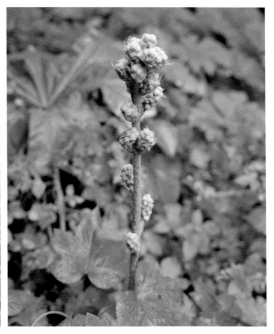

【别　　　名】天麻子、木通树、通草。

【识别要点】小枝粗壮，无刺，淡棕色或淡黄棕色，髓心大，纸质，白色，幼枝密被
锈色或淡褐色绒毛。单叶，集生茎顶；叶片近圆形，掌状分裂，裂片
5~11，每裂片常有 2 或 3 个小裂片，叶面无毛，叶背密被锈色星状毛；
托叶先端 2 裂。圆锥状复伞形花序，序梗、花萼和花瓣外侧密被星状锈
黄色绒毛；花瓣淡黄色。果球状，紫黑色。

【生物学特性】喜光，喜温暖。

【功　　　用】（1）花粉：苦、辛，平。解毒散结，祛腐生肌。主治痈肿，瘰疬，痔
疮。

（2）茎髓：甘、淡，微寒。清热利尿，通气下乳。主治湿温，尿赤，淋
病涩痛，水肿尿少，乳汁不通。

（3）根：淡、微苦，微寒。清热利水，行气消食，活血下乳。主治水
肿，淋证，食积饱胀，痞块，风湿痹痛，月经不调，乳汁不下。

【观赏应用】通脱木叶片巨大，既可轻而易举地为花园打造热带风情，又无惧冬季的
低温。10~12 月，通脱木会出现长而显著的圆锥花序，以弥补秋冬的萧
瑟，是营造景观的不错选择。

常春藤

Hedera nepalensis K. Koch var. *sinensis* (Tobl.) Rehd.

·科　名　五加科 Araliaceae	·属　名　常春藤属 *Hedera*
·生活型　常绿攀缘藤本	·花果期　花期 8~9 月，果期翌年 4~5 月

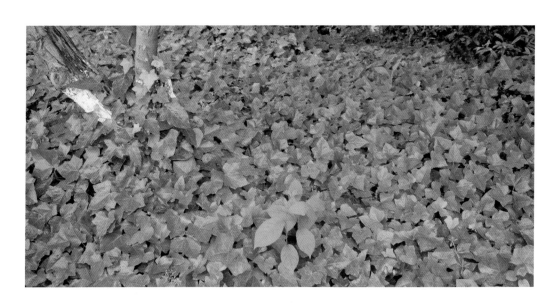

【别　　名】爬崖藤、狗姆蛇、三角藤、山葡萄、牛一枫、三角风、爬墙虎、爬树藤、中华常春藤。

【识别要点】茎有气生根。幼枝具锈色鳞片，鳞片通常有 10~20 条辐射肋。单叶，叶片近革质，有二型：营养枝上的叶片三角状卵圆形或戟形；繁殖枝上的叶片椭圆状披针形或长椭圆状卵形，略歪斜而带菱形。伞形花序单一，或 2~7 个顶生，排成总状、伞房状或圆锥花序。花萼近全缘，有锈色鳞片；花瓣 5，淡黄白色，三角状卵圆形，外侧有鳞片，芳香；花药紫色。果实球状，果熟后红色或黄色。

【生物学特性】喜阳光充足，暖和，潮湿的环境。

【功　　用】**（1）茎叶**：辛、苦，平。祛风，利湿，平肝，解毒。主治风湿痹痛，瘫痪，口眼歪斜，衄血，月经不调，跌打损伤，咽喉肿痛，疔疮痈肿，肝炎，蛇虫咬伤。

　　　　　　（2）果实：甘、苦，温。补肝肾，强腰膝，行气止痛。主治体虚羸弱，腰膝酸软，血痹，脘腹冷痛。

【观赏应用】常春藤叶形美丽，四季常青，在南方各地常做垂直绿化使用。多栽植于假山旁、墙根，让其自然附着生长，起到美化环境的效果。也可用来遮盖花园的壁面，使花园景观更加自然美丽。

刺 楸

Kalopanax septemlobus (Thunb.) Koidz.

·科 名	五加科 Araliaceae	·属 名	刺楸属 *Kalopanax*
·生活型	落叶乔木	·花果期	花期 7~8 月，果期 10~11 月

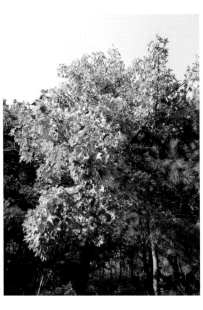
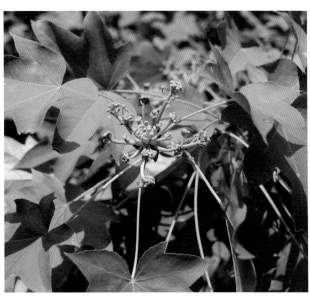

【别　　名】辣枫树、茨楸、云楸、刺桐、刺枫树、鼓钉刺、毛叶刺楸。

【识别要点】枝干有粗大鼓钉状刺。单叶，叶片纸质，近圆形，掌状五或七裂，裂片边缘有细锯齿。复伞形花序呈圆锥花序状，大而顶生；伞形花序有花多数，小花的花柄细长；花瓣白色或淡黄绿色。核果球状，成熟时蓝黑色。

【生物学特性】喜阳光充足和湿润的环境，稍耐阴，耐寒冷，适宜在腐殖质丰富、土层深厚、疏松且排水良好的中性或微酸性土壤中生长。

【功　　用】（1）根、根皮：苦、微辛，平。凉血散瘀，祛风除湿，解毒。主治肠风便血，风湿热痹，跌打损伤，骨折，周身浮肿，疮疡肿毒，瘰疬，痔疮。

（2）树皮：辛、苦，凉。祛风除湿，活血止痛，杀虫止痒。主治风湿痹痛，肢体麻木，跌打损伤，腰膝疼痛，痈疽，疮癣，口疮，痔肿。

（3）茎枝：辛，平。祛风除湿，活血止痛。主治风湿痹痛，胃痛。

（4）叶：辛、微甘，平。解毒消肿，祛风止痒。主治疮疡肿痛或溃破，风疹瘙痒，风湿痹痛，跌打肿痛。

【观赏应用】刺楸叶形美观，叶色浓绿，树干通直挺拔，满身的硬刺在诸多园林树木中独树一帜，既展现出粗犷的野趣，又能防止人或动物攀爬破坏，适合做行道树或园林配植。

江苏城镇
常见药用植物图鉴

209

紫花前胡

Angelica decursiva (Miq.) Franch. et Sav.

· 科　名　伞形科 Umbelliferae	· 属　名　当归属 *Angelica*
· 生活型　多年生草本	· 花果期　花期 8~9 月，果期 9~11 月

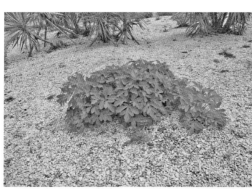
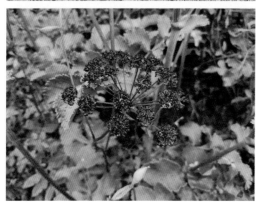
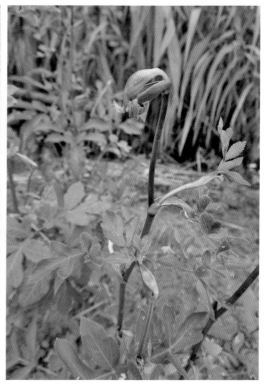

【别　　名】土当归、野当归、独活、麝香菜、鸭脚前胡、鸭脚当归、老虎爪。

【识别要点】根粗壮，有数个支根，具香味。基生叶和下部叶的叶片坚纸质；茎上部叶片逐渐简化成广阔膨大的紫色叶鞘。复伞形花序紫色；总苞片 1~3 枚，阔鞘状，宿存，反折，紫色；小总苞片数个，披针形，紫色；小伞形花序近球状；花瓣深紫色。果实卵圆形至卵状椭圆形；分生果背部明显扁压，每棱槽有油管 1~3，合生面有油管 4~6。

【生物学特性】喜冷凉湿润气候，耐旱，耐寒，适应性较强，以肥沃深厚的腐殖质壤土生长最好。

【功　　用】根：辛、苦，温。祛风除湿，活血止痛。主治风湿痹痛，腰膝酸痛。

【观赏应用】紫花前胡优雅的深紫色伞形花，适合作为绿化点缀使用。

紫叶鸭儿芹

Cryptotaenia japonica Hassk. 'Atropurpurea'

· 科 名	伞形科 Umbelliferae	· 属 名	鸭儿芹属 *Cryptotaenia*
· 生活型	多年生草本	· 花果期	花期 4~5 月，果期 7~10 月

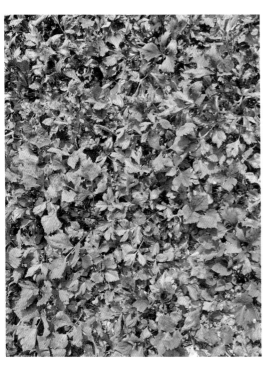
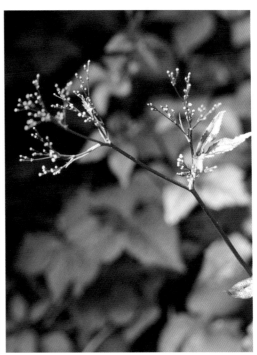

【识别要点】全株暗紫红色。夏季叶片变成紫绿色，广卵形，中间小叶菱状倒卵形。
圆锥状复伞花序顶生，花粉红色。荚果线性。

【生物学特性】喜半阴，全光暴晒下会焦叶，喜湿润、排水良好的土壤条件。

【功　　用】（1）茎叶：辛、苦，平。祛风止咳，利湿解毒，化瘀止痛。主治感冒咳
嗽，肺痛，淋痛，疝气，月经不调，风火牙痛，目赤翳障，痈疽疮肿，
皮肤瘙痒，跌打肿痛，蛇虫咬伤。

（2）根：辛，温。发表散寒，止咳化痰，活血止痛。主治风寒感冒，咳
嗽，跌打肿痛。

（3）果实：辛，温。消积顺气。主治食积腹胀。

【观赏应用】紫叶鸭儿芹一般用作彩叶地被。其生长健壮，色泽艳丽，在相对萧瑟的
冬季，与佛甲草等常绿多年生草本配植，充满生机，可起到取长补短和
锦上添花的效果。亦可将其与不同色彩的地被植物成片栽植，与上层乔
灌木进行合理配置，不仅能丰富群落层次，而且能增添景观效果。

山茱萸科

灯台树

Bothrocaryum controversum (Hemsl.) Pojark.

·科　名	山茱萸科 Cornaceae	·属　名	灯台树属 *Bothrocaryum*
·生活型	落叶乔木	·花果期	花期5月，果期8~9月

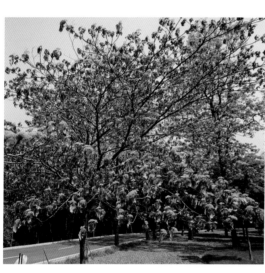 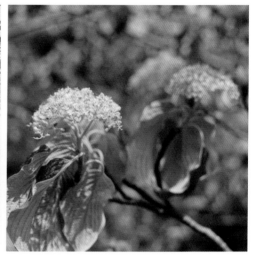

【别　　名】瑞木。

【识别要点】当年生枝条紫红绿色，无毛。叶互生；叶片阔卵圆形、阔椭圆形或披针
状椭圆形，叶面绿色，叶背灰绿色，疏生淡白色平贴短柔毛。伞房状聚
伞花序顶生，花小，花瓣白色，长披针形，顶端钝尖，外被白色贴伏短
柔毛。核果圆球状，成熟时紫红色至蓝黑色；果核圆球状，微具8肋，
顶端有方形孔穴。

【生物学特性】喜温暖气候及半阴环境，适应性强，耐寒，耐热，宜在肥沃、湿润、疏
松、排水良好的土壤中生长。

【功　　用】**(1)根皮、叶、果肉、种子：**微苦，凉。清热平肝，消肿止痛。主治头
痛，眩晕，咽喉肿痛，关节酸痛，跌打肿痛。

(2)果实：苦，凉。清热解毒，润肠通便，驱蛔。主治肝炎，肠燥便
秘，蛔虫病。

【观赏应用】灯台树奇特优美的树形与其繁茂的绿叶、典雅的花朵、紫红色的枝条及
花后绿叶红果，巧妙融合，独具特色，是园林、公园、庭院、风景区等
绿化、置景的佳选，也是优良的集观树、观花、观叶为一体的彩叶树
种，乃园林绿化中彩叶树种的珍品。

梾　木

Swida macrophylla (Wall.) Sojak

· 科　名　山茱萸科 Cornaceae
· 生活型　落叶乔木
· 属　名　梾木属 *Swida*
· 花果期　花期 7~8 月，果期 10 月

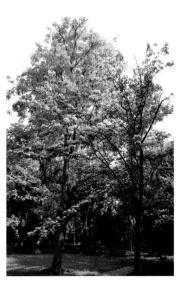
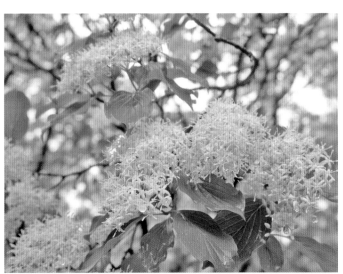

【别　　名】高山梾木、椋子木、毛梗梾木、凉子。

【识别要点】一年生枝条赤褐色，有棱。叶对生；叶片纸质，椭圆状卵形至长圆形，
　　　　　　叶背灰绿色，被有白色平贴短柔毛。顶生二歧聚伞花序圆锥状，花序梗
　　　　　　红色；花瓣白色或黄色，背面被贴生小柔毛。核果球状，熟时蓝黑色；
　　　　　　果核扁球状，两侧各有 1 条浅沟和 6 条肋纹。

【生物学特性】喜欢潮湿温暖的生长环境，喜光，喜肥，在排水通畅、养分充足的环境，
　　　　　　生长速度非常快。

【功　　用】（1）心材：甘、咸，平。活血止痛，养血安胎。主治跌打骨折，瘀血肿
　　　　　　痛，血虚萎黄，胎动不安。

　　　　　　（2）叶：苦、辛，平。祛风通络，疗疮止痒。主治风湿痛，中风瘫痪，
　　　　　　疮疡，风疹。

　　　　　　（3）树皮：苦，平。祛风通络，利湿止泻。主治筋骨疼痛，肢体瘫痪，
　　　　　　痢疾，水泻腹痛。

　　　　　　（4）根：甘、微苦，凉。清热平肝，活血通络。主治头痛，眩晕，咽喉
　　　　　　肿痛，关节酸痛。

【观赏应用】梾木树干笔直挺拔，树冠圆满，枝叶茂密，聚伞花序硕大花洁白亮丽，
　　　　　　是优良的园林绿化树种。

山茱萸

Cornus officinalis Sieb. et Zucc.

·科 名 山茱萸科 Cornaceae   ·属 名 山茱萸属 *Cornus*

·生活型 落叶灌木或小乔木   ·花果期 花期 5~6 月，果期 8~10 月

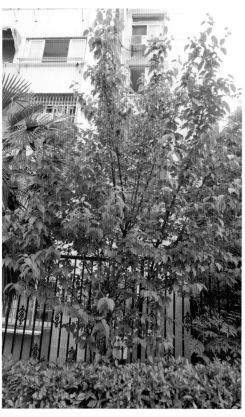
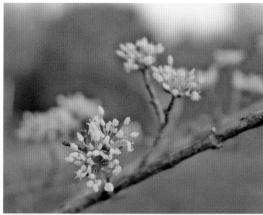
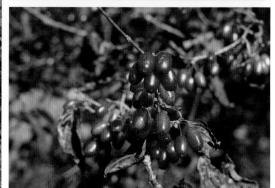

【别　　名】枣皮。

【识别要点】枝对生，嫩时绿色，老时黑褐色。叶对生；叶片卵状椭圆形或卵状披针形，叶面无毛或疏生柔毛，叶背稀被白色贴生短柔毛或毛较密，脉腋簇生黄褐色短柔毛。伞形花序生于侧枝顶端，总苞片 4，卵圆形，褐色；花小，先叶开花。花瓣 4，黄色，舌状披针形，向外反折。核果椭圆球状或长椭圆球状，成熟时红色；果核狭椭圆球状，有几条不整齐的肋纹。

【生物学特性】较耐阴，但又喜充足的光照。

【功　　用】**果实：**酸，微温。补益肝肾，收敛固脱。主治头晕目眩，耳聋耳鸣，腰膝酸软，遗精滑精，小便频数，虚汗不止，崩漏。

【观赏应用】山茱萸先开花后萌叶，秋季红果累累，绯红欲滴，艳丽悦目，是造景植物的上佳之选，可盆栽，也可在庭园、花坛内单植或片植。

四照花

Dendrobenthamia japonica (DC.) Fang
var. *chinensis* (Osborn) Fang

·科　名　山茱萸科 Cornaceae　　·属　名　四照花属 *Dendrobenthamia*
·生活型　落叶灌木或小乔木　　·花果期　花期 5~6 月，果期 7~8 月

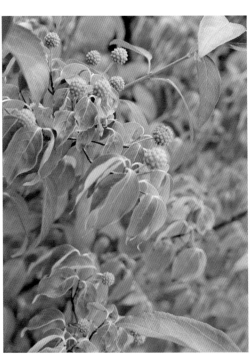
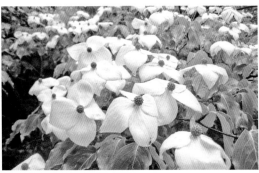
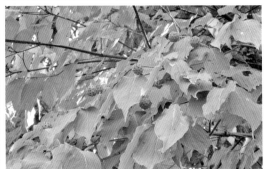

【别　　名】白毛四照花、华西四照花。

【识别要点】一年生枝密被柔毛，二年生枝红褐色，近无毛。叶对生；叶片纸质或厚
纸质，卵形或卵状椭圆形，叶面疏生白色细伏毛，叶背粉绿色，密被白
粉和柔毛，脉腋具簇生白色或黄色绢状毛。头状花序球形；总苞片白
色，稀粉红色，椭圆形至卵形；花萼管状，上部 4 裂片，内侧有 1 圈褐
色短柔毛。果序球状，聚合状核果，成熟时红色，微被白色细毛。

【生物学特性】喜温暖气候和阴湿环境。

【功　　用】（1）叶、花：苦、涩，凉。清热解毒，收敛止血。主治痢疾，肝炎，烧
烫伤，外伤出血。

（2）果实：甘、苦，平。驱蛔，消积。主治蛔虫腹痛，饮食积滞。

（3）树皮、根皮：苦、涩，平。清热解毒。主治痢疾，肺热咳嗽。

【观赏应用】四照花树形美观、整齐，初夏淡黄花满枝，白色苞片覆盖全树，晚秋红
色果实累累，乃一种美丽的庭园观花、观果树种。可孤植或列植，也可
丛植于草坪、路边、林缘、池畔，与常绿树混植。

紫金牛科

紫金牛 —————

Ardisia japonica (Thunb.) Blume

·科　名	紫金牛科 Myrsinaceae	·属　名	紫金牛属 *Ardisia*
·生活型	常绿小灌木或亚灌木	·花果期	花期 4~6 月，果期 11 月至翌年 1 月

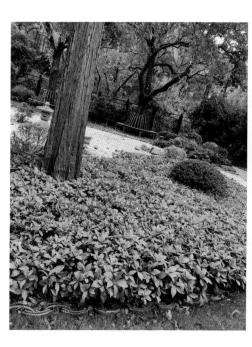 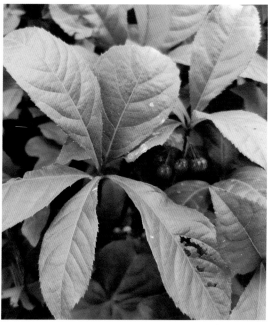

【别　　名】矮地茶、矮爪、老勿大、凉伞盖珍珠矮脚樟茶、不出林、短脚三郎、矮茶、小青。

【识别要点】有匍匐根状茎。叶对生或在枝端轮生；叶片坚纸质或近革质，椭圆形或椭圆状倒卵形，两面无毛或叶背中脉有毛。聚伞或近伞形花序，腋生或近顶生；花柄长 7~10mm，常下弯；花冠粉红色或白色，广卵形，密具腺点。核果球状，鲜红色，有黑色腺点。

【生物学特性】喜温暖、湿润环境，喜荫蔽，忌阳光直射。

【功　　用】**全株：**辛，平。止咳化痰，祛风解毒，活血止痛。主治支气管炎，大叶性肺炎，小儿肺炎，肺结核，肝炎，痢疾，急性肾炎，尿路感染，痛经，跌打损伤，风湿筋骨痛；外用治皮肤瘙痒，漆疮。

【观赏应用】紫金牛枝叶常青，入秋后果色鲜艳，经久不凋，能在郁密的林下生长，是一种优良的地被植物，也可种植在高层建筑群的绿化带下层及立交桥下。还可作盆栽观赏，与岩石相配作小盆景用。

老鸦柿

Diospyros rhombifolia Hemsl.

·科　名　柿科 Ebenaceae
·生活型　落叶小乔木或灌木

·属　名　柿属 *Diospyros*
·花果期　花期 4 月，果期 8~10 月

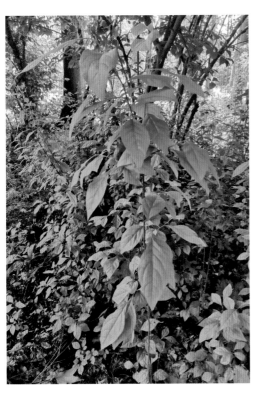
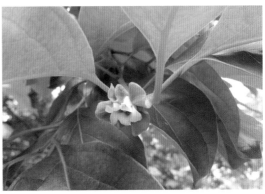
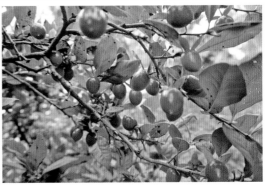

【识别要点】树皮灰褐色；枝有刺，散生椭圆形皮孔。叶片卵状菱形至倒卵形，长
3~6(~8)cm，叶背隆起，中脉及侧脉在叶面凹陷；叶柄纤细。花单生叶
腋；花萼宿存，革质，裂片长椭圆形或披针形，有明显的直脉纹，花后
增大，开展或向后反曲；花冠白色。浆果卵球状，熟时橙红色或红色，
有蜡质及光泽。种子褐色，半球形或近三棱形。

【生物学特性】喜温暖、湿润的环境，对生长环境适应性较强。

【功　　用】根、枝：苦，平。清湿热，利肝胆，活血化瘀。主治急性黄疸性肝炎，
肝硬化，跌打损伤。

【观赏应用】老鸦柿叶片质厚，至秋转红，果色鲜艳，果形多变，果期长，是秋、冬
季观果优良树种，宜配植在亭台阶前、庭园角落或树丛边缘。此外，其
枝条柔韧，好造型，是制作盆景的上好材料。

君迁子

Diospyros lotus Linn.

·科　名　柿科 Ebenaceae	·属　名　柿属 *Diospyros*
·生活型　落叶乔木	·花果期　花期 5 月，果期 10~11 月

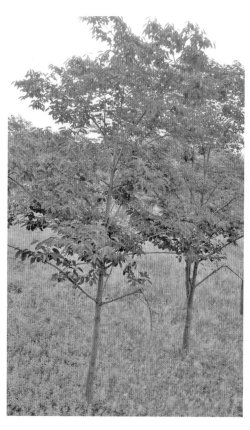

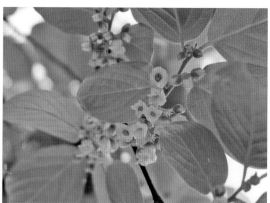

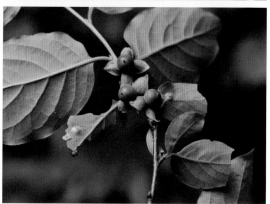

【别　　名】牛奶柿、黑枣、软枣。

【识别要点】树皮暗褐色，深裂成厚方块状剥落；幼枝平滑或有灰色柔毛；冬芽狭卵形，先端急尖。叶片椭圆形至长圆形，近膜质，叶背灰绿色或苍白色，脉上有柔毛，侧脉每边 7~10 条；叶柄上面有沟。雌花单生，雄花常 1~3 朵簇生叶腋。花萼密生柔毛，4 深裂，裂片卵形；花冠淡黄色或淡红色。果实近球状或椭圆球状，直径 1~2cm，熟时由淡黄色渐转为蓝黑色。种子长圆形，侧扁。

【生物学特性】喜光，也耐半阴，较耐寒，既耐旱，也耐水湿。喜肥沃深厚的土壤，较耐瘠薄，对土壤要求不严，有一定的耐盐碱力。

【功　　用】**果实：**甘、涩，平。止渴，清热。主治烦热，消渴。

【观赏应用】君迁子树形优美，宜做行道树或庭院树。

柿

Diospyros kaki Thunb.

·科　名　柿科 Ebenaceae	·属　名　柿属 *Diospyros*
·生活型　落叶大乔木	·花果期　花期 6 月，果期 9~10 月

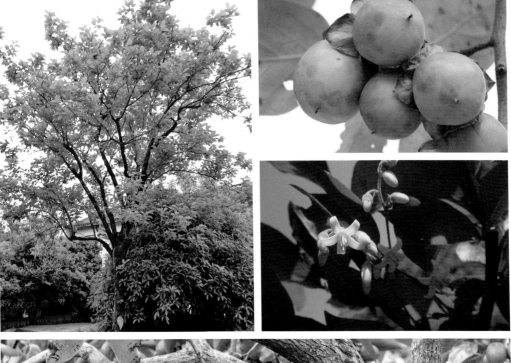

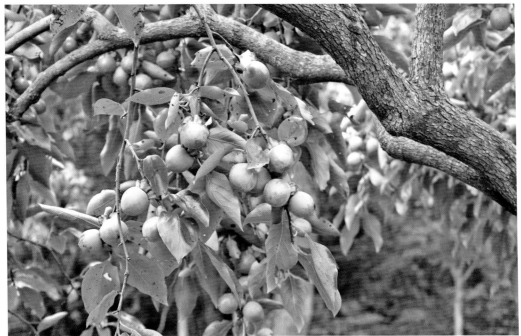

【别　　名】柿子。

【识别要点】主干暗褐色，树皮鳞片状开裂成长方块状，沟纹较密。幼枝有绒毛或无毛，初时有棱。冬芽小，卵形。叶片较大，肥厚，椭圆状卵形至长圆形或倒卵形，叶面深绿色，有光泽，叶背淡绿色。花雌雄异株或同株；雄花3~5朵集生或成短聚伞花序，雌花单生于叶腋；花冠肉质，淡黄白色或黄白色带紫红色，壶形或近钟形。浆果卵圆球状或扁球状，橙黄色、橘红色或红色，有光泽；宿萼厚革质或干时近木质。种子褐色，椭圆形，侧扁。

【生物学特性】喜温暖气候，充足阳光和深厚、肥沃、湿润、排水良好的土壤。

【功　　用】（1）**柿饼**：甘，平、微温。润肺，止血，健脾，涩肠。主治咳血，吐血，便血，尿血，脾虚消化不良，泄泻，痢疾，喉干音哑，颜面黑斑。

（2）**宿存花萼**：苦、涩，平。降逆下气。主治呃逆，噫气，反胃。

（3）**根、根皮**：涩，平。清热解毒，凉血止血。主治血崩，血痢，痔疮，手发背。

（4）**花**：甘，平。降逆和胃，解毒收敛。主治呕吐，吞酸，痤疮。

（5）**树皮**：涩，平。清热解毒，止血。主治下血，烧烫伤。

（6）**外果皮**：甘、涩，寒。清热解毒。主治疔疮，无名肿毒。

（7）**叶**：苦，寒。止咳定喘，生津止渴，活血止血。主治咳喘，消渴，各种内出血，臁疮。

（8）**果实**：甘、涩，凉。清热，润肺，生津，解毒。主治咳嗽，吐血，热渴，口疮，热痢，便血。

【观赏应用】柿的树冠扩展如伞，叶大荫浓，秋日叶色转红，丹实如火般悬于绿荫丛中，至11月落叶后仍高挂树上，极为美观，是观叶、观果的重要树种。可孤植、群植。

白蜡树

Fraxinus chinensis Roxb.

·科　名　木犀科 Oleaceae	·属　名　梣属 *Fraxinus*
·生活型　落叶乔木	·花果期　花期 4~5 月，果期 7~9 月

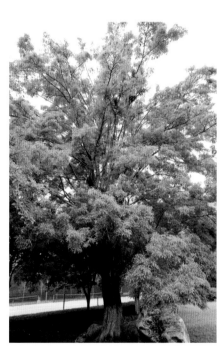
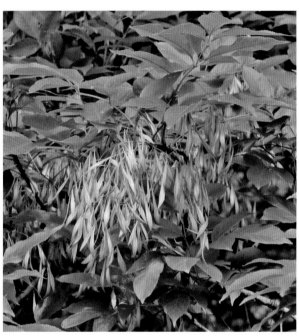

【别　　名】白蜡杆、小叶白蜡、速生白蜡、新疆小叶白蜡、云南梣、尖叶梣、川梣、绒毛梣。

【识别要点】芽阔卵形或圆锥形，被棕色柔毛或腺毛。小枝黄褐色，粗糙。羽状复叶硬纸质，卵形、倒卵状长圆形至披针形。圆锥花序顶生或腋生枝梢；花雌雄异株，雄花密集，雌花疏离；雄花花萼小，花冠无；雌花花萼大，4浅裂。翅果匙形，上中部最宽，先端锐尖，常呈犁头状，基部渐狭，翅平展，下延至坚果中部；坚果圆柱形。

【生物学特性】喜光，对土壤的适应性较强，在酸性土、中性土及钙质土上均能生长，耐轻度盐碱，喜湿润、肥沃的沙或沙壤质土壤。

【功　　用】**树皮：**苦、涩，寒。清热燥湿，清肝明目，止咳平喘。主治湿热泻痢，带下，目赤肿痛，睛生疮翳，肺热气喘咳嗽。

【观赏应用】白蜡树干形通直，树形美观，抗烟尘、二氧化硫和氯气，是工厂、城镇绿化美化的好树种。

金钟花

Forsythia viridissima Lindl.

·科　名　木犀科 Oleaceae	·属　名　连翘属 *Forsythia*
·生活型　落叶灌木	·花果期　花期 3~4 月，果期 8~11 月

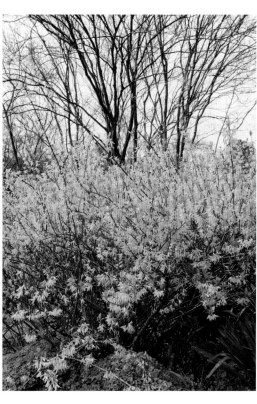
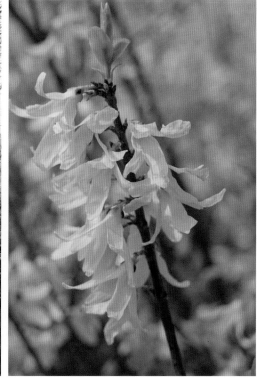

【别　　　名】连翘、黄金条。

【识别要点】全株除花萼裂片边缘具睫毛外，其余均无毛。小枝绿色或黄绿色，呈四棱状，皮孔明显，具片状髓。叶片长椭圆形至披针形，基部楔形，通常上半部具不规则锐锯齿或粗锯齿。花 1~3(4) 朵着生于叶腋，先于叶开放；花冠深黄色，裂片狭长圆形至长圆形，内面基部具橙黄色条纹，反卷。果卵球状或宽卵球状。

【生物学特性】喜光，喜温暖、湿润环境，较耐寒，略耐阴。适应性强，对土壤要求不严，耐干旱，较耐湿。

【功　　　用】**果壳、根、叶：**苦，凉。清热，解毒，散结。主治感冒发热，目赤肿痛，痈疮，丹毒，瘰疬。

【观赏应用】金钟花花色鲜黄，金花满枝。适于道边、篱下、池畔、草坪边缘、林缘丛植或成片栽植，亦可作花篱、丛栽。

紫丁香

Syringa oblata Lindl.

· 科　名	木犀科 Oleaceae	· 属　名	丁香属 *Syringa*
· 生活型	落叶灌木或小乔木	· 花果期	花期 4~5 月，果期 6~10 月

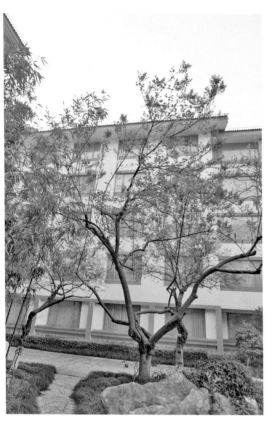
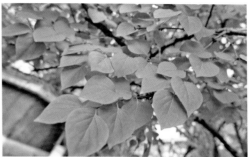
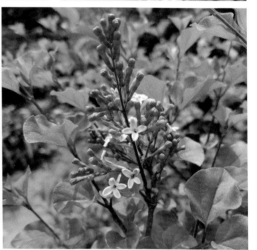

【别　　名】白丁香、毛紫丁香、华北紫丁香、丁香。

【识别要点】小枝、花序轴、花柄、苞片、花萼、幼叶两面及叶柄均密被腺毛。叶片革质或厚纸质，卵圆形至肾形，宽常大于长，基部心形、截形至近圆形，或宽楔形。圆锥花序直立；花冠紫色，花冠筒圆柱形，裂片呈直角开展，卵圆形、椭圆形至倒卵圆形；花药黄色，位于距花冠筒喉部 0~4mm 处。果椭圆形倒卵球状、卵球状至长椭圆球状。

【生物学特性】喜阳，喜土壤湿润而排水良好。

【功　　用】**叶、树皮**：苦，寒。清热，解毒，利湿，退黄。主治急性泻痢，黄疸性肝炎，火眼，疮疡。

【观赏应用】春季，紫丁香盛开时硕大而艳丽的花序布满全株，芳香四溢，观赏效果甚佳。是庭园栽种的著名花木。

白花欧丁香

Syringa vulgaris Linn. f. *alba* (Weston) Voss

·科 名 木犀科 Oleaceae	·属 名 丁香属 *Syringa*
·生活型 落叶灌木或小乔木	·花果期 花期 4~5 月，果期 6~7 月

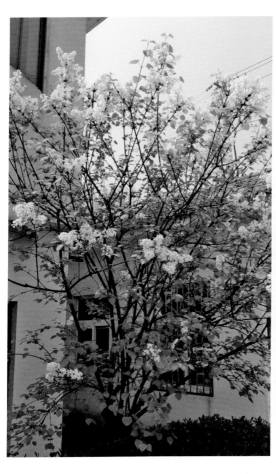
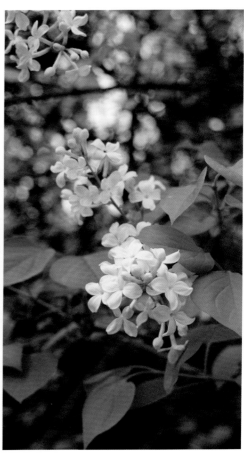

【识别要点】单叶对生，叶片卵形、宽卵形或长卵形，叶面绿色，叶背淡绿色。花两性，花冠白色，芳香。蒴果卵状椭圆形、卵形至长椭圆形，光滑。

【生物学特性】喜光，稍耐阴，耐寒，耐旱，喜排水良好的深厚肥沃土壤。

【功 用】根：苦，寒。清心安神。主治心烦失眠，头痛健忘。

【观赏应用】白花欧丁香花形优美，花香清淡，具有较高的观赏性。作为一种优秀的园艺品种可以美化景观，用于庭院观赏、丛植，也可作为切花。

暴马丁香

Syringa reticulata (Blume) Hara var. *amurensis* (Rupr.) Pringle

·科　名　木犀科 Oleaceae
·生活型　落叶乔木

·属　名　丁香属 Syringa
·花果期　花期 6~7 月，果期 8~10 月

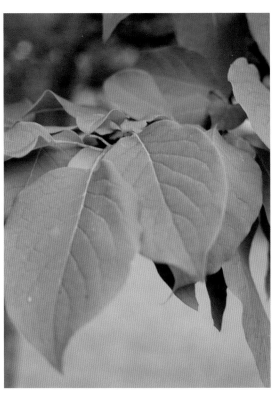 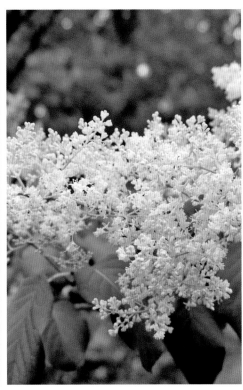

【别　　名】暴马子、白丁香、荷花丁香。

【识别要点】叶片厚纸质，宽卵形、卵形，先端短尾尖，基部常圆形，中脉和侧脉在下面凸起。圆锥花序；花冠白色，裂片卵形，先端锐尖；花丝与花冠裂片近等长或长于裂片，花药黄色。果长椭圆形。

【生物学特性】喜光，也能耐阴，耐寒，耐旱，耐瘠薄。

【功　　用】**树皮**：苦、辛，微温。宣肺化痰，止咳平喘，利水。主治慢性支气管炎，哮喘，心源性水肿。

【观赏应用】暴马丁香树姿美观，花序大，花期长，花香浓郁，为著名的观赏花木之一。广泛栽植于庭园、机关、厂矿、居民区等地。常丛植于建筑物前或茶室、凉亭周围，散植于园路两旁、草坪之中。

木 犀

Osmanthus fragrans (Thunb.) Lour.

·科 名 木犀科 Oleaceae	·属 名 木犀属 *Osmanthus*
·生活型 常绿乔木或灌木	·花果期 花期9~10月，果期翌年3~6月

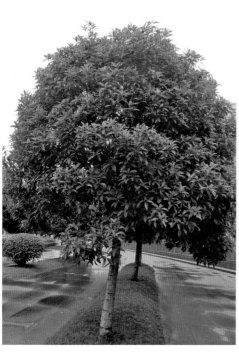
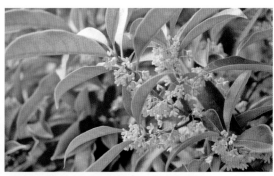
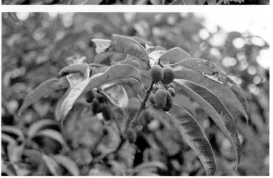

【别　　名】丹桂、刺桂、桂花、四季桂、银桂、桂、彩桂。

【识别要点】小枝黄褐色，无毛。叶片革质，椭圆形、长椭圆形或椭圆状披针形，基部渐狭呈楔形或宽楔形，全缘或通常上半部具细锯齿，两面无毛。聚伞花序簇生于叶腋，或近于帚状，每腋内有花多朵；花极芳香；花冠黄白色、淡黄色、黄色或橘红色；雄蕊着生于花冠管中部。果歪斜，椭圆球状，紫黑色。

【生物学特性】喜温暖、湿润气候。

【功　　用】（1）枝叶：辛、微甘，温。发表散寒，祛风止痒。主治风寒感冒，皮肤瘙痒，漆疮。

（2）果实：甘、辛，温。温中行气，止痛。主治胃寒疼痛，肝胃气痛。

（3）花经蒸馏而得的液体：微辛、微苦，温。疏肝理气，醒脾辟秽，明目，润喉。主治肝气郁结，胸胁不舒，牙龈肿痛，牙痛，咽干，口燥，口臭。

【观赏应用】木犀终年常绿，枝繁叶茂，秋季开花，芳香四溢。在园林中应用普遍，常做园景树，有孤植、对植，也有成丛、成林栽种。

流苏树

Chionanthus retusus Lindl. & Paxt.

·科　名　木犀科 Oleaceae	·属　名　流苏树属 *Chionanthus*
·生活型　落叶灌木或乔木	·花果期　花期 3~6 月，果期 6~11 月

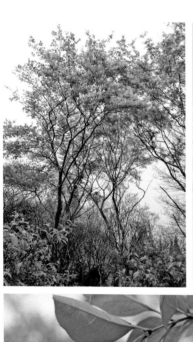
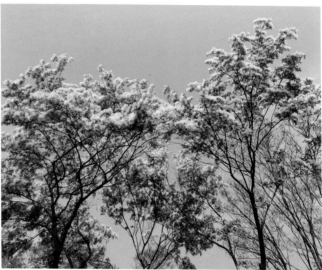
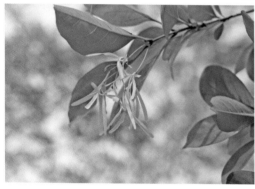
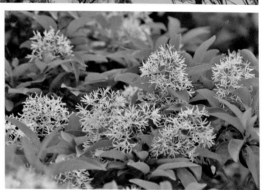

【别　　名】流苏。

【识别要点】叶片革质或薄革质，长圆形、椭圆形或圆形；叶柄密被黄色卷曲柔毛。聚伞状圆锥花序，顶生于枝端，近无毛；苞片线形；花单性而雌雄异株或为两性花；花冠白色，四深裂，裂片线状倒披针形，花冠管短。果椭圆球状，被白粉，呈蓝黑色或黑色。

【生物学特性】喜阳，耐寒，耐旱，忌积水。

【功　　用】芽、叶：苦，平。消暑止渴。主治中暑。

【观赏应用】流苏树树形高大优美，春季观花，夏季遮阴，秋季看果，在园林绿化中广泛用作庭荫树、四旁树、行道树、观赏树栽种，还可以制作盆景。

女 贞

Ligustrum lucidum Ait.

·科 名 木犀科 Oleaceae ·属 名 女贞属 *Ligustrum*
·生活型 常绿乔木，有时呈灌木状 ·花果期 花期 5~7 月，果期 7 月至翌年 5 月

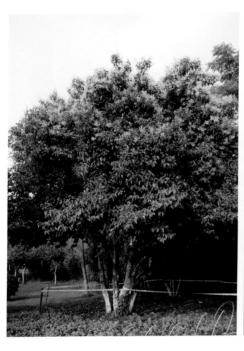
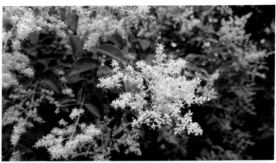
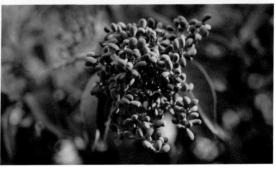

【别　名】大叶女贞、冬青、落叶女贞。

【识别要点】树枝圆柱形，无毛。叶片常绿，革质，卵形、长卵形或椭圆形至宽椭圆形，两面无毛。圆锥花序顶生，长 8~20cm，宽 8~25cm；花序轴及分枝轴无毛，紫色或黄棕色，果时具棱。果肾状或近肾状，深蓝黑色，成熟时呈红黑色，被白粉。

【生物学特性】喜温暖、湿润气候，有一定的耐寒能力，能忍受短时间的低温。

【功　用】**（1）根：**苦，平。行气活血，止咳喘，祛湿浊。主治哮喘，咳嗽，闭经，带下。

（2）树皮：微苦，凉。强筋健骨。主治腰膝酸痛，两脚无力，烧烫伤。

（3）叶：苦，凉。清热明目，解毒散瘀，消肿止咳。主治头目昏痛，风热赤眼，口舌生疮，牙龈肿痛，疮肿溃烂，烧烫伤，肺热咳嗽。

（4）果实：甘、苦，凉。补益肝肾，清虚热，明目。主治头昏目眩，腰膝酸软，遗精，耳鸣，须发早白，骨蒸潮热，目暗不明。

【观赏应用】女贞四季常青，树形优美，可用于庭院孤植或丛植，或作为行道树，或用作绿篱。

迎春花

Jasminum nudiflorum Lindl.

·科　名　木犀科 Oleaceae
·属　名　素馨属 *Jasminum*
·生活型　落叶灌木
·花果期　花期 6 月

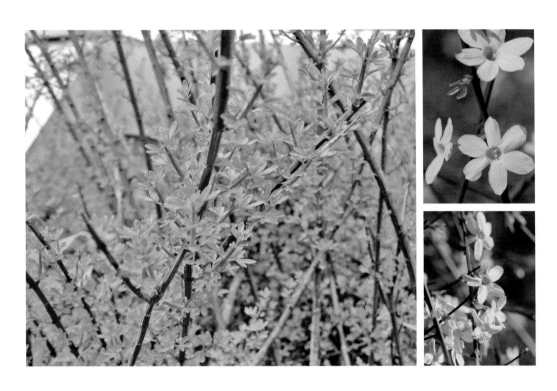

【别　　名】重瓣迎春、迎春。

【识别要点】茎直立或匍匐。枝条下垂，枝梢扭曲，四棱状，光滑，无毛。叶对生，三出复叶，小枝基部常具单叶；叶轴具狭翼；小叶片卵形、长卵形或椭圆形、狭椭圆形。花单生于上年生小枝的叶腋，稀生于小枝顶端；苞片小叶状，披针形、卵形或椭圆形；花萼绿色；花冠黄色，裂片 5 或 6 枚。

【生物学特性】喜光，耐阴，较耐寒，对土壤要求不严，耐旱，耐盐碱，怕涝。

【功　　用】（1）花：苦、微辛，平。清热解毒，活血消肿。主治发热头痛，咽喉肿痛，小便热痛，恶疮肿毒，跌打损伤。

（2）根：苦，平。清热息风，活血调经。主治肺热咳嗽，小儿惊风，月经不调。

（3）叶：苦，寒。清热，利湿，解毒。主治感冒发热，小便淋痛，外阴瘙痒，肿毒恶疮，跌打损伤，刀伤出血。

【观赏应用】迎春花枝条披垂，冬末至早春先花后叶，花色金黄，叶丛翠绿，绿化效果凸出。园林中宜配置在湖边、溪畔、桥头、墙隅、草坪、林缘、坡地。

马钱科

密蒙花

Buddleja officinalis Maxim.

·科 名	马钱科 Loganiaceae	·属 名	醉鱼草属 *Buddleja*
·生活型	落叶灌木	·花果期	花期 3~4 月，果期 5~8 月

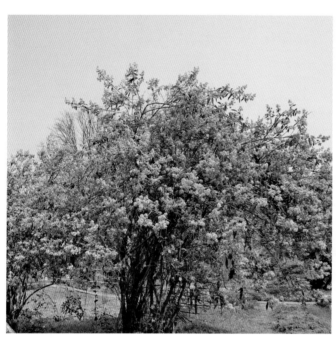
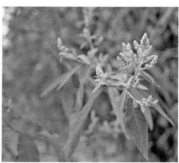
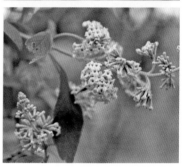

【别　　名】蒙花、小锦花、黄饭花、疙瘩皮树花、鸡骨头花、羊耳朵、蒙花树、米汤花、染饭花、黄花树。

【识别要点】小枝、叶背、叶柄和花序均密被灰白色星状短绒毛。叶对生；叶片狭椭圆形、长卵形、卵状披针形或长圆状披针形，叶面深绿色，被星状毛；托叶在 2 叶柄基部之间缢缩成 1 横线。花多而密集，组成顶生聚伞圆锥花序；花梗极短；花冠紫堇色，后变白色或淡黄白色，花冠管内面黄色；雄蕊着生于花冠管内壁中部。蒴果椭圆球状，2 瓣裂，外果皮被星状毛，基部有宿存花被。

【生物学特性】喜温暖、湿润的环境。

【功　　用】**花蕾、花序：** 甘，微寒。祛风清热，养肝明目，退翳。主治目赤肿痛，多泪羞明，眼生翳膜，肝虚目暗，视物昏花。

【观赏应用】密蒙花花序大而醒目，芳香美丽，四季常绿，适应性强，是优良的庭园观赏花木。

醉鱼草

Buddleja lindleyana Fortune

·科　名	马钱科 Loganiaceae	·属　名	醉鱼草属 *Buddleja*
·生活型	半常绿灌木	·花果期	花期 4~10 月，果期 8 月至翌年 4 月

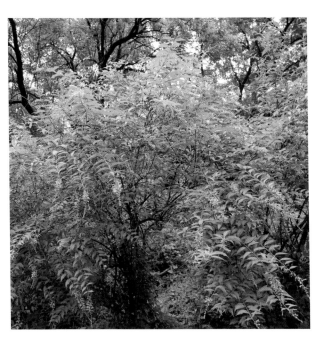
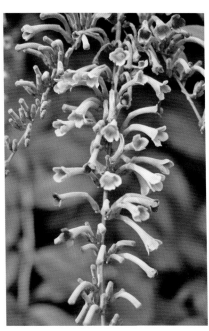

【别　　名】鱼尾草。

【识别要点】幼枝、叶背、叶柄、花序、苞片及小苞片均密被星状短绒毛和腺毛。小枝具四棱，棱上略有窄翅。叶对生，萌芽枝条上的叶为互生或近轮生；叶片卵形、椭圆形至长圆状披针形，叶背灰黄绿色。穗状聚伞花序顶生；花冠紫色，内面被柔毛，花冠管弯曲；雄蕊着生于花冠管下部或近基部。果序穗状；蒴果长圆球状或椭圆球状。种子淡褐色，小，无翅。

【生物学特性】喜温暖、湿润气候和深厚肥沃的土壤，适应性强，但不耐水湿。

【功　　用】（1）茎叶：辛、苦，温，有毒。祛风解毒，驱虫，消骨鲠。主治痄腮，痈肿，瘰疬，蛔虫病，钩虫病，诸鱼骨鲠。

（2）花：辛、苦，温。祛痰，截疟，解毒。主治痰饮喘促，疟疾，小儿疳积，烫伤。

（3）根：辛、苦，温。活血化瘀，消积解毒。主治闭经，癥瘕，血崩，小儿疳积，痄腮，哮喘，肺脓肿。

【观赏应用】醉鱼草花色丰富，花香怡人，常应用于美化园林环境及装点山石、庭院、道路等，也可以做成盆栽或者切花。

长春花

Catharanthus roseus (L.) G. Don

·科　名	夹竹桃科 Apocynaceae	·属　名	长春花属 *Catharanthus*
·生活型	多年生草本或半灌木	·花果期	花期 6~9 月，果期 8~10 月

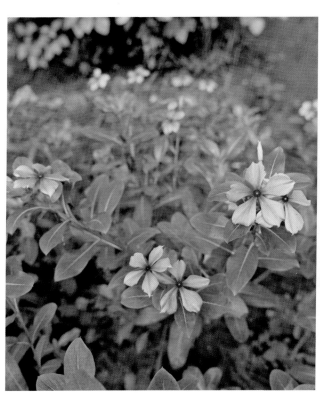
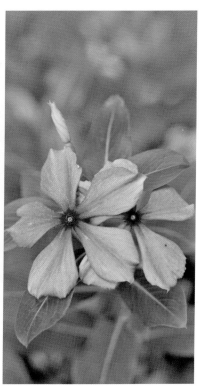

【别　　名】雁来红、日日草、日日新、三万花。

【识别要点】叶片膜质，倒卵形或椭圆形，顶端圆钝，有小尖头。聚伞花序腋生或顶
　　　　　　生，有花 2 或 3 朵；花冠淡红色、粉红色，高脚碟状，冠筒细长，内面
　　　　　　具疏柔毛，喉部紧缩，具刚毛，花冠裂片宽倒卵形，左旋。蓇葖果有纵
　　　　　　纹和短毛；种子顶端无种毛，有粒状小凸起。

【生物学特性】喜温暖、稍干燥和阳光充足环境，怕严寒忌水湿。

【功　　用】**全草**：苦，寒。解毒抗癌，清热平肝。主治多种癌症，高血压，痈肿疮
　　　　　　毒，烧烫伤。

【观赏应用】长春花姿态优美，花期特长，适合布置花坛、花境，也可作盆栽观赏。

罗布麻

Apocynum venetum Linn.

· 科　名　夹竹桃科 Apocynaceae	· 属　名　罗布麻属 *Apocynum*
· 生活型　直立半灌木	· 花果期　花期 6~8 月，果期 9~10 月

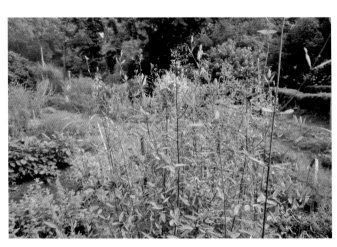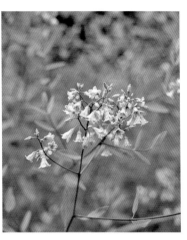

【别　　名】茶叶花、野麻、泽漆麻、女儿茶、茶棵子、奶流、红麻、红花草、吉吉麻、羊肚拉角、牛茶、野茶、野务其干、披针叶茶叶花、红麻。

【识别要点】株高 1~2(~4)m。茎光滑，紫红色或淡红色，有乳汁。叶对生，叶片椭圆状披针形至长圆形，长 2~4cm，顶端钝圆并有小芒尖，基部宽楔形，边缘有不明显的细锯齿，两面无毛，侧脉在叶缘前网结；叶柄间具腺体，老时脱落。花序常顶生，被短柔毛；苞片和小苞片膜质；花萼 5 深裂，裂片披针形或卵圆状披针形，两面被短柔毛；花冠紫红色或粉红色，圆筒状钟形，两面密被颗粒状突起，长 6~8mm，裂片卵圆状长圆形，每裂片内外均具 3 条明显的紫红色脉纹；雄蕊与副花冠裂片互生，花药腹部黏生在柱头基部，黏合成锥状体，顶端锥尖；花盘环状，肉质，顶端不规则 5 裂，环绕子房，着生在花托上。蓇葖果双生，下垂，外果皮棕色。种子细小，顶端有白色种毛。

【生物学特性】喜欢在干燥、阳光充足、通风良好的环境下生长，较耐旱，环境适应性较强，对土壤的要求不高。

【功　　用】**叶**：微甘、微苦，凉。清热解毒，理气活血。主治肺热咳嗽，肝炎，钩端螺旋体病，胸痛，胃痛，跌打损伤，毒蛇咬伤。

【观赏应用】罗布麻枝叶生长有序，花色鲜亮粉红色或浅紫色，钟形，花蕊奇特，在园林绿化中可作盆栽，可用于花坛、花境和园林景点的布置，也可以放在客厅或者书房起到点缀的作用。

络 石

Trachelospermum jasminoides (Lindl.) Lem.

·科 名 夹竹桃科 Apocynaceae	·属 名 络石属 *Trachelospermum*
·生活型 常绿木质藤本	·花果期 花期 4~7 月，果期 7~10 月

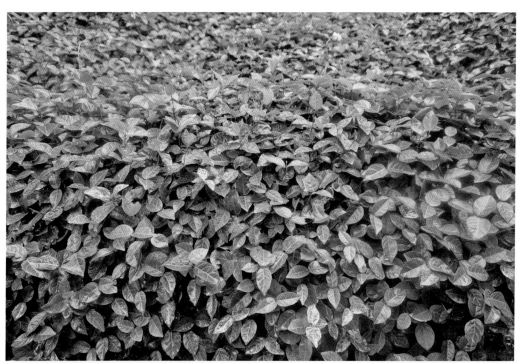

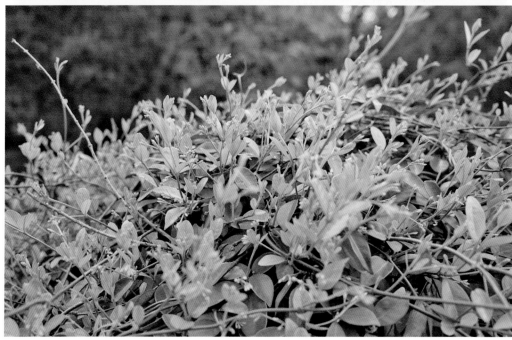

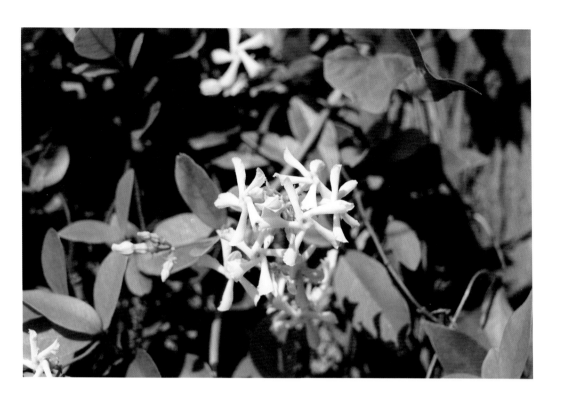

【别　　名】万字茉莉、络石藤、风车藤、花叶络石、三色络石、黄金络石、变色络石、石血。

【识别要点】茎长达 10m，赤褐色，具乳汁，幼枝被黄色柔毛，常有气根。叶片革质或近革质，椭圆形至卵状椭圆形或宽倒卵形。二歧聚伞花序腋生或顶生，圆锥状；花有香气；花萼 5 深裂，裂片线状披针形，花后外卷，基部具 10 枚鳞片状腺体；花冠白色，筒中部以上扩大，内面在喉部及雄蕊着生处被短柔毛；花药腹部黏生在柱头上。蓇葖果 2，叉开，无毛，线状披针形。种子线形而扁，顶端有白色种毛。

【生物学特性】喜湿润环境，忌严寒，对气候的适应性强。

【功　　用】**带叶的藤茎：**苦，微寒。祛风通络，凉血消肿。主治风湿热痹，筋脉拘挛，腰膝酸痛，喉痹，痈肿，跌扑损伤，外伤出血。

【观赏应用】络石四季常青，花皓洁如雪，幽香袭人，可植于庭园、公园，或于院墙、石柱、亭、廊、陡壁等攀附点缀，十分美观。

马蹄金

Dichondra repens Forst.

·科　名　旋花科 Convolvulaceae	·属　名　马蹄金属 *Dichondra*
·生活型　多年生匍匐草本	·花果期　花期4月，果期7月

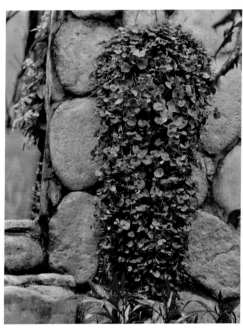
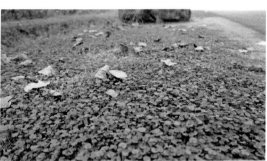
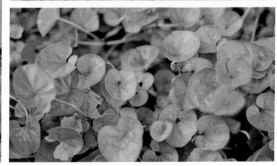

【别　　　名】金马蹄草、小灯盏、小金钱、小铜钱草、小半边钱、落地金钱、铜钱草、小元宝草、玉馄饨、小金钱草、金钱草、黄疸草、小马蹄金、金锁匙。

【识别要点】植株矮小。茎细长，被灰色短柔毛，节上生根。叶片圆形或肾形，全缘，顶端宽圆形或微凹，基部阔心形。花单生叶腋；萼片5，倒卵形或倒卵状长椭圆形，顶端圆钝；花冠钟状，黄色。蒴果近球状，表面有时稍有褶皱，具毛。

【生物学特性】耐阴，耐湿，稍耐旱，只耐轻微的践踏。

【功　　　用】**全草**：苦、辛，凉。清热，解毒，利水，活血。主治黄疸，痢疾，石淋，白浊，水肿，疔疮肿毒，跌打损伤。

【观赏应用】马蹄金形似马蹄，并且植株低矮、叶片密集、美观、翠绿，耐轻度践踏，是一种优良的地被植物，适用于公园、机关、庭院绿地等栽培观赏，也可用于沟坡、堤坡、路边等做地被植物。

茑萝松

Quamoclit pennata (Desr.) Boj.

·科　名	旋花科 Convolvulaceae	·属　名	茑萝属 *Quamoclit*
·生活型	一年生缠绕草本	·花果期	花期 7~9 月，果期 9~10 月

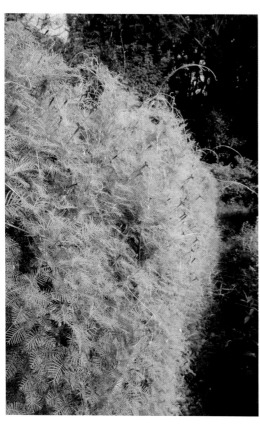
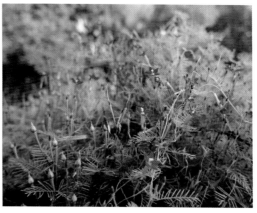
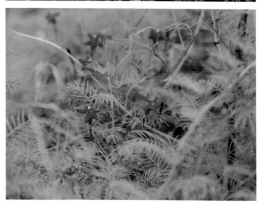

【别　　名】金丝线、锦屏封、娘花、五角星花、羽叶茑萝。

【识别要点】叶片卵形或长圆形，羽状深裂，裂片线形，具 10~18 对线形至丝状的平展的细裂片。聚伞花序腋生；萼片长圆形，外面 1 个稍短；花冠高脚碟状，红色；雄蕊及花柱伸出冠外，花丝基部具毛。蒴果卵球状，4 瓣裂。种子黑色，有棕色细毛。

【生物学特性】喜光，喜温暖、湿润环境。

【功　　用】**全草：**微苦，温。清热解毒，祛风除湿，通经活络，凉血止痢。主治痈疽疔疮，无名肿痛，耳疔，痔漏，痢疾，湿疮瘙痒，便血，毒蛇咬伤。

【观赏应用】茑萝松叶子茂密细致，如鸟的羽毛般美丽，且红色小花攀缘上升，极为清秀、耀目。其可作为美丽的小型棚架绿化材料，也可作花篱，还可作房前屋后、庭院及阳台盆栽的观赏草本花卉。

紫草科

厚壳树

Ehretia thyrsiflora (Sieb. et Zucc.) Nakai

·科 名	紫草科 Boraginaceae	·属 名	厚壳树属 *Ehretia*
·生活型	落叶乔木	·花果期	花期 4~5 月，果期 7 月

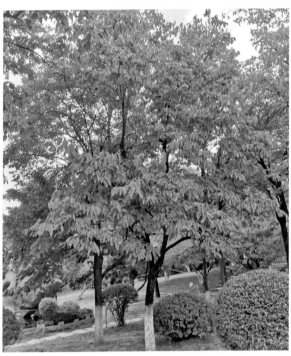
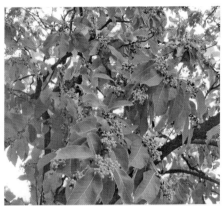
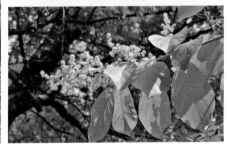

【识别要点】叶互生；叶片倒卵形至长椭圆状倒卵形或椭圆形，顶端短尖，基部楔形或近圆形，边缘有细锯齿，叶背脉上或脉腋有毛，叶缘有齿尖向上内弯的锯齿。圆锥花序顶生或腋生，有香气，花冠白色。果实球状，初为红色，后变暗灰色。

【生物学特性】亚热带及温带树种，喜光也稍耐阴，喜温暖、湿润的气候和深厚肥沃的土壤，耐寒，较耐瘠薄。

【功　　用】（1）叶：甘、微苦，平。清热解暑，去腐生肌。主治外感暑热。

（2）心材：甘、咸，平。破瘀生新，止痛生肌。主治跌打损伤，骨折肿痛，疮痈红肿。

（3）树枝：苦，平。收敛止血。主治肠炎腹泻。

【观赏应用】厚壳树树形整齐，枝条稠密，树冠圆满，枝叶繁茂，叶色浓绿，春季白花满枝，秋季红果遍树。适宜做行道树、风景树，供观赏。

粗糠树

Ehretia macrophylla Wall.

·科　名	紫草科 Boraginaceae	·属　名	厚壳树属 *Ehretia*
·生活型	落叶乔木	·花果期	花期 3~5 月，果期 6~7 月

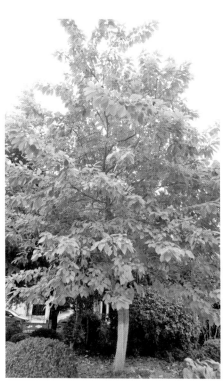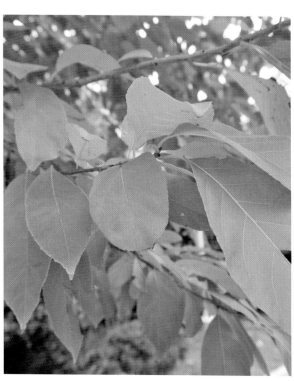

【别　　名】破布子。

【识别要点】叶片狭倒卵形或椭圆形，叶面粗糙或密生短硬毛，叶背密生短柔毛，叶缘有开展的锯齿。聚伞花序顶生，呈伞房状或圆锥状；花冠筒状钟形，白色至淡黄色，芳香。核果黄色，近球状，内果皮成熟时分裂为 2 个具 2 粒种子的分核。

【生物学特性】喜湿，不耐寒，生于山坡疏林及土质肥沃的山脚阴湿处。

【功　　用】**树皮：**微苦、辛，凉。散瘀消肿。主治跌打损伤。

【观赏应用】粗糠树树干通直，树姿挺拔，花多密集，芳香浓郁，在园林中作孤植观赏或庭园中作庭荫树。

马鞭草科

紫珠

Callicarpa bodinieri Lévl.

·科　名　马鞭草科 Verbenaceae　　·属　名　紫珠属 *Callicarpa*
·生活型　落叶灌木　　·花果期　花期 5~10 月，果期 5~10 月

240

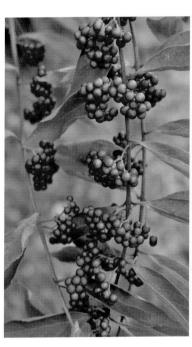
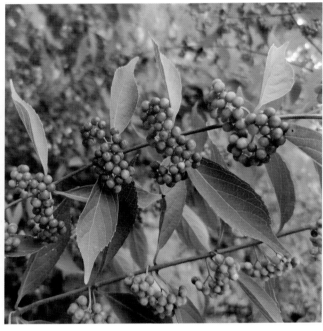

【别　　　名】爆竹紫、白木姜、大叶鸦鹊饭、漆大伯、珍珠枫。

【识别要点】小枝、叶柄和花序均有粗糠状星状毛。叶片阔椭圆形至椭圆状卵形，叶背有黄褐色或灰褐色星状毛，两面都有红色腺点。聚伞花序 4 或 5 次分枝；花萼有星状毛和红色腺点；花冠紫红色，有腺点。果实成熟时紫色，无毛。

【生物学特性】喜温暖、湿润的环境，不耐旱，不抗风。

【功　　　用】（1）根、茎、叶：苦、涩，凉。收敛止血，清热解毒。主治呕血，咳血，衄血，便血，尿血，牙龈出血，崩漏，皮肤紫癜，外伤出血，痈疽肿毒，毒蛇咬伤，烧伤。

（2）果实：辛，温。发表散寒。主治风寒感冒。

【观赏应用】紫珠株型秀丽，花色绚丽，果实色彩鲜艳，珠圆玉润，犹如一颗颗紫色的珍珠，是一种既可观花又能赏果的优良花卉品种，常用于园林绿化或庭院栽种，也可盆栽观赏。其果穗还可剪下瓶插或作切花材料。

单叶蔓荆

Vitex trifolia Linn. var. *simplicifolia* Cham.

·科　名	马鞭草科 Verbenaceae	·属　名	牡荆属 *Vitex*
·生活型	落叶灌木	·花果期	花期 7~11 月，果期 7~11 月

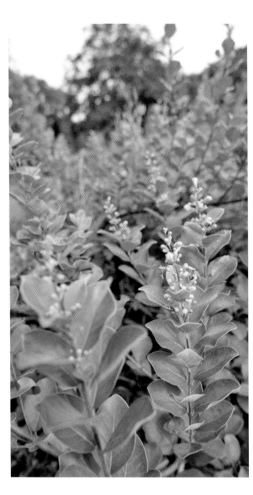 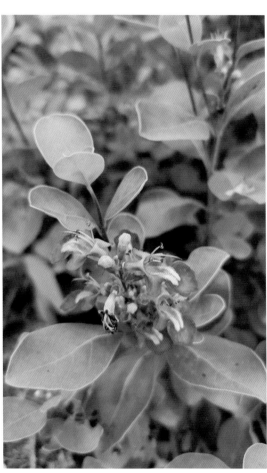

江苏城镇
常见药用植物图鉴

241

【识别要点】茎匍匐，节处常生不定根。枝四方形，有细柔毛。单叶，对生，叶片倒
　　　　　卵形或近圆形，表面绿色，背面灰白色。花序生在枝条顶端；花萼钟
　　　　　状，结果时增大，外面有灰白色绒毛；花冠淡紫色。果实球状。

【生物学特性】喜阳光充足、温暖、湿润的气候和环境，对土壤要求不高。

【功　　　用】**果实：**辛、苦，微寒。疏散风热，清利头目。主治外感风热，头昏头痛，
　　　　　偏头痛，牙龈肿痛，目赤肿痛，多泪，目睛内痛，昏暗不明，湿痹拘挛。

【观赏应用】单叶蔓荆花期长，花量大，夏季盛花期极富观赏价值，同时其群植形成
　　　　　的庞大群落，可覆盖丘陵薄地、瓦砾劣土。故在园林绿化上，可孤植观
　　　　　赏，也可用于防风固沙。

海州常山

Clerodendrum trichotomum Thunb.

·科　名	马鞭草科 Verbenaceae	·属　名	大青属 *Clerodendrum*
·生活型	落叶灌木或小乔木	·花果期	花期 6~11 月，果期 6~11 月

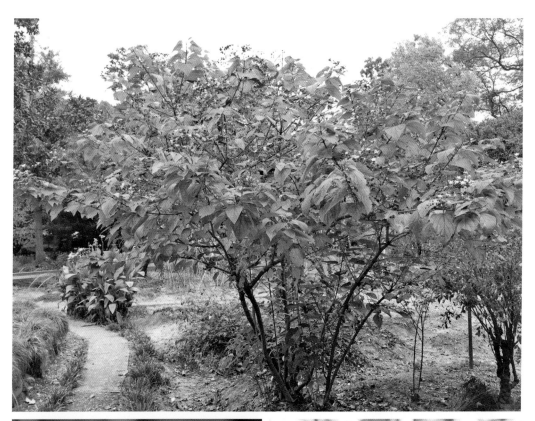

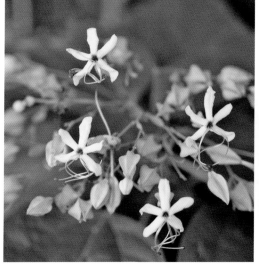

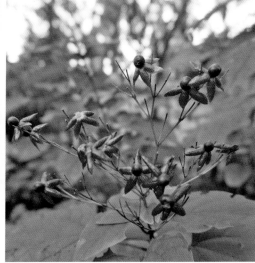

【别　　名】香楸、后庭花、追骨风、臭梧、泡火桐、臭梧桐。

【识别要点】嫩枝和叶柄不同程度被黄褐色短柔毛，枝内髓部有淡黄色薄片横隔。叶片阔卵形、卵形、三角状卵形或卵状椭圆形，顶端渐尖，基部截形或阔楔形。伞房状聚伞花序顶生或腋生，通常二歧分枝，末次分枝着花通常3朵；花萼紫红色，5裂，几达基部，三角状披针形或卵形；花冠白色或带粉红色。核果近球形，成熟时蓝紫色。

【生物学特性】喜光，喜凉爽、湿润气候。

【功　　用】（1）嫩枝、叶：苦、微辛，平。祛风除湿，平肝降压，解毒杀虫。主治风湿痹痛，半身不遂，高血压，偏头痛，疟疾，痢疾，痈疽疮毒，湿疹疥癣。

（2）花：苦、微辛，平。祛风，降血压，止痢。主治风气头痛，高血压，痢疾，疝气。

（3）果实：苦、微辛，平。祛风，止痛，平喘。主治风湿痹痛，牙痛，气喘。

（4）根：苦、微辛，温。祛风止痛，行气消食。主治头风，风湿痹痛，食积气滞，脘腹胀满，小儿疳积，跌打损伤，乳痈肿毒。

【观赏应用】海州常山花序大，果美丽，一株树上花果共存，白、红、蓝色泽亮丽，观赏价值高，为良好的观花、观果植物，是园林观赏布置的首选品种之一。

唇形科

丹　参

Salvia miltiorrhiza Bunge

·科　名　唇形科 Labiatae
·生活型　多年生草本

·属　名　鼠尾草属 *Salvia*
·花果期　花期 4~8 月，果期 9~10 月

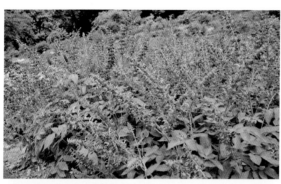
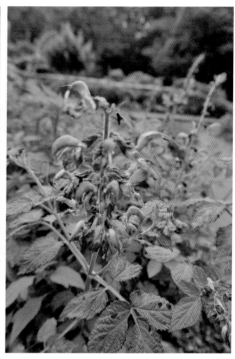
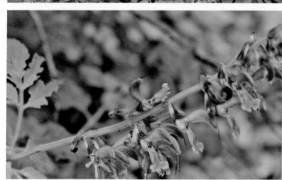

【别　名】大叶活血丹、血参、赤丹参、紫丹参、活血根、红根红参、红根、阴行
草、五凤花、紫参、夏丹参、红丹参、红根赤参、赤参、紫丹胡、壬
参、大红袍、烧酒壶根、野苏子根、血参根、奔马草、木羊乳、郁蝉
草、山参、逐乌、蛤蟆皮。

【识别要点】根肥厚，外面红色。茎有长柔毛。单数羽状复叶，小叶卵形或椭圆状卵
形。轮伞花序 6 至多花，组成顶生或腋生总状花序，花序轴密生腺毛或
长柔毛；花萼紫色，有 11 条脉纹，二唇形，上唇阔三角形，顶端有 3 个
聚合小尖头，下唇有 2 齿，齿三角形或近半圆形，顶端渐尖；花冠蓝紫
色，花冠筒内有毛环，唇檐二唇形，上唇镰刀形，下唇短于上唇，3 裂，
中间裂片最大。小坚果黑色，椭圆状。

【生物学特性】喜温暖、湿润气候，耐严寒。

【功　　用】根：苦，微寒。活血祛瘀，调经止痛，养血安神，凉血消痈。主治月经

不调，痛经，闭经，产后瘀滞腹痛，心腹疼痛，癥瘕积聚，热痹肿痛，跌打损伤，热入营血，烦躁不安，心烦失眠，疮痈肿毒。

【观赏应用】丹参花色素淡，叶片翠绿，适于作疏林下的地被或花境材料，能给人秀丽恬静、重返自然的感觉。

迷迭香

Rosmarinus officinalis Linn.

·科　名	唇形科 Labiatae	·属　名	迷迭香属 *Rosmarinus*
·生活型	常绿灌木	·花果期	花期 11 月，果期 6 月

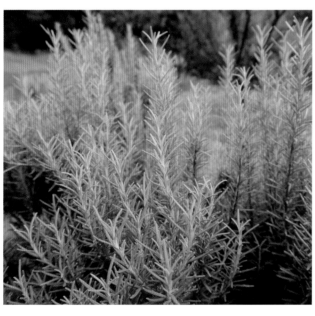
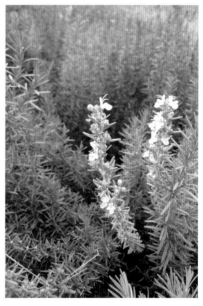

【识别要点】叶片通常在枝上丛生，线形，叶背密生白色绒毛。花近无柄，对生，聚集在短枝的顶端组成总状花序；花萼外面密生白色星状绒毛及腺体，内面无毛；花冠蓝紫色，上唇 2 浅裂，裂片卵圆形，下唇宽大 3 裂，中裂片最大，内凹，下倾，边缘为齿状，基部缢缩成柄，侧裂片长圆形。

【生物学特性】喜温暖气候，喜日照充足的环境。

【功　　用】**全草**：辛，温。发汗，健脾，安神，止痛。主治各种头痛，早期脱发。

【观赏应用】迷迭香枝叶密集，线形的革质叶片翠绿可爱，花姿清秀雅丽，花期长，全株株型美观大方，散发着怡人的清香，是近年来很受大家欢迎的芳香植物，也是优良的盆栽花卉。

薄 荷

Mentha haplocalyx Briq.

·科　名	唇形科 Labiatae	·属　名	薄荷属 *Mentha*
·生活型	多年生草本	·花果期	花期 7~9 月，果期 10 月

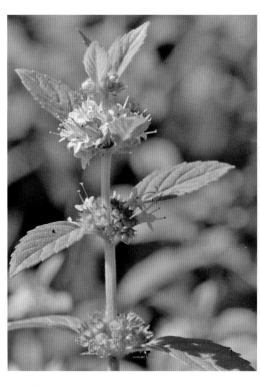
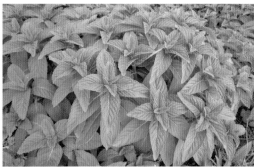
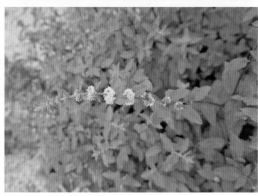

【别　　名】香薷草、鱼香草、土薄荷、水薄荷、水益母、见肿消、野仁丹草、夜息香、南薄荷、野薄荷。

【识别要点】叶片卵形或长圆形，顶端短尖或稍钝，基部楔形，边缘有牙齿状锯齿，两面疏生柔毛或在叶背脉上有毛和腺点。轮伞花序腋生；苞片披针形至线状披针形，边缘有毛；花萼外面有毛和腺点，齿 5，近三角形；花冠青紫色、淡红色或白色，四裂，上裂片顶端 2 裂，较大，其余裂片近等大。小坚果长圆状卵状，平滑。

【生物学特性】适应性强，耐寒且好种植。喜欢光线明亮但不直接照射到阳光之处，同时要有丰润的水分。

【功　　用】**全草：**辛，凉。散风热，清头目，利咽喉，透疹，解郁。主治风热表证，头痛目赤，咽喉肿痛，麻疹不透，风疹瘙痒，肝郁胁痛。

【观赏应用】薄荷株型丰满，叶色青翠，常年绿意盎然，颇具观赏价值，常用于布置花境，也可盆栽观赏。

毛泡桐

Paulownia tomentosa (Thunb.) Steud.

·科　名　玄参科 Scrophulariacea　　·属　名　泡桐属 *Paulownia*

·生活型　落叶乔木　　·花果期　花期 4~5 月，果期 8~9 月

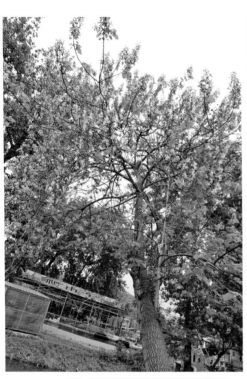
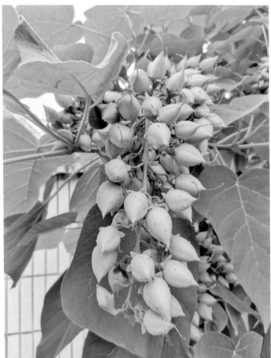

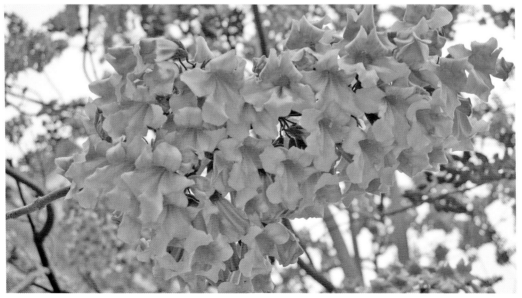

【别　　名】紫花桐。

【识别要点】幼枝、幼果密被黏质短腺毛，后变光滑。叶片宽卵形至卵形，有时浅三裂，表面有柔毛及腺毛，背面密被星状绒毛，新发的幼叶有黏性的短腺毛。聚伞圆锥花序，花萼钟状5裂至中部，裂片卵形，有锈色绒毛；花冠紫色或淡紫色，漏斗状钟形，内面有黑色斑点及黄色条纹。蒴果卵球状，外果皮硬革质，密被浓密黏腺毛。

【生物学特性】较耐干旱与瘠薄，喜生于排水良好的沙质土中。

【功　　用】（1）根、根皮：微苦，微寒。祛风止痛，解毒活血。主治风湿热痹，筋骨疼痛，疮疡肿毒，跌打损伤。

（2）果实：苦，微寒。化痰，止咳，平喘。主治慢性支气管炎，咳嗽咳痰。

（3）花：苦，寒。清肺利咽，解毒消肿。主治肺热咳嗽，急性扁桃体炎，细菌性痢疾，急性肠炎，急性结膜炎，腮腺炎，疖肿，疮癣。

（4）树皮：苦，寒。祛风除湿，消肿解毒。主治风湿热痹，淋病，丹毒，痔疮肿毒，肠风便血，外伤肿痛，骨折。

（5）叶：苦，寒。清热解毒，止血消肿。主治痈疽，疔疮肿毒，创伤出血。

【观赏应用】毛泡桐早春繁花似锦，夏日绿树成荫，甚为美观。多用于绿地及庭园作庭荫树。

楸

Catalpa bungei C. A. Mey.

·科　名	紫葳科 Bignoniaceae	·属　名	梓属 *Catalpa*
·生活型	落叶乔木	·花果期	花期4月，果期7~8月

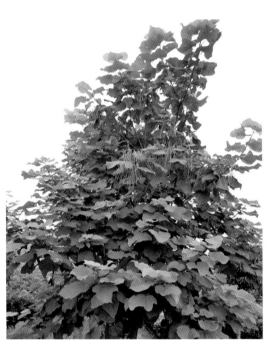
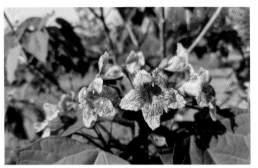
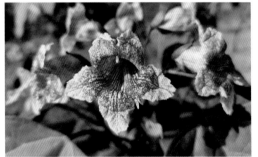

【别　　名】金丝楸、楸树。

【识别要点】叶对生，三角状卵形或卵状椭圆形，顶端尾尖，基部宽楔形或心形，基出掌状脉3，背面脉腋间有圆形腺体，干后紫色。总状花序伞房状排列；花萼2裂，萼片顶端2尖裂；花冠白色，内面有紫红色斑点。蒴果线形，下垂；种子狭长椭圆形，两端有长毛。

【生物学特性】喜光，喜温暖、湿润些的气候，耐寒性差。

【功　　用】（1）**果实**：苦，凉。利尿通淋，清热解毒。主治热淋，石淋，热毒疮疖。

（2）**树皮及根皮的韧皮部**：苦，凉。降逆气，解疮毒。主治呃逆，咳嗽，痈肿疮疡，痔瘘。

（3）**叶**：苦，凉。消肿拔毒，排脓生肌。主治肿疡，发背，痔疮，瘰疬，白秃疮。

【观赏应用】楸树形优美，花大色艳，具有较高的观赏价值和绿化效果，是绿化城市、改善环境的优良树种。

凌 霄

Campsis grandiflora (Thunb.) Schum.

·科　名　紫葳科 Bignoniaceae　　·属　名　凌霄属 *Campsis*

·生活型　落叶攀缘藤本　　·花果期　花期 6~8 月，果期 11 月

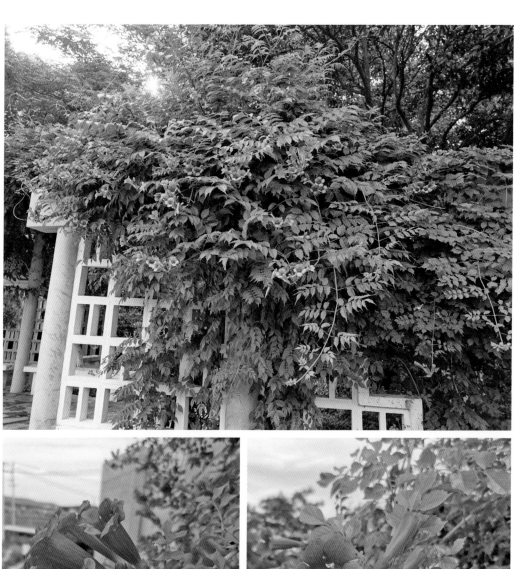

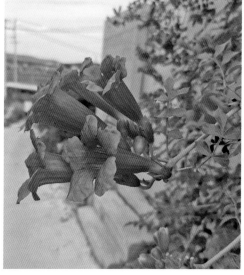

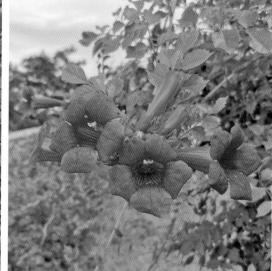

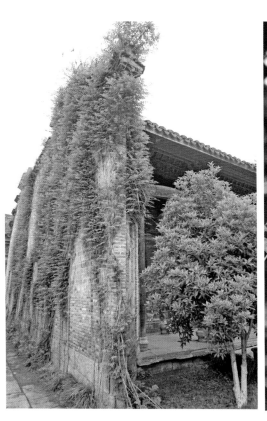
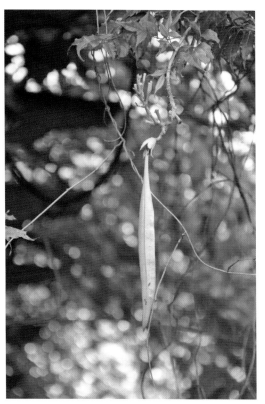

【别　　名】上树龙、五爪龙、九龙下海、接骨丹、过路蜈蚣、藤五加、搜骨风、白
　　　　　　狗肠、堕胎花、苔华、紫葳。

【识别要点】茎木质，具气生根，常攀附于其他物上。奇数羽状复叶，对生；小叶卵
　　　　　　形至卵状披针形，两面无毛。由三出聚伞花序集成稀疏、顶生的圆锥花
　　　　　　丛；花萼钟状，5裂至中部，萼齿披针形，与萼筒近等长；花冠内面鲜
　　　　　　红色，外面线橙黄色，直径约7cm。蒴果长如豆荚，顶端钝。种子多数，
　　　　　　扁平，具透明的翅。

【生物学特性】喜温暖、湿润气候，不耐霜冻。

【功　　用】**花、茎、叶**：酸，微寒。清热凉血，化瘀散结，祛风止痒。主治血瘀经
　　　　　　闭，痛经，癥瘕，崩中漏下，血热风痒，疮疖，风疹，酒渣鼻。

【观赏应用】凌霄花朵漏斗形，大红或金黄，色彩鲜艳。花开时枝梢仍然继续蔓延生
　　　　　　长，且新梢次第开花，花期较长。喜攀缘，是庭院中绿化的优良植物，
　　　　　　用细竹支架可以编成各种图案，非常实用美观。也可通过整修制成悬垂
　　　　　　盆景，或供装饰窗台、晾台等用。

水团花

Adina pilulifera (Lam.) Franch. ex Drake

·科　名　茜草科 Rubiaceae	·属　名　水团花属 *Adina*
·生活型　常绿灌木或小乔木	·花果期　花期 6~7 月，果期 9~10 月

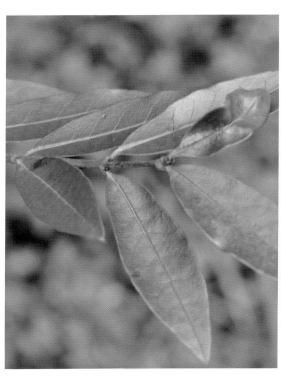
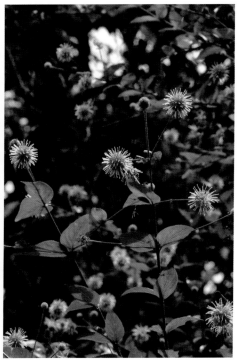

【别　　名】金京、假马烟树、水杨梅。

【识别要点】叶对生，厚纸质，椭圆形至椭圆状披针形，或有时倒卵状长圆形至倒卵状披针形。头状花序明显腋生，极稀顶生，花冠白色。小蒴果楔形。

【生物学特性】喜光，喜温暖、湿润气候。

【功　　用】**（1）枝叶、花：**苦、涩，凉。清热祛湿，散瘀止痛，止血敛疮。主治痢疾，肠炎，浮肿，痈肿疮毒，湿疹，溃疡不敛，创伤出血。

（2）根、根皮：苦、涩，凉。清热利湿，解毒消肿。主治感冒发热，肺热咳嗽，腮腺炎，肝炎，风湿关节痛。

【观赏应用】水团花株型优美，枝叶茂密，花形奇特，适于庭园栽植观赏，也可用于较阴湿地或坡地的绿化美化。

栀 子

Gardenia jasminoides Ellis

·科 名	茜草科 Rubiaceae	·属 名	栀子属 *Gardenia*
·生活型	常绿灌木	·花果期	花期 5~8 月,果期 9 月至翌年 2 月

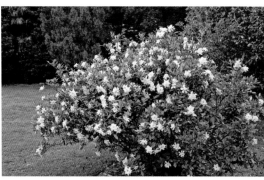

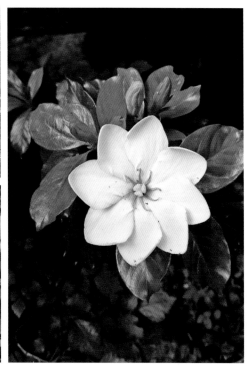

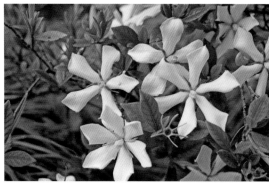

【别　　名】野栀子、黄栀子、栀子花、小叶栀子、山栀子。

【识别要点】叶对生,有时三叶轮生;叶片革质,长椭圆形或倒卵状披针形;托叶合
生成鞘状。花大,白色,芳香,通常单生于枝端或叶腋;萼筒卵状或倒
圆锥状,有纵棱,顶端通常 6 裂,裂片宿存;花冠白色或乳黄色。浆果
卵状至椭圆状,有 5~7 翅状纵棱,顶端有宿存萼片,橙黄色至橙红色。

【生物学特性】喜温暖、湿润气候,不耐寒,好阳光但又不能经受强烈阳光照射。

【功　　用】(1)果实:苦,寒。泻火除烦,清热利湿,凉血解毒。主治热病心烦,
肝火目赤,头痛,湿热黄疸,淋证,吐血,衄血,血痢,尿血,口舌生
疮,疮疡肿毒,扭伤肿痛。

　　(2)根:甘、苦,寒。清热利湿,凉血止血。主治黄疸性肝炎,痢疾,
胆囊炎,感冒高热,吐血,衄血,尿路感染,肾炎性水肿,乳腺炎,风
火牙痛,疮痈肿毒,跌打损伤。

　　(3)花:苦,寒。清肺止咳,凉血止血。主治肺热咳嗽,鼻衄。

（4）叶：苦、涩，寒。活血消肿，清热解毒。主治跌打损伤，疔毒，痔疮，下疳。

【观赏应用】栀子枝叶茂盛，叶簇翠绿光亮，花色洁白，芳香浓郁，果实奇特，成熟金黄色，观果期长，极具观赏价值，是城镇良好的绿化、美化、香化的景观树种，可成片丛植或置于林缘、庭院前、院隅、路旁，作花篱也极适宜，也可用于阳台绿化。

六月雪

Serissa japonica (Thunb.) Thunb.

·科　名　茜草科 Rubiaceae	·属　名　白马骨属 *Serissa*
·生活型　落叶灌木	·花果期　花期 5~8 月，果期 7~11 月

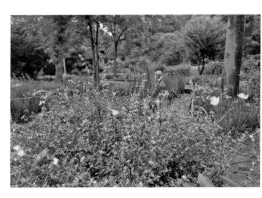
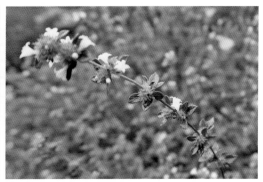

【别　　名】满天星、白马骨、路边荆、路边姜。

【识别要点】分枝密集，揉碎有臭气。叶片革质，卵形至倒披针形，顶端短尖至长尖，无毛。花单生或数朵簇生；萼檐裂片细小，锥形，被毛；花冠白色或淡红色，裂片扩展，顶端 3 浅裂。

【生物学特性】怕强光，喜温暖气候，也稍能耐寒、耐旱。喜排水良好、肥沃和湿润疏松的土壤，对环境要求不高，生长力较强。

【功　　用】**全株：**淡、微辛，凉。疏风解表，清热利湿，舒筋活络。主治感冒，咳嗽，风火牙痛，急性扁桃体炎，咽喉炎，黄疸性肝炎，肾炎性水肿，肠炎，痢疾，小儿疳积，腰腿疼痛，带下，咳血，尿血。

【观赏应用】六月雪树形纤巧，枝叶扶疏，夏日盛花时宛如白雪满树，玲珑清雅。宜作花坛边界，在庭园路边、步道两侧作花境或林下配植极为别致，若交错栽植在山石、岩缝也极适宜，还是制作盆景的上好材料。

接骨草

Sambucus chinensis Lindl.

·科　名	忍冬科 Caprifoliaceae	·属　名	接骨木属 *Sambucus*
·生活型	高大草本或亚灌木	·花果期	花期 7~8 月，果期 9~11 月

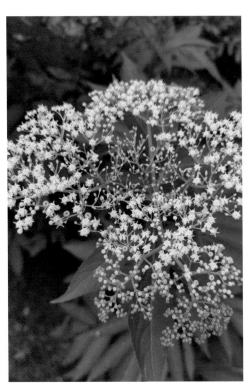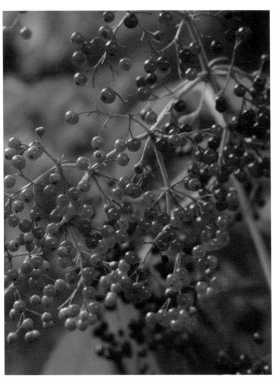

【别　　名】臭草、八棱麻、陆英、蒴藋、青稞草、走马箭、七叶星。

【识别要点】茎有棱，髓白色。羽状复叶的托叶叶状或有时退化成蓝色的腺体；小叶
　　　　　　对生或互生；叶片狭卵形，近基部或中部以下边缘常有 1 或数枚腺齿。
　　　　　　复伞房花序顶生，大而疏散；杯形不孕性花不脱落，可孕性花小；花冠
　　　　　　白色，仅基部连合，花药黄色或紫色。果实红色，近圆状，表面有小疣
　　　　　　状突起。

【生物学特性】喜较凉爽和湿润的气候，耐寒。

【功　　用】**枝叶：**甘、淡、微苦，平。祛瘀生新，舒筋活络。主治风湿骨痛，跌打
　　　　　　损伤，骨折。

【观赏应用】接骨草花小但数量多，秋季可结出晶莹剔透的红色浆果，是较好的观花、
　　　　　　观果植物。又因其为湿地植物，一般用作城市绿化带的地被植物。

接骨木

Sambucus williamsii Hance

·科　名　忍冬科 Caprifoliaceae	·属　名　接骨木属 *Sambucus*
·生活型　落叶灌木至小乔木	·花果期　花期 4~5 月，果期 9~10 月

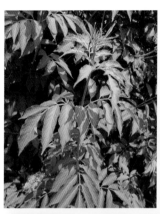
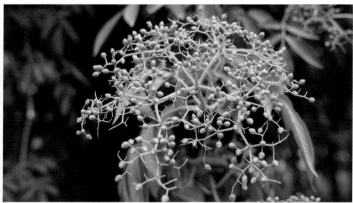
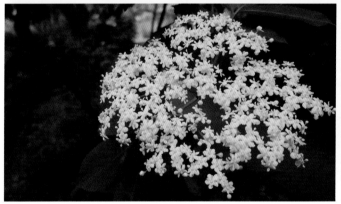
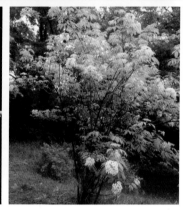

【别　　名】九节风、续骨草、木蒴藋、东北接骨木。

【识别要点】老枝具明显的长椭圆形皮孔，髓部黄棕色。羽状复叶，搓揉后有臭气；侧生小叶片卵圆形、狭椭圆形至倒矩圆状披针形，最下 1 对小叶有时具长短柄。花与叶同出；顶生圆锥花序，具总花梗，花序分枝多成直角开展；花小而密；花冠蕾期带粉红色，开后白色或淡黄色。果实红色，极少蓝紫黑色，卵圆球状或近圆球状。

【生物学特性】适应性较强，对气候要求不严，喜向阳，但又稍耐荫蔽。

【功　　用】（1）茎枝：甘、苦，平。祛风利湿，活血，止血。主治风湿痹痛，痛风，大骨节病，急慢性肾炎，风疹，跌打损伤，骨折肿痛，外伤出血。

（2）根、根皮：苦、甘，平。祛风除湿，活血舒筋，利尿消肿。主治风湿痹痛，痰饮，黄疸，跌打瘀痛，骨折肿痛，急慢性肾炎，烫伤。

（3）花：辛，温。发汗利尿。主治感冒，小便不利。

（4）叶：辛、苦，平。活血，舒筋，止痛，利湿。主治跌打骨折，筋骨疼痛，风湿痹痛，痛风，脚气病，烧烫伤。

【观赏应用】接骨木枝叶繁茂，春季白花满树，夏秋红果累累，经久不落。宜植于草坪、林缘或水边，用于点缀秋景。也是工厂绿化的好材料。

琼 花

Viburnum macrocephalum Fort.

| ·科　名 | 忍冬科 Caprifoliaceae | ·属　名 | 荚蒾属 *Viburnum* |
| ·生活型 | 落叶或半常绿灌木 | ·花果期 | 花期4月，果期9~10月 |

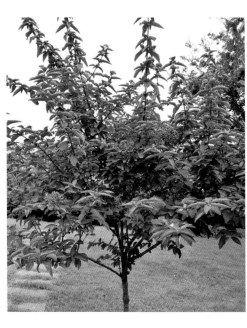
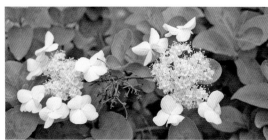
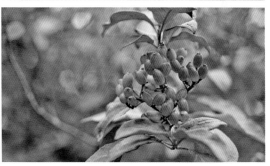

【别　　名】扬州琼花、蝴蝶木、八仙花、聚八仙、蝴蝶戏珠花、毛琼花。

【识别要点】叶对生，卵形或椭圆形，边缘有细齿，背面疏生星状毛。花序仅周围具大型的白色不孕花，花序中央为可孕花；萼齿卵形；花冠白色，辐状，裂片宽卵形；雄蕊稍高出花冠，花药近圆形。果实红色而后变黑色，椭圆球状；果核扁，矩圆形至宽椭圆形，有2条浅背沟和3条浅腹沟。

【生物学特性】喜光，略耐阴，喜温暖、湿润气候。

【功　　用】**枝叶、果实**：甘、苦，平。活血，镇痛，止痒。主治腰扭伤，关节疼痛，疮、疖、疥、癣瘙痒。

【观赏应用】琼花树姿优美，花大如盘，洁白如玉，秋季累累圆果，红艳夺目，为传统名贵花木。适宜配植于堂前、亭际、墙下和窗外等处。

锦带花

Weigela florida (Bunge) A. DC.

·科　名　忍冬科 Caprifoliaceae	·属　名　锦带花属 *Weigela*
·生活型　落叶灌木	·花果期　花期 4~6 月，果期 8~10 月

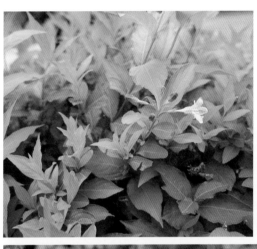
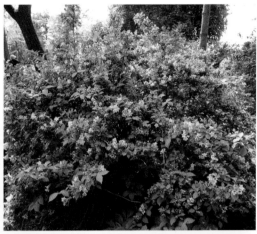
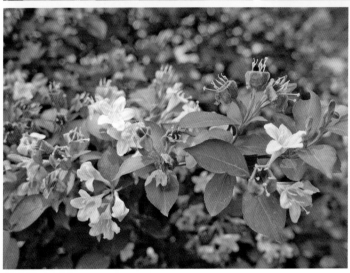
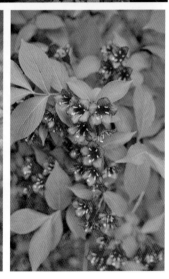

【别　　名】旱锦带花、海仙、锦带、早锦带花。

【识别要点】幼枝稍四方形，有 2 列短柔毛。叶片矩圆形、椭圆形至倒卵状椭圆形，叶背密生短柔毛或绒毛。花单生或成聚伞花序生于侧生短枝的叶腋或枝顶；花冠紫红色或玫瑰红色，裂片不整齐，开展，内侧浅红色。果实顶有短柄状喙，疏生柔毛。

【生物学特性】喜光，耐阴，耐寒，怕涝。

【功　　用】**花：**苦，凉。清热解毒，活血止痛。主治温病初起，头痛，咽干，喉痹，痈肿疔疮，丹毒，感冒发热。

【观赏应用】锦带花是华北地区、东北地区的主要花种。其枝叶茂密，花形美丽，花色艳丽，花期长，开花时灿烂无比，犹如一条美丽的锦带。宜丛植、密植于排水良好之地作隔离带或花篱，单株盆栽亦有一定的观赏价值。

半边月

Weigela japonica Thunb. var. *sinica* (Rehd.) Bailey

·科　名　忍冬科 Caprifoliaceae	·属　名　锦带花属 *Weigela*
·生活型　落叶灌木	·花果期　花期 4~5 月，果期 6~7 月

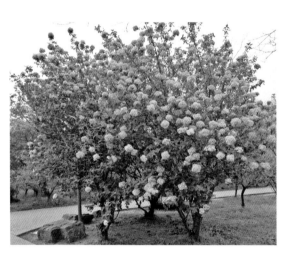 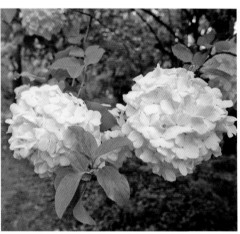

【别　　名】木绣球、水马桑、琼花。

【识别要点】叶片长卵形至卵状椭圆形，叶面深绿色，疏生短柔毛，叶背浅绿色，密生短柔毛。单花或具 3 朵花的聚伞花序，生于短枝的叶腋或顶端；萼齿条形，深达萼檐基部；花冠白色或淡红色，花开后逐渐变红色，漏斗状钟形。果实顶端有短柄状喙，疏生柔毛。种子具狭翅。

【生物学特性】喜光，稍耐阴，喜温暖、湿润的环境，耐寒，在土层深厚、肥沃、湿润、排水性良好的地方生长较好。

【功　　用】（1）根：甘，平。益气，健脾。主治气虚食少，消化不良。
　　　　　　（2）枝叶：苦，寒。清热解毒。主治痈疽，疮疖。

【观赏应用】半边月树姿舒展，开花时白花满树，犹如积雪压枝，是一种常见的庭院花卉。园林中常植于疏林树下、游路边缘、建筑物入口处，或丛植几株于草坪一角，或散植于常绿树之前，都很美观。

郁香忍冬

Lonicera fragrantissia Lindl. et Paxt.

·科　名　忍冬科 Caprifoliaceae	·属　名　忍冬属 *Lonicera*
·生活型　半常绿或落叶直立灌木	·花果期　花期 3~4 月，果期 5~6 月

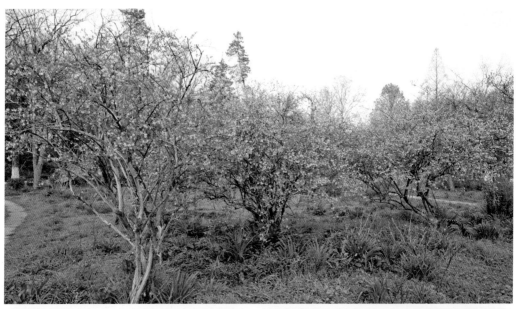

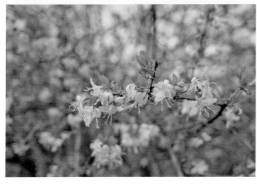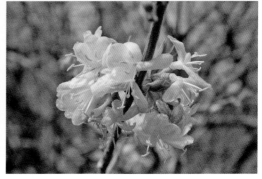

【别　　名】四月红。

【识别要点】老枝灰褐色，髓心充实。叶片厚纸质或带革质，从倒卵状椭圆形、椭圆
形、圆卵形、卵形至卵状矩圆形。花先于叶或与叶同时开放，芳香，生
于幼枝基部苞腋；苞片披针形至近条形；花冠白色或淡红色，二唇形。
浆果鲜红色，矩圆形，2 果部分连合。

【生物学特性】喜光，也耐阴，喜肥沃湿润土壤，耐寒，忌涝。

【功　　用】**根、叶、嫩枝：**甘，凉。祛风除湿，清热止痛。主治风湿关节痛，劳伤，
疔疮。

【观赏应用】郁香忍冬枝叶茂盛，花芳香，果红艳，是优美的观赏灌木和优良的低层
　　　　　植物材料。适宜栽植于庭院、草坪边缘、园路两侧及假山前后，也可作
　　　　　盆景材料。

金银忍冬

Lonicera maackii (Rupr.) Maxim.

·科　名　忍冬科 Caprifoliaceae	·属　名　忍冬属 *Lonicera*
·生活型　落叶灌木	·花果期　花期 5~6 月，果期 8~10 月

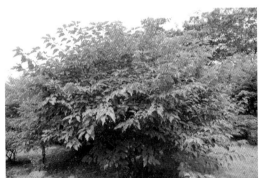

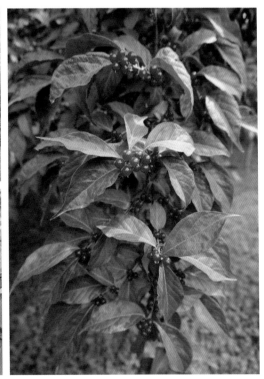

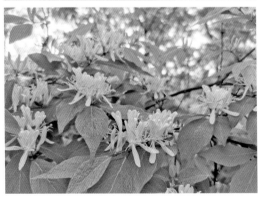

【别　　名】金银木、王八骨头。

【识别要点】幼枝、叶两面脉上、叶柄、苞片、小苞片及萼檐外面都被短柔毛和微腺
　　　　　毛。小枝初时具黑褐色髓，后变中空。叶片纸质，通常卵状椭圆形至卵
　　　　　状披针形。花生于幼枝叶腋；小苞片连合成对，长为萼筒的 1/2 至几相
　　　　　等；花冠先白色后变黄色，花丝中部以下和花柱均有向上的柔毛。果实
　　　　　暗红色，圆形。种子具蜂窝状微小浅凹点。

【生物学特性】喜光，喜温暖、湿润的气候和深厚肥沃的沙质壤土，耐半阴，耐旱，耐寒。

【功　用】**茎叶、花：**甘、淡，寒。祛风，清热，解毒。主治感冒，咳嗽，咽喉肿痛，目赤肿痛，肺痈，乳痈，湿疮。

【观赏应用】金银忍冬枝条繁茂，叶色深绿，果实鲜红，观赏效果颇佳。在园林中，常丛植于草坪、山坡、林缘、路边或点缀于建筑周围，观花赏果两相宜。

忍　冬

Lonicera japonica Thunb.

·科　名　忍冬科 Caprifoliaceae	·属　名　忍冬属 *Lonicera*
·生活型　半常绿藤本	·花果期　花期 4~6 月，果期 10~11 月

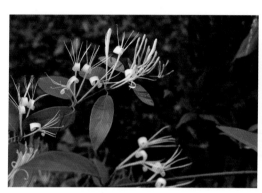
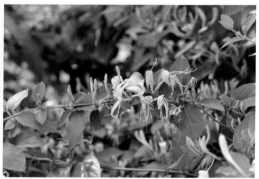

【别　名】老翁须、鸳鸯藤、蜜桷藤、子风藤、右转藤、二宝藤、二色花藤、银藤、金银藤、金银花、双花。

【识别要点】小枝、叶柄和总花梗密被黄褐色、开展的硬直糙毛、腺毛和短柔毛。小枝髓心逐渐变为中空。叶片纸质，卵形或矩圆状卵形至披针形。总花梗常单生于小枝上部叶腋；花冠白色，有时基部向阳面呈微红，后变黄色，二唇形。果实圆形，熟时蓝黑色。

【生物学特性】适应性很强，喜阳，耐阴，耐寒性强，也耐干旱和水湿，对土壤要求不严。

【功　用】**（1）茎枝：**甘，寒。清热解毒，通络。主治温病发热，疮痈肿毒，热毒血痢，风湿热痹。

（2）花蕾：甘，寒。清热解毒。主治温病发热，热毒血痢，痈肿疔疮，喉痹，多种感染性疾病。

（3）果实：苦、涩、微甘，凉。清肠化湿。主治肠风泄泻，赤痢。

【观赏应用】忍冬株型美观，叶片青绿，花朵淡雅且气味清香，观赏价值较高。适合在林下、林缘、建筑物北侧等处作地被栽培，还可以做绿化矮墙，亦可以利用其缠绕能力制作花廊、花架、花栏、花柱或缠绕假山石等。

葫芦

Lagenaria siceraria (Molina) Standl.

·科 名	葫芦科 Cucurbitaceae	·属 名	葫芦属 *Lagenaria*
·生活型	一年生攀缘草本	·花果期	花期 6~7 月，果期 7~8 月

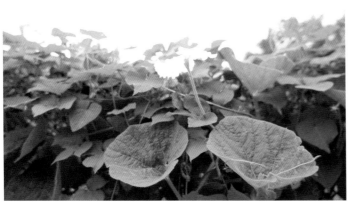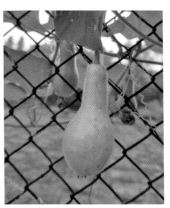

【别　　名】瓠、瓠瓜、大葫芦、小葫芦、葫芦瓜。

【识别要点】叶片心状卵形至肾状卵形，顶端尖锐，基部心形，边缘具不规则的齿，有腺点，两面均被微柔毛。雄花的花柄细，较叶柄长；雌花的花柄粗，与叶柄等长或稍短；萼齿锥形；花冠白色，裂片广卵形或倒卵形，边缘皱曲，顶端稍凹陷而有细尖，有 5 脉；子房密生黏质长柔毛，花柱粗短，柱头 3，膨大，2 裂。果实有茸毛或光滑，初绿色，后变白色或黄色，卵圆形、长圆形，有时为束腰形，中间缢细，下部和上部膨大，顶端大于基部。种子白色，倒卵状椭圆形，顶端平截或有 2 角。

【生物学特性】喜温暖、湿润、阳光充足，不耐寒，也忌炎热。适宜在排水良好的微酸性土壤中生长，喜土杂肥。

【功　　用】**（1）果实：**甘、淡，平。利水，消肿，通淋，散结。主治水肿，腹水，黄疸，消渴，淋病，痈肿。

（2）种子：甘，平。清热解毒，消肿止痛。主治肺炎，肠痈，牙痛。

（3）老熟果实或果壳：甘、苦，平。利水，消肿。主治水肿，膨胀。

（4）茎、叶、花、须：甘，平。解毒，散结。主治食物、药物中毒，龋齿疼痛，鼠瘘，痢疾。

【观赏应用】葫芦除了寓意好之外，也有着极高的观赏价值，春天观叶，夏天观花，秋季观果。适合于种栽在房前屋后的小庭院内，可爬藤攀缘作庭院花棚上的植物材料。

菊　科

菊　芋

Helianthus tuberosus L.

·科　名　菊科 Asteraceae	·属　名　向日葵属 *Helianthus*
·生活型　多年生草本	·花果期　花期 8~9 月，果期 9 月

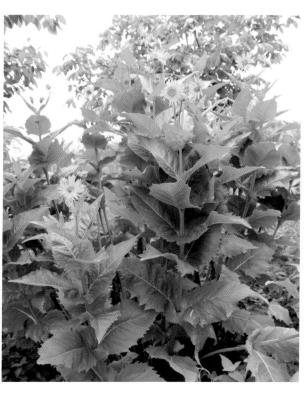
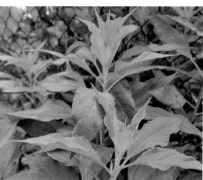
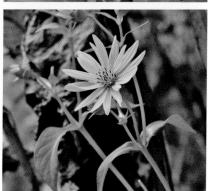

【别　　名】鬼子姜、番羌、洋羌、五星草、菊诸、洋姜、芋头。

【识别要点】有块状的地下茎及纤维状根。茎直立，被白色短糙毛或刚毛。叶多数对生，但上部叶互生；下部叶卵圆形或卵状椭圆形，边缘有粗锯齿，离基三出脉，上被白色短粗毛，下被柔毛，叶脉上有短硬毛。头状花序，单生于茎顶；总苞片多层，披针形；舌状花舌片黄色，开展，长椭圆形；管状花黄色。瘦果小，楔形，上端有 2~4 个有毛的锥状扁芒。

【生物学特性】耐寒抗旱，耐瘠薄，对土壤要求不严。

【功　　用】**块茎、茎叶**：甘、微苦，凉。清热凉血，消肿。主治热病，肠热出血，跌打损伤，骨折肿痛。

【观赏应用】菊芋的花颜色为明亮的黄色，给人一种阳光和积极向上的感觉，花期长，在园林中可以作为遮挡植物，适合营造野趣的氛围。

大丽花

Dahlia pinnata Cav.

·科　名　菊科 Asteraceae　　　　·属　名　大丽花属 *Dahlia*
·生活型　多年生草本　　　　　　·花果期　花期 6~12 月，果期 9~10 月

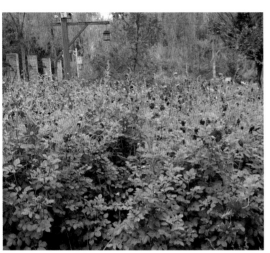

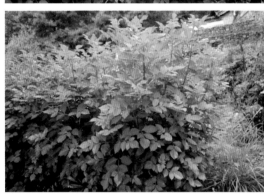

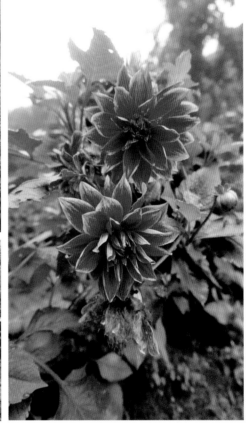

265

【别　　　名】大理花、大丽菊、地瓜花、洋芍药、苕菊、大理菊、天竺牡丹、苕花。

【识别要点】有巨大棒状块根。茎直立，多分枝，粗壮。叶一至三回羽状全裂，上部叶有时不分裂，裂片卵形或长圆状卵形。头状花序大，有长花序轴，常下垂；舌状花 1 层，白色、红色，或紫色，常卵形；管状花黄色，栽培品种有时全部为舌状花。瘦果扁平，长圆形，黑色，有 2 个不明显的齿。

【生物学特性】喜湿润怕水涝，喜凉爽怕炎热，喜肥沃怕瘠薄。

【功　　　用】**块根**：辛、甘、平。清热解毒，散瘀止痛。主治腮腺炎，龋齿疼痛，无名肿毒，跌打损伤。

【观赏应用】大丽花花期长、花径大、花朵多、花色丰富，是世界名花之一。适宜花坛、花径或庭前丛植，矮生品种可作盆栽。

蜂斗菜

Petasites japonicus (Sieb. et Zucc.) Maxim.

·科　名　菊科 Asteraceae	·属　名　蜂斗菜属 *Petasites*
·生活型　多年生草本	·花果期　花期 4~5 月，果期 6 月

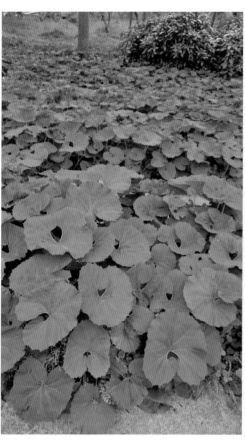
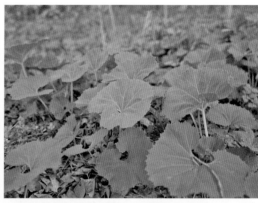
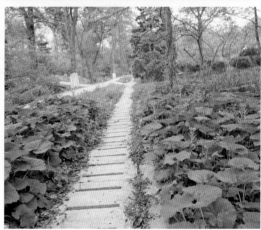

【别　　名】八角亭、蜂斗叶、水钟流头、蛇头号草、白花蜂斗菜。

【识别要点】根状茎平卧，具地下匍枝，具卵形、膜质的鳞叶。基生叶叶片圆形或肾状圆形，不分裂，边缘有细齿。雌雄异株；雄株花茎花后高 10~30cm，头状花序在茎上部密集呈伞房状，花柱棒状增粗，顶端锥状；雌株花茎高 15~20cm，花后常伸长到近 70cm，花序密伞房状，花后呈总状，头状花序具异型小花。瘦果圆柱状，无毛；冠毛白色，细糙毛状。

【生物学特性】喜阴湿环境，对土壤要求不严。

【功　　用】**全草、根状茎：**苦、辛，凉。清热解毒，散瘀消肿。主治咽喉肿痛，痈肿疔毒，毒蛇咬伤，跌打损伤。

【观赏应用】蜂斗菜叶形优美，早春开花，适宜作为阴生地被植物。

淡紫松果菊

Echinacea pallida (Nutt.) Nutt.

·科　名	菊科 Asteraceae	·属　名	松果菊属 *Echinacea*
·生活型	多年生草本	·花果期	花期 6~7 月，果期 10 月

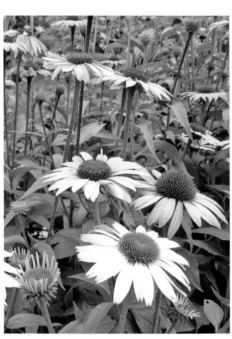
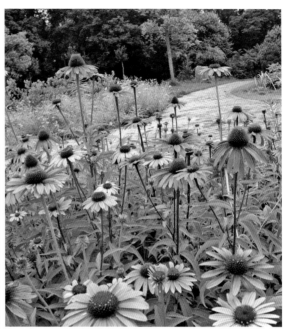

【识别要点】具纤维根。茎常棕绿色。叶片卵形至狭披针形，基部常圆形或心形。花
　　　　　序轴长 8~25cm；托苞顶部橙红色；舌状花粉色至紫色，舌片开展至反
　　　　　曲；盘花圆锥状。瘦果灰白色，常无毛，或舌状花瘦果有时棱上被毛；
　　　　　冠毛长约 1.2mm，齿相等。

【生物学特性】喜温暖，喜光，性强健而耐寒、干旱。

【功　　　用】**全株：** 辛，凉。抗病毒，抗菌。主治感冒，咽喉肿痛，膀胱炎，扁桃体
　　　　　炎，皮肤溃疡，疱疹，湿疹，牛皮癣。

【观赏应用】淡紫松果菊花朵较大，色彩艳丽，外形美观，具有很高的观赏价值，可
　　　　　以作为花境、花坛、坡地的材料，也可作盆栽摆放于庭院、公园和街道
　　　　　绿化等处，还可作切花的材料。

泽泻科

慈 姑

Sagittaria trifolia Linn. var. *sinensis* (Sims) Makino

·科　名　泽泻科 Alismataceae	·属　名　慈姑属 *Sagittaria*
·生活型　多年生草本	·花果期　花、果期 5~10 月

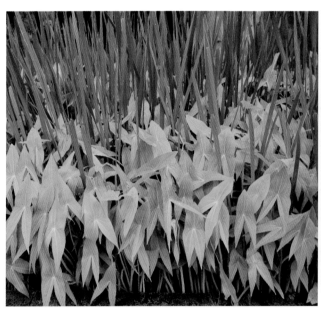
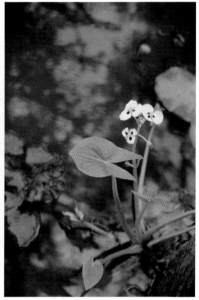

【别　　名】茨菰、燕尾草、白地栗、乌芋、驴耳朵草、华夏慈姑。

【识别要点】叶片宽大，肥厚，顶裂片先端钝圆，卵形至宽卵形。匍匐茎末端膨大呈球茎，球茎卵圆形或球形。圆锥花序高大，着生于下部，果期常斜卧水中；果期花托扁球形。种子褐色，具小凸起。

【生物学特性】喜温湿及阳光充足的环境，生于湖泊、池塘、沼泽、沟渠、水田等水域。

【功　　用】（1）球茎：甘、微苦、微辛，微寒。活血凉血，止咳通淋，散结解毒。主治产后血闷，胎衣不下，带下，崩漏，衄血，呕血，咳嗽痰血，淋浊，疮肿，目赤肿痛，角膜白斑，瘰疬，睾丸炎，骨膜炎，毒蛇咬伤。

（2）花：微苦，寒。清热解毒，利湿。主治疔肿，痔漏，湿热黄疸。

（3）地上部分：苦、微辛，寒。清热解毒，凉血化瘀，利水消肿。主治咽喉肿痛，黄疸，水肿，恶疮肿毒，丹毒，瘰疬，湿疹，蛇虫咬伤。

【观赏应用】慈姑植株美丽，叶形奇特，可作水边、岸边的绿化材料，也可作为盆栽观赏。

箬 竹

Indocalamus tessellatus (Munro) Keng f.

·科　名　禾本科 Gramineae　　　　·属　名　箬竹属 *Indocalamus*
·生活型　常绿灌木或小灌木　　　　·花果期　花期6~7月，笋期4~5月

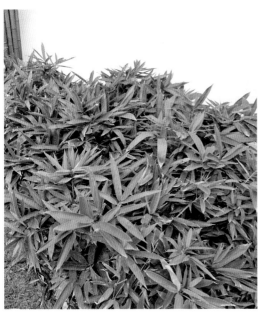
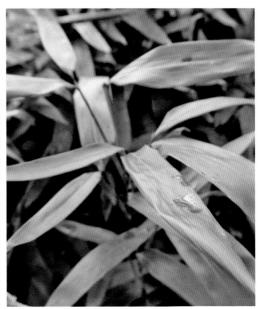

【别　　名】长鞘茶竿竹。

【识别要点】秆圆筒状，在分枝一侧基部微扁平，绿色；节较平坦，秆环较箨环略隆
　　　　　　起，节下方有红棕色、贴秆的毛环。箨鞘长于节间，背面密被紫褐色伏
　　　　　　贴的瘤基刺毛。小枝具2~4叶；叶背灰绿色，密被贴伏短柔毛或无毛，
　　　　　　中脉两侧或仅一侧生有1条毡毛。圆锥花序，花序主轴和分枝均密被棕
　　　　　　色短柔毛；小穗绿色带紫。

【生物学特性】喜温暖湿润气候，耐寒性较差，宜生于疏松、排水良好的酸性土壤中。

【功　　用】（1）叶基部：甘、苦，凉。降逆和胃，解毒。主治胃热呃逆，烧烫伤。
　　　　　　（2）叶：甘，寒。清热止血，解毒消肿。主治吐血，衄血，便血，崩
　　　　　　漏，小便不利，喉痹，痈肿。

【观赏应用】箬竹丛状密生，翠绿雅丽，适宜种植于林缘、水滨，亦可点缀山石，还
　　　　　　可作绿篱或地被。

菰

Zizania latifolia (Griseb.) Stapf

·科　名　禾本科 Gramineae	·属　名　菰属 *Zizania*
·生活型　多年生浅水草本	·花果期　花、果期 6~9 月

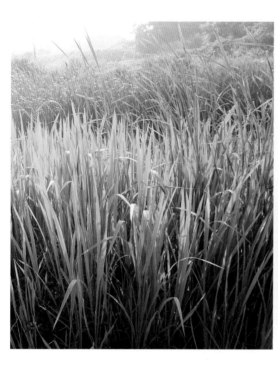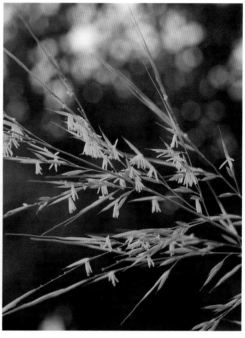

【别　　名】高笋、菰笋、菰首、茭首、菰菜、茭白、野茭白、茭笋。

【识别要点】具匍匐根状茎。须根粗壮。秆直立，粗壮，基部节上有不定根。叶鞘肥厚，长于节间，基部者常有横脉纹；叶舌膜质，略成三角形；叶片扁平，宽大，叶面粗糙，叶背较光滑。圆锥花序，分枝多簇生，开花时上举，结果时开展；雄小穗：两侧压扁，常带紫色，顶端渐尖或有短尖头，内稃具 3 脉，中脉成脊，具毛，雌小穗：圆筒状，外稃有 5 脉，粗糙，芒长 15~30mm，内稃具 3 脉。颖果圆柱状。

【生物学特性】喜温性植物，不耐寒冷，不耐高温，不耐干旱。

【功　　用】（1）根茎、根：甘，寒。除烦止渴，清热解毒。主治消渴，心烦，小便不利，小儿麻疹高热不退，黄疸，鼻衄，烧烫伤。

（2）果实：甘，寒。除烦止渴，和胃理肠。主治心烦，口渴，便秘，小便不利，小儿泄泻。

【观赏应用】菰茎秆高大，叶片翠绿、扁平宽大，可用于园林水体的浅水区绿化布置，为鱼类的越冬场所，也是固堤造陆的先锋植物。

芦 竹

Arundo donax L.

·科　名　禾本科 Gramineae　　　·属　名　芦竹属 *Arundo*
·生活型　多年生草本　　　　　　·花果期　花、果期 9~12 月

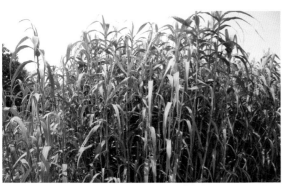

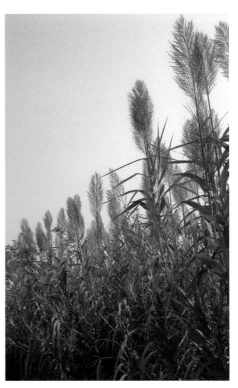

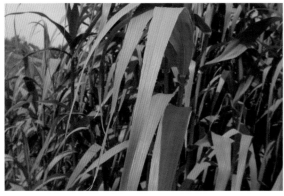

【别　　名】毛鞘芦竹。

【识别要点】秆直立，较芦苇质硬而味苦，具多数节，上部的节常有分枝。叶鞘长于
　　　　　　节间，无毛；叶舌截平，先端具短纤毛；叶片扁平，基部接近叶鞘处篾
　　　　　　黄色，软骨质，略成波状，抱茎。圆锥花序极大型，分枝稠密，直立；
　　　　　　颖片披针形，几等长；外稃的主脉延伸成 1~2mm 的短芒，内稃长约为外
　　　　　　稃之半。颖果细小，黑色。

【生物学特性】喜温暖，喜水湿，耐寒性不强。

【功　　　用】（1）根茎：苦，寒。清热泻火，生津除烦，利尿。主治热病烦渴，虚劳
　　　　　　骨蒸，吐血，热淋，小便不利，风火牙痛。
　　　　　　（2）嫩苗：苦，寒。清热泻火。主治肺热吐血，骨蒸潮热，头晕，热
　　　　　　淋，聤耳，牙痛。

【观赏应用】芦竹植株刚劲挺拔，气势雄伟壮观，是园林中常见的水生观赏草。用于
　　　　　　水景园林背景材料，常种植于浅水区、水岸边或围墙下。

芦苇

Phragmites australis (Cav.) Trin. ex Steud.

| ·科　名 | 禾本科 Gramineae | ·属　名 | 芦苇属 *Phragmites* |
| ·生活型 | 多年生草本 | ·花果期 | 花、果期 7~11 月 |

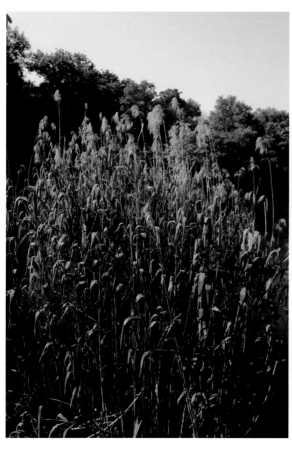
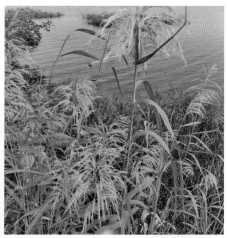
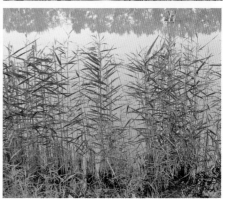

【识别要点】根状茎十分发达。秆直立，具20多节，节下常有白粉。叶鞘下部者短于
　　　　　上部者，长于其节间；叶舌极短，截平；叶片长披针形，顶端长渐尖成
　　　　　丝形。圆锥花序大型，分枝多数，着生稠密下垂的小穗，小穗含4花；
　　　　　第1不孕外稃雄性，第2外稃棒状，两侧密生等长于外稃的丝状柔毛，
　　　　　与无毛的小穗轴相连接处具明显关节，成熟后易自关节上脱落，内稃两
　　　　　脊粗糙。

【生物学特性】喜光，耐寒，耐酷热。

【功　　用】**根茎：**甘，寒。清热生津，除烦止呕，利尿，透疹。主治热病烦渴，胃
　　　　　热呕吐，肺热咳嗽，肺痈吐脓，热淋，麻疹，河鲀中毒。

【观赏应用】芦苇植株高大，茎秆直立，迎风摇曳，野趣横生，可种植于公园的湖边，
　　　　　开花时特别美观。

薏苡

Coix lacryma-jobi L.

·科　名	禾本科 Gramineae	·属　名	薏苡属 *Coix*
·生活型	一年生或多年生草本	·花果期	花、果期 6~12 月

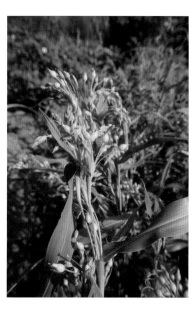
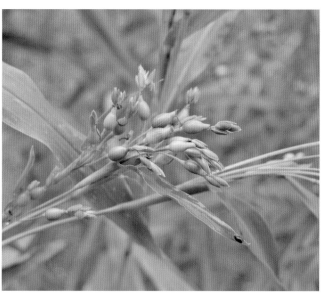

【别　　名】菩提子、五谷子、草珠子、大薏苡、念珠薏苡。

【识别要点】秆粗壮，具 10 多节，多分枝。叶鞘短于其节间，光滑；叶舌干膜质；叶片条状披针形。总状花序腋生成束，直立或下垂；雌小穗位于花序之下部，外面包以骨质念珠状之总苞，总苞卵圆形，珐琅质，坚硬，有光泽；第 1 颖卵圆形，顶端渐尖呈喙状，包围着第 2 颖及第 1 外稃；第 2 外稃短于颖，第 2 内稃较小。

【生物学特性】喜温暖而稍潮湿气候，但适应性很强。对土壤要求不严，但以向阳、肥沃的沙质壤土为宜。

【功　　用】（1）根：苦，寒。清热通淋，利湿杀虫。主治热淋，血淋，石淋，黄疸，水肿，带下过多，脚气病，风湿痹痛，蛔虫病。

（2）种仁：甘、淡，凉。健脾渗湿，除痹止泻，清热排脓。主治水肿，脚气病，小便不利，湿痹拘挛，脾虚泄泻，肺痈，肠痈，扁平疣。

【观赏应用】薏苡植株高大挺拔，茎直立粗壮，叶色翠绿，总状花序腋生成束，雌花成熟时总苞球形，光亮坚硬，具很好的观赏价值。可湿生，也可旱生，可植于浅水处、岸边湿地处。其与驳岸植物配植，能使陆地和水体融成一体，是驳岸和水体边缘的重要水景材料。

棕 榈

Trachycarpus fortunei (Hook.) H. Wendl.

·科 名	棕榈科 Palmae	·属 名	棕榈属 *Trachycarpus*
·生活型	常绿乔木	·花果期	花期5~6月，果期8~9月

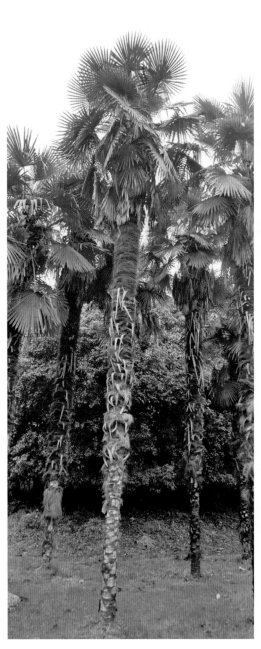
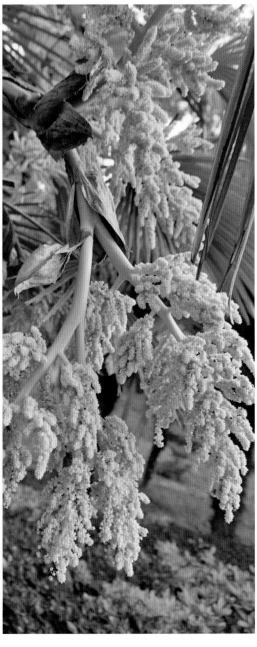

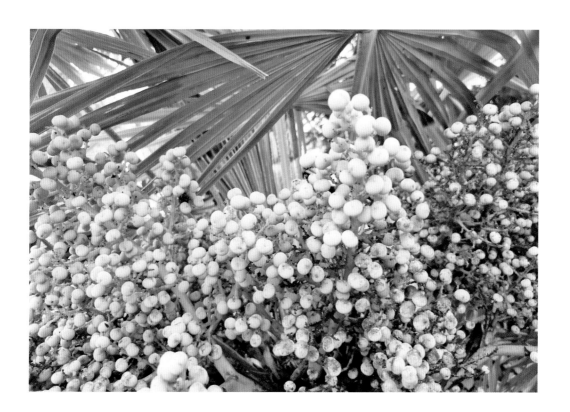

【别　　名】棕树。

【识别要点】茎干直立，不分枝，其上被有老叶鞘基部的密集网状纤维。叶片圆扇形，有狭长皱折，掌裂至中部，裂片硬直，顶端2浅裂，老叶端顶往往下垂。圆锥状花序，从叶腋抽出，多次分枝，粗壮；常雌雄异株。核果球状或长椭圆状。

【生物学特性】喜温暖湿润的环境，耐寒性强，较耐阴。

【功　　用】（1）根：苦、涩，凉。收敛止血，涩肠止痢，除湿，消肿，解毒。主治吐血，便血，崩漏，带下，痢疾，淋浊，水肿，关节疼痛，瘰疬，流注，跌打肿痛。

（2）花、花蕾：苦、涩，平。止血，止泻，活血，散结。主治血崩，带下，肠风，泻痢，瘰疬。

（3）叶鞘纤维：苦、涩，平。收敛止血。主治吐血，衄血，便血，血淋，尿血，血崩，外伤出血。

（4）叶：苦、涩，平。收敛止血，降血压。主治吐血，劳伤，高血压。

（5）成熟果实：苦、甘、涩，平。止血，涩肠，固精。主治肠风，崩漏，带下，泻痢，遗精。

【观赏应用】棕榈挺拔秀丽，适应能力强，是园林结合生产的理想树种，又是工厂绿化优良树种。可列植、丛植或成片栽种，也常用盆栽或桶栽作室内、建筑物前装饰及布置会场之用。

天南星科

菖 蒲

Acorus calamus L.

·科　名　天南星科 Araceae	·属　名　菖蒲属 *Acorus*
·生活型　多年生草本	·花果期　花期 6~7 月，果期 8 月

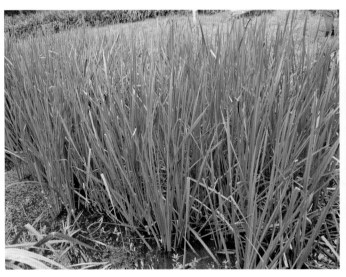
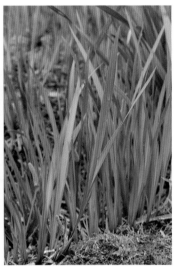

【别　　名】臭草、大菖蒲、剑菖蒲、家菖蒲、土菖蒲、大叶菖蒲、剑叶菖蒲、水菖蒲、白菖蒲、十香和、凌水挡、水剑草、山菖蒲、石菖蒲、野枇杷、溪菖蒲、臭菖蒲、野菖蒲、香蒲、泥菖蒲、臭蒲、细根菖蒲。

【识别要点】根茎横走，粗大，外皮黄褐色，芳香；肉质根多数，具毛发状须根。叶基生，叶片剑状线形，基部宽，对折，中部以上渐狭，草质，绿色，光亮，中肋在两面均明显隆起。花序柄三棱状；叶状佛焰苞剑状线形；肉穗花序斜；花黄绿色。浆果长圆状，红色。

【生物学特性】喜温暖湿润气候，喜阴湿环境，耐寒，忌干旱。冬季地下茎会潜入泥土中越冬。

【功　　用】**根茎**：辛、苦，温。化痰开窍，除湿健胃，杀虫止痒。主治痰厥昏迷，中风，癫痫，惊悸健忘，耳鸣耳聋，食积腹痛，痢疾泄泻，风湿痹痛，湿疹，疥疮。

【观赏应用】菖蒲端庄秀丽，剑叶翠绿，花艳丽，通常丛植于湖、塘岸边，或点缀在庭园水景、临水假山的一隅，也是室内盆栽观赏的佳品。

金钱蒲

Acorus gramineus Soland.

·科　名　天南星科 Araceae	·属　名　菖蒲属 *Acorus*
·生活型　高大草本或亚灌木	·花果期　花期 5~6 月，果期 7~8 月

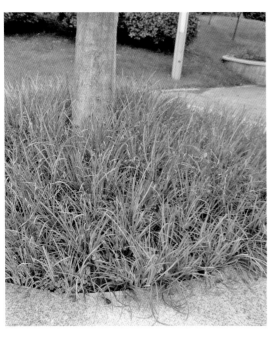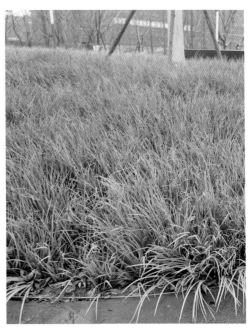

【别　　名】小石菖蒲、山艾、随手香、回手香、水菖蒲、夜晚香、菖蒲、香草、水蜈蚣、野韭菜、臭菖、岩菖蒲、石蜈蚣、薄菖蒲、紫耳、九节菖蒲、随手香、建菖蒲、钱蒲、石菖蒲、长苞菖蒲。

【识别要点】根茎较短，芳香，横走或斜伸，外部淡黄色，肉质根多数，须根密集，根茎上部多分枝，呈丛生状。叶基对折，两侧膜质叶鞘棕色；叶片质地较厚，线形，绿色，无中肋。叶状佛焰苞短，为肉穗花序长的 1~2 倍，肉穗花序圆柱状。果实黄绿色。

【生物学特性】喜阴湿环境，不耐阳光暴晒，不耐干旱，稍耐寒。

【功　　用】**根茎**：辛、苦，微温。化痰开窍，化湿行气，祛风除痹，消肿止痛。主治热病神昏，痰厥，健忘，耳鸣，耳聋，脘腹胀痛，噤口痢，风湿痹痛，跌打损伤，痈疽疥癣。

【观赏应用】金钱蒲叶丛翠绿，端庄秀丽，香气怡人，适合水景岸边及水体绿化，是现代园林绿化中常用的水生植物，还可作插花材料。

紫芋

Colocasia tonoimo Nakai

·科 名 天南星科 Araceae	·属 名 芋属 *Colocasia*
·生活型 多年生草本	·花果期 花、果期 7~9 月

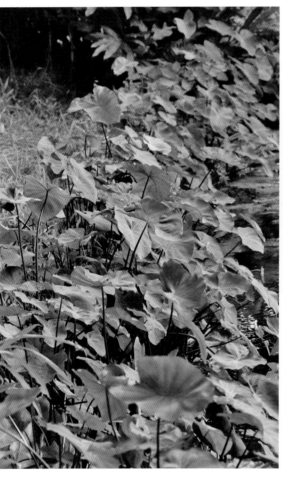
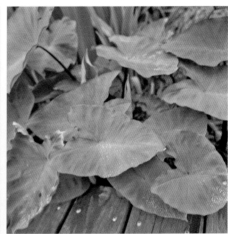
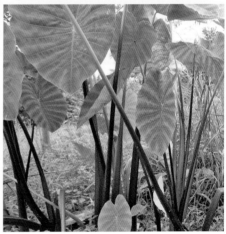

【识别要点】地下有球茎。叶片盾状着生，卵状箭形，叶柄及叶脉紫黑色。佛焰苞花序。

【生物学特性】喜光，喜高温，稍耐阴，耐湿，基部浸水也能生长。

【功　　用】**块茎、叶**：辛，寒。散结消肿，祛风解毒。主治乳痈，无名肿毒，荨麻疹，疔疮，口疮，烧烫伤。

【观赏应用】紫芋叶片巨大，叶柄紫色，非常醒目，主要作水缘观叶植物。

灯心草

Juncus effusus Linn.

·科　名	灯心草科 Juncaceae	·属　名	灯心草属 *Juncus*
·生活型	多年生草本	·花果期	花期 4~5 月，果期 6~8 月

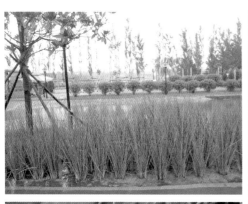
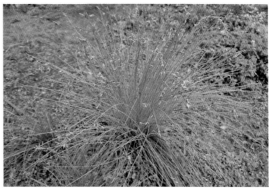
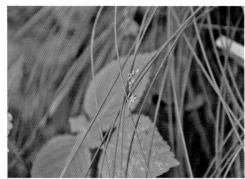
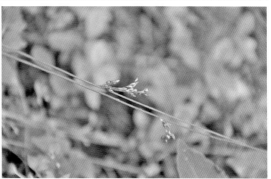

【别　　名】水灯草、灯芯草。

【识别要点】根茎横走，粗壮。茎直立，丛生，圆柱状，直径 1.5~4mm，绿色，有纵条纹，质软，内部充满白色的髓（即"灯心"）。叶全部为低出叶，呈鞘状或鳞片状，叶片退化成芒刺状。花序假侧生，聚伞状，多花，排列密集或疏散；苞片圆柱状，生于顶端，似茎的延伸，直立；花被片狭披针形，淡绿色；子房 3 室。蒴果长圆状，略短于或等于花被。

【生物学特性】喜温暖且光照充足的环境。

【功　　用】**茎髓、全草：** 甘、淡，微寒。利水通淋，清心降火。主治淋病，水肿，小便不利，湿热黄疸，心烦不寐，小儿夜啼，喉痹，口疮，创伤。

【观赏应用】灯心草春末夏初开花，小巧可爱，可以作为湿地观赏或净化水质的绿植栽培应用。

玉 簪

Hosta plantaginea (Lam.) Aschers.

·科 名　百合科 Liliaceae	·属 名　玉簪属 *Hosta*
·生活型　多年生草本	·花果期　花期 8~9 月，果期 9~10 月

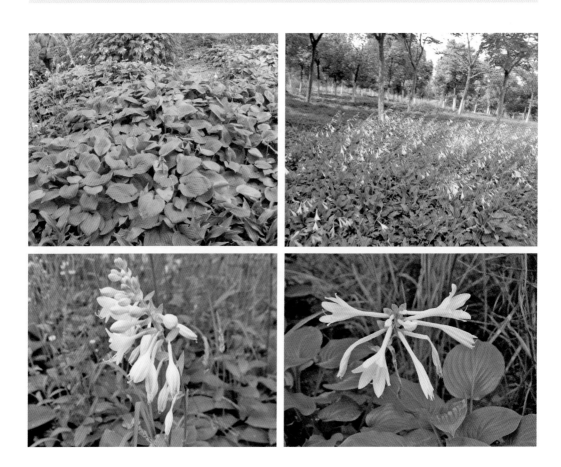

【识别要点】根状茎粗厚。基出叶较大，心状卵形，长 13~30cm，宽 8~20cm，顶端急尖，基部心形。花柄基部有大小苞片各 1，外大内小。花单生或 2~3 朵簇生，白色，芳香，平展或稍下倾；花丝贴生于花被管上。蒴果圆柱状或三棱状。

【生物学特性】喜阴湿环境和肥沃土壤，不耐强烈日光照射。

【功　　用】**全草、叶**：苦、辛，寒。清热解毒，散结消肿。主治乳痈，痈肿疮疡，瘰疬，毒蛇咬伤。

【观赏应用】玉簪花苞似簪，色白如玉，清香宜人，是中国古典庭园中重要花卉之一。多培植于林下草地、岩石园等地。因花夜间开放最盛，芳香浓郁，是夜花园中不可缺少的花卉，还可以盆栽，用于花坛、花境和园林景点的布置。

紫萼

Hosta ventricosa (Salisb.) Stearn

·科　名	百合科 Liliaceae	·属　名	玉簪属 *Hosta*
·生活型	多年生常绿草本	·花果期	花期 6~7 月，果期 7~9 月

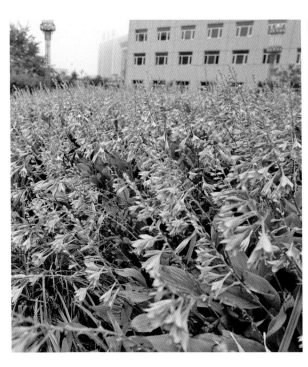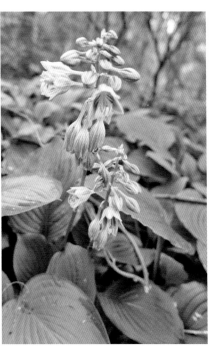

【别　　名】紫萼玉簪。

【识别要点】根状茎粗 0.3~1cm。叶卵状心形、卵形至卵圆形，先端常近短尾状或骤
　　　　　　尖，基部心形或近截形。花柄基部有 1 苞片，苞片矩圆状披针形，白
　　　　　　色，膜质。花单生，盛开时从花被管向上骤然作近漏斗状扩大，紫色。
　　　　　　蒴果圆柱状，有 3 棱，两端尖。

【生物学特性】喜阴湿环境，耐寒冷，喜肥沃的壤土。

【功　　　用】**（1）花：**甘、苦，平。凉血止血，解毒。主治崩漏，湿热带下，咽喉肿
　　　　　　痛。

　　　　　　（2）根：苦、辛，凉。清热解毒，散瘀止痛，止血，消骨鲠。主治咽喉
　　　　　　肿痛，痈肿疮疡，跌打损伤，胃痛，牙痛，吐血，崩漏，骨鲠。

　　　　　　（3）叶：甘，平。凉血止血，解毒。主治崩漏，湿热带下，疮肿，溃疡。

【观赏应用】紫萼枝繁叶茂，叶色浓绿，花朵美丽。适宜配植于花坛、花境和岩石园，
　　　　　　可成片种植在林下、建筑物背阴处或其他裸露的荫蔽处，也可盆栽供室
　　　　　　内观赏。

蜘蛛抱蛋

Aspidistra elatior Bl.

·科　名　百合科 Liliaceae	·属　名　蜘蛛抱蛋属 *Aspidistra*
·生活型　多年生常绿草本	·花果期　花期 4~5 月，果期 9~11 月

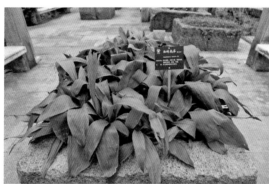
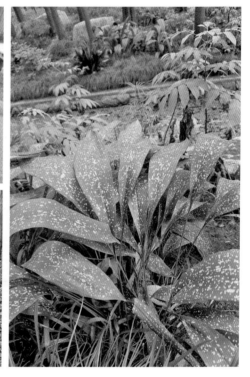
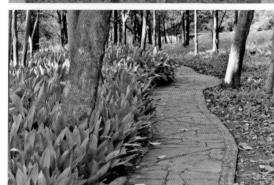

【别　　名】一叶兰。

【识别要点】根状茎近圆柱状，具节和鳞片。叶单生，叶片长椭圆形、椭圆状披针形或宽披针形，顶端尖，基部渐窄，边缘波状，深绿色，有时稍具黄白色斑点或条纹；叶柄硬而直立，基部有早枯萎的鞘状鳞片。花钟状，初绿色，后紫褐色，直径约 1.5cm，高约 2cm；雄蕊 8，着生于花被管基部；柱头膨大成盾状，紫红色，圆形，深 4 裂，每裂又浅裂。

【生物学特性】喜温暖、湿润的半阴环境，耐阴性极强，怕烈日暴晒。

【功　　用】**根茎：**辛、甘，微寒。活血止痛，清肺止咳，利尿通淋。主治跌打损伤，风湿痹痛，腰痛，闭经，腹痛，肺热咳嗽，石淋，小便不利。

【观赏应用】蜘蛛抱蛋叶形挺拔整齐，叶色浓绿光亮，姿态优美、淡雅而有风度，是室内绿化装饰的优良喜阴观叶植物。适宜于家庭及办公室布置摆放，可单独观赏，也可和其他观花植物配合布置，以衬托出其他花卉的鲜艳和美丽。

阔叶山麦冬

Liriope platyphylla Wang et Tang

·科　名　百合科 Liliaceae	·属　名　山麦冬属 *Liriope*
·生活型　多年生草本	·花果期　花期 7~8 月，果期 9~10 月

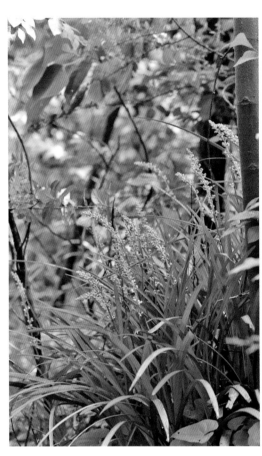
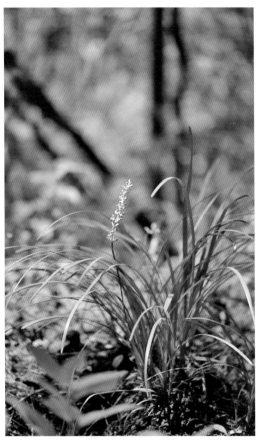

【别　　名】阔叶麦冬、阔叶土麦冬、短莛山麦冬。

【识别要点】根细长，分枝多，纺锤状肉质块根较大。叶密集成丛，革质，叶片较宽，宽线形，不同程度带镰刀状。花葶常长于叶；总状花序花多而密；花 3~8 朵簇生于苞片腋内；花被片矩圆状披针形或近矩圆形，先端钝，紫色或红紫色。种子球状，初期绿色，成熟时变黑紫色。

【生物学特性】喜温暖湿热气候，耐阴性强，较耐寒。

【功　　用】**块根**：甘、微苦，微寒。养阴生津。主治阴虚肺燥，咳嗽痰黏，胃阴不足，口燥咽干，肠燥便秘。

【观赏应用】阔叶山麦冬株丛繁茂，终年常绿，为良好的地被植物，亦可植于花境、花坛、岩石园等处作镶边材料。

沿阶草

Ophiopogon bodinieri Lévl.

·科　名　百合科 Liliaceae	·属　名　沿阶草属 *Ophiopogon*
·生活型　多年生草本	·花果期　花期 6~7 月，果期 11 月

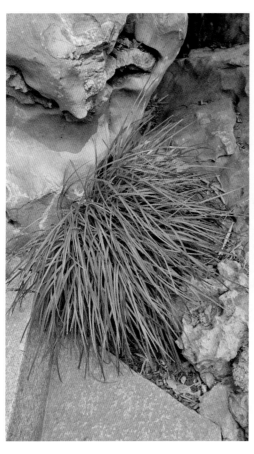
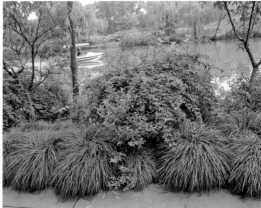
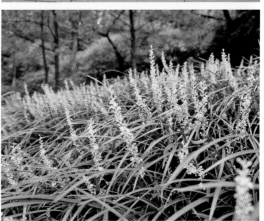

【别　　　名】铺散沿阶草、矮小沿阶草。

【识别要点】根较粗，须根顶端或中部膨大成纺锤状块根。叶片线形，叶缘具细锯齿。总状花序，具数朵至十数朵花，花单生或成对着生于苞片腋内，稍下垂；花被片淡紫色或白色，不展开。种子球状，蓝黑色。

【生物学特性】喜阴湿环境，耐寒力较强，对土壤要求不严，但在肥沃湿润的土壤中生长良好。

【功　　　用】**块根：**甘、微苦，微寒。养阴生津。主治阴虚肺燥，咳嗽痰黏，胃阴不足，口燥咽干，肠燥便秘。

【观赏应用】沿阶草叶色终年常绿，花葶直挺，花色淡雅，宜作小径、台阶等的镶边材料，也能作盆栽观叶植物。

百子莲

Agapanthus africanus Hoffmgg.

·科　名　石蒜科 Amaryllidaceae　　·属　名　百子莲属 *Agapanthus*
·生活型　多年生草本　　　　　　　·花果期　花期 6~7 月，果期 8~10 月

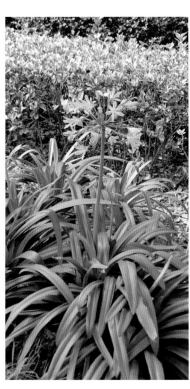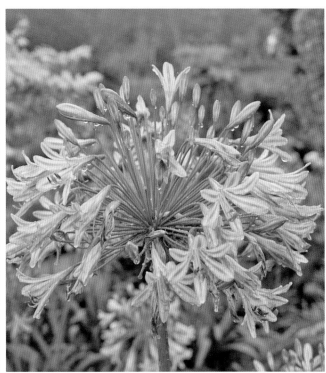

【别　　　名】南非百子莲。

【识别要点】根粗壮，绳索状。基生叶线状披针形至带状，常呈拱形。花茎粗壮，高
于叶。伞形花序，花序幼时(蕾期)具荚状佛焰苞；花开时花与花柄不在
同轴上，向外反折，与花柄成一定角度，鲜蓝色或白色；花被管细长，
裂片长椭圆形或倒椭圆状卵形，约与花被管等长或较长，向外开展呈喇
叭状。

【生物学特性】喜温暖、潮湿和阳光充足的环境，要求夏凉冬暖。

【功　　　用】鳞茎：辛，温。解毒消肿。主治痈疮肿毒。

【观赏应用】花色优雅，花形秀丽，适合栽植于公园、绿地、庭院、山石边、墙垣等
处供观赏，也可作盆栽于阳台、天台等处装饰。

紫娇花

Tulbaghia violacea Harv.

·科 名 石蒜科 Amaryllidaceae	·属 名 紫娇花属 *Tulbaghia*
·生活型 多年生球根花卉，成株丛生状	·花果期 花、果期 5~8 月

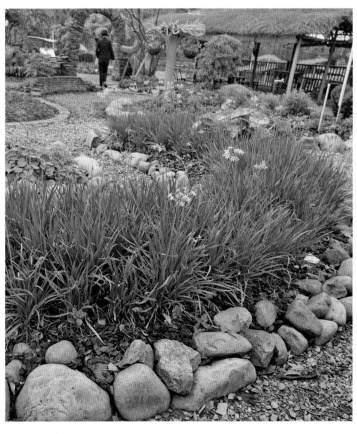
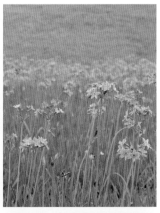
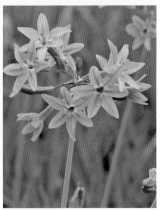

【识别要点】叶狭长线形，茎叶均含韭味。顶生聚伞花序，花茎细长，自叶丛抽生而出，着花十余朵，花粉紫色，芳香。

【生物学特性】喜温暖，喜光照，不喜湿热环境，耐寒性好。不择土壤，以肥沃的沙质壤土为佳。

【功　　用】**鳞茎**：辛、苦，温。理气宽胸，通阳散结。主治胸痹，心痛彻背，胸脘痞闷，咳喘痰多，脘腹疼痛，泻痢后重，带下，疮疖痈肿。

【观赏应用】紫娇花娇小可爱，花香清新宜人，可于公园路边、林缘带状片植观赏，可用于冷色系花境配植，也适合植于假山石边、岩石园点缀，或用于庭院营造小型景观，盆栽可用于阳台、天台等处装饰。

韭 莲

Zephyranthes grandiflora Lindl.

·科 名	石蒜科 Amaryllidaceae	·属 名	葱莲属 *Zephyranthes*
·生活型	多年生草本	·花果期	花期 6~10 月，果期 9~10 月

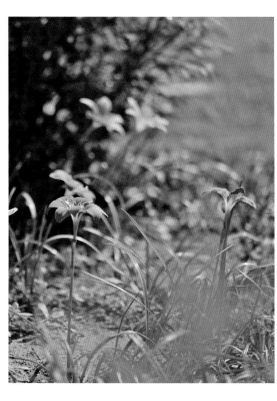
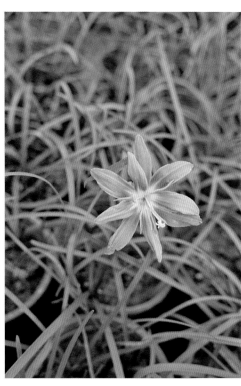

【别　　名】红花葱兰、肝风草、韭菜莲、韭菜兰、风雨花。

【识别要点】鳞茎卵球状。基生叶常数枚簇生，线形，扁平，长 15~30cm，宽 6~8mm。花单生于花茎顶端，下部带淡紫红色的佛焰苞状总苞，下部合生成管；花玫瑰红色或粉红色；花被管长 1~2.5cm。蒴果近球状。种子黑色。

【生物学特性】喜温暖、湿润、阳光充足，亦耐半阴。适宜于排水良好、富含腐殖质的沙质壤土中生长。

【功　　用】**全草**：苦，寒。活血凉血，解毒消肿。主治吐血，便血，崩漏，跌打损伤，疮痈红肿，毒蛇咬伤。

【观赏应用】韭莲株丛低矮，终年常绿，花朵繁多且花期长，尤以高温多湿的梅雨季节花开最盛。适植于林下、边缘或半阴处作园林地被植物；也可作花坛、花径的镶边材料；在草坪中成丛散植，可组成缀花草坪，饶有野趣；也可作盆栽供室内观赏。

287

石 蒜

Lycoris radiata (L'Her.) Herb.

·科　名	石蒜科 Amaryllidaceae	·属　名	石蒜属 *Lycoris*
·生活型	多年生草本	·花果期	花期 8~9 月，果期 10 月

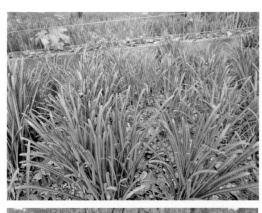
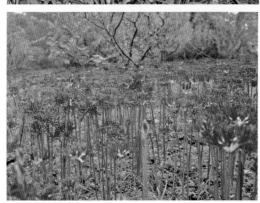
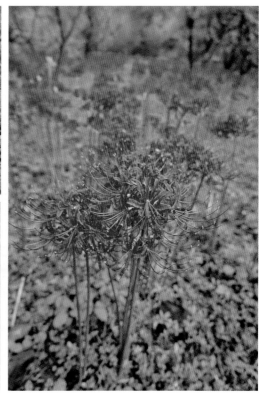

【别　　名】灶鸡花、老死不相往来、平地一声雷、曼珠沙华、老鸦蒜、彼岸花、龙爪花、蟑螂花、两生花、死人花、幽灵花、舍子花。

【识别要点】鳞茎近球状。秋季出叶，叶宽约 0.5cm，顶端钝，深绿色，中间有粉绿色条纹。伞形花序；花鲜红色；花被裂片狭倒披针形，长约 3cm，宽约 0.5cm，高度反卷和皱缩，花被筒长约 0.5cm，绿色；雄蕊显著伸出花被外，长度是花被的 2 倍左右。

【生物学特性】喜湿润，喜半阴，耐寒性强，耐暴晒，耐干旱。

【功　　用】**鳞茎**：辛、甘，温。消肿，杀虫，灭蛆，灭鼠。主治淋巴结结核，疔疮疖肿，风湿关节痛，蛇咬伤，水肿。

【观赏应用】石蒜是比较常见的园林观赏植物，冬天长叶，秋天赏花，别具一格。常用作背阴处绿化，可作花坛或花径材料，亦是美丽的切花。

忽地笑

Lycoris aurea (L'Her.) Herb.

·科 名 石蒜科 Amaryllidaceae	·属 名 石蒜属 *Lycoris*
·生活型 多年生草本	·花果期 花期 8~9 月，果期 10 月

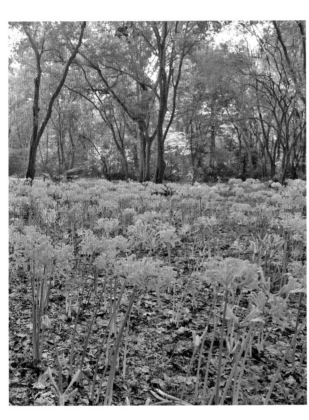 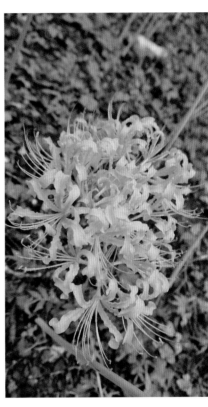

【别　　名】铁色箭、大一支箭、黄花石蒜。

【识别要点】鳞茎卵状至宽卵状。秋季出叶，叶向基部渐狭。伞形花序，花大，鲜黄色或橘黄色；花被裂片背面具淡绿色条纹，倒披针形，高度反卷和皱缩，花被筒长 1.2~1.5cm；雄蕊略伸出花被外，花丝黄色；花柱上部玫瑰红色。蒴果具 3 棱，室背开裂。种子少数，近球状，黑色。

【生物学特性】喜阳光、潮湿环境，能耐半阴和干旱环境，稍耐寒。

【功　　用】**鳞茎**：辛、甘，温。消肿，杀虫，灭蛆，灭鼠。主治淋巴结结核，疔疮疖肿，风湿关节痛，蛇咬伤，水肿。

【观赏应用】忽地笑是比较常见的园林观赏植物，冬天长叶，秋天赏花，别具一格。常用作背阴处绿化，可作花坛或花径材料，亦是美丽的切花。

换锦花

Lycoris sprengeri Comes ex Baker

·科　名	石蒜科 Amaryllidaceae	·属　名	石蒜属 *Lycoris*
·生活型	多年生草本	·花果期	花期 8~9 月，果期 9~10 月

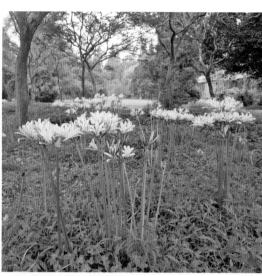

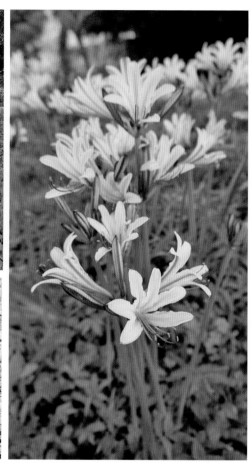

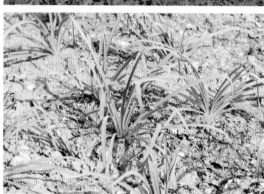

【识别要点】鳞茎卵状。早春出叶，叶绿色，舌状，顶端钝。伞形花序；花淡紫红色，花被裂片顶端常带蓝色，倒披针形，边缘不皱缩；花被筒长 1~1.5cm；雄蕊与花被近等长。花柱略伸出花被外。蒴果具 3 棱，室背开裂。种子近球状，黑色。

【生物学特性】喜光，耐半阴，喜温暖湿润的环境，稍耐寒，生命力顽强，对土壤要求不高。

【功　　用】**鳞茎**：辛、甘，温。消肿，杀虫，灭蛆，灭鼠。主治淋巴结结核，疔疮疖肿，风湿关节痛，蛇咬伤，水肿。

【观赏应用】换锦花姿态挺拔，花色绮丽，可作园林地被花卉，可用于布置花境、假山、岩石园，增加庭院观赏性。

长筒石蒜

Lycoris longituba Y. Hsu et Q. J. Fan

·科 名 石蒜科 Amaryllidaceae	·属 名 石蒜属 *Lycoris*
·生活型 多年生草本	·花果期 花期 7~8 月，果期 10 月

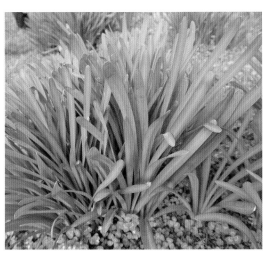

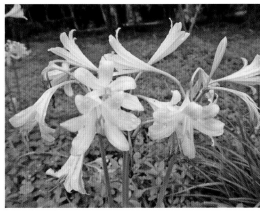

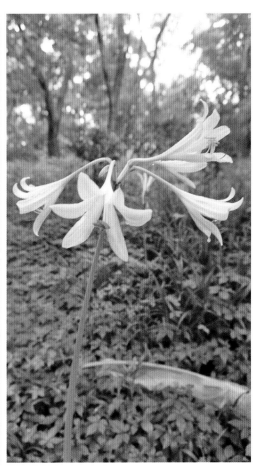

【识别要点】鳞茎卵球状。早春出叶，叶披针形，顶端渐狭，绿色，中间淡色带明显。
伞形花序；花白色，直径约 5cm；花被裂片腹面稍有淡红色条纹，长椭
圆形，顶端稍反卷，边缘不皱缩，花被筒长 4~6cm；雄蕊略短于花被；
花柱伸出花被外。

【生物学特性】喜温暖、稍干燥和阳光充足的环境，怕严寒，忌水湿。

【功　　用】**鳞茎：**辛、甘，温。消肿，杀虫，灭蛆，灭鼠。主治淋巴结结核，疔疮
疖肿，风湿关节痛，蛇咬伤，水肿。

【观赏应用】长筒石蒜是比较常见的园林观赏植物，冬天长叶，秋天赏花，别具一格。
常用作背阴处绿化，可作花坛或花径材料，亦是美丽的切花。

鸢尾科

射 干

Belamcanda chinensis (L.) DC.

·科　名	鸢尾科 Iridaceae	·属　名	射干属 *Belamcanda*
·生活型	多年生直立草本	·花果期	花期 7~9 月，果期 10 月

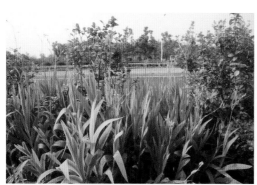
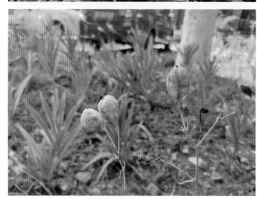
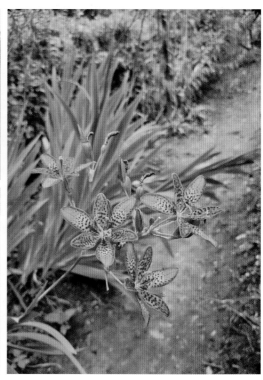

【别　　名】野萱花、交剪草。

【识别要点】根茎鲜黄色，成不规则的结节状。须根多数，橙黄色。叶片剑形，互生。花茎花序二歧分枝，成伞房状聚伞花序，每分枝的顶端聚生有数朵花，花橙红或橘黄色，表面有深红色斑点。蒴果倒卵状，熟时室背开裂，果瓣外翻。

【生物学特性】喜温暖、阳光照射，耐干旱和寒冷，对土壤要求不高。

【功　　用】**根茎：**苦，寒。清热解毒，祛痰利咽，消瘀散结。主治咽喉肿痛，痰壅咳喘，瘰疬，疟母，癥瘕，痈肿疮毒。

【观赏应用】射干橙花碧叶，清雅秀气，搭配巧妙，为园林不可多得的优质观赏花卉。花小而繁多，颜色艳丽，花朵凋谢时花瓣会呈旋转状扭曲，姿态特别。适合在花境中展示，可以增加花园的趣味性。

溪荪

Iris sanguinea Donn ex Horn.

·科　名　鸢尾科 Iridaceae　　　　　·属　名　鸢尾属 *Iris*
·生活型　多年生草本　　　　　　　　·花果期　花期 5~6 月，果期 7~9 月

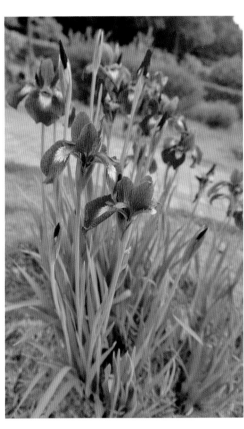
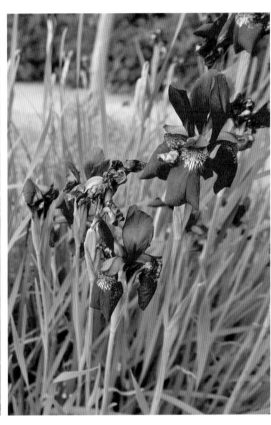

【别　　名】西伯利亚鸢尾东方变种、东方鸢尾。

【识别要点】根状茎粗壮，斜伸，外包有棕褐色老叶残留的纤维。须根绳索状，灰白色，有皱缩的横纹。叶条形，顶端渐尖，基部鞘状。花茎光滑，实心。花天蓝色，花药黄色，花丝白色，丝状。果实长卵状圆柱形，成熟时自顶端向下开裂至 1/3 处。

【生物学特性】喜光，也较耐阴，在半阴环境中也可正常生长。喜温凉气候，耐寒性强。

【功　　用】**根茎、根**：辛，平。清热解毒。主治疔疮肿毒。

【观赏应用】溪荪花色艳丽，株型俊美，花期长，在园林上用途比较广泛，主要应用于林下观赏植被、绿地片植、草地点缀、模纹花坛等方面。作为盆栽花卉，其可应用于室内小环境家居装饰。此外，其也是插花的良好材料。

马 蔺

Iris lactea Pall. var. *chinensis* (Fisch.) Koidz.

·科　名	鸢尾科 Iridaceae	·属　名	鸢尾属 *Iris*
·生活型	多年生密丛草本	·花果期	花期 5~6 月，果期 6~9 月

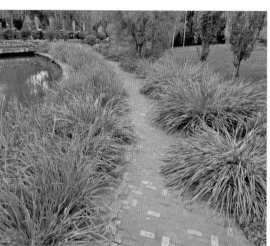

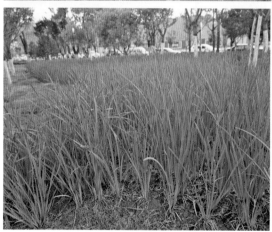

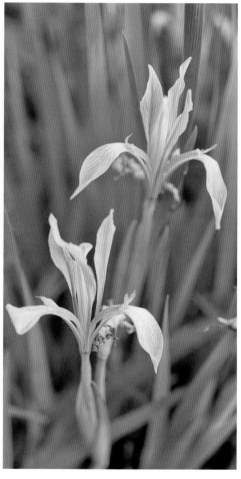

【别　　名】马莲、马帚、箭秆风、兰花草、紫蓝草、蠡实、马兰花、马兰、白花马蔺。

【识别要点】叶基生，坚韧，灰绿色，条形或狭剑形。花茎光滑。花乳白色。蒴果长椭圆状柱形，有明显的肋，顶端有短喙。

【生物学特性】喜光，适应性广，抗盐碱、抗寒、抗旱能力强。

【功　　用】**全草：** 苦、微甘，微寒。清热解毒，利尿通淋，活血消肿。主治喉痹，淋浊，关节疼痛，痈疽恶疮，金疮。

【观赏应用】马蔺花淡雅美丽，花蜜清香，花期长达 50 天，可丛植于公园、街头绿地、花坛或路旁树下、溪岸处，还可作为切花材料。

蝴蝶花

Iris japonica Thunb.

·科　名　鸢尾科 Iridaceae　　　　·属　名　鸢尾属 *Iris*
·生活型　多年生草本　　　　　　·花果期　花期 3~4 月，果期 5~6 月

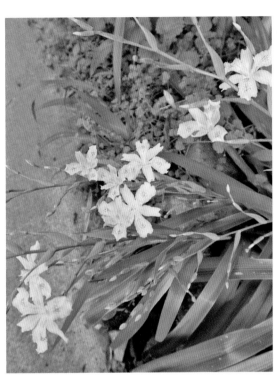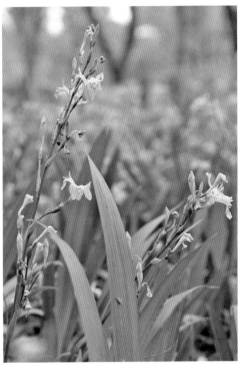

【别　　　名】铁豆柴、扁担叶、豆歧草、剑刀草、扁竹、兰花草、开喉箭、日本鸢
　　　　　　　尾、铁扁担、扁竹根、马兰花。

【识别要点】根茎有较粗的直立根茎和纤细的横走根茎。叶片较厚而亮，剑形。花茎
　　　　　　　常比叶高。总状聚伞花序疏展；花淡紫色或淡蓝色，直径 5~6cm；外花
　　　　　　　被片宽倒卵形，基部淡黄色，内面有鸡冠状突起。蒴果倒卵形圆柱状或
　　　　　　　倒卵状，6 条纵肋明显，熟时自顶端开裂至中部。

【生物学特性】喜冷凉环境、喜光、不耐高温、不耐寒。

【功　　　用】**全草：**苦，寒。消肿止痛，清热解毒。主治肝炎，肝肿大，肝区痛，胃
　　　　　　　痛，咽喉肿痛，便血。

【观赏应用】蝴蝶花花形俏丽，色彩斑斓，景观点缀效果好。

芭蕉科

芭 蕉

Musa basjoo Sieb. & Zucc.

·科 名　芭蕉科 Musaceae　　　　·属 名　芭蕉属 *Musa*
·生活型　多年生草本　　　　　　·花果期　花期 2~3 月，果期 6~8 月

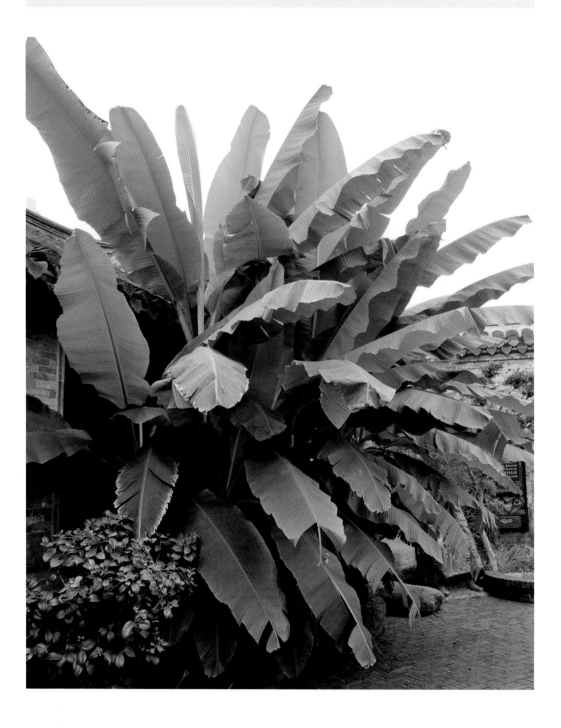

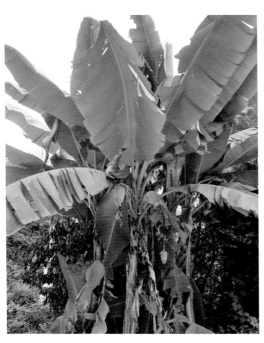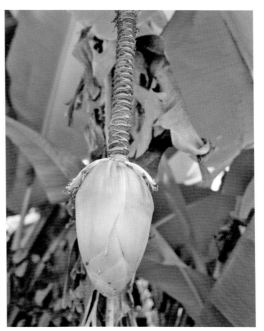

【别　　名】芭蕉树。

【识别要点】叶片长圆形，叶面鲜绿色，有光泽，中脉粗大，侧脉平行。花序顶生，下垂；苞片红褐色或紫色；雄花生于花序上部；雌花生于花序下部。浆果三棱状长圆形，肉质，内具多数种子。种子黑色，具疣突及不规则棱角，宽6~8mm。

【生物学特性】喜温暖、湿润的气候，耐寒力弱，耐半阴，适应性较强。

【功　　用】（1）**根茎**：甘，寒。清热解毒，止渴，利尿。主治热病，烦闷消渴，痈肿疔毒，丹毒，崩漏，淋浊，水肿，脚气病。

（2）**花**：甘、微辛，凉。化痰消痞，散瘀止痛。主治胸膈饱胀，脘腹痞胀，吞酸反胃，呕吐痰涎，头目昏眩，心痛，怔忡，风湿痹痛。

（3）**叶**：甘、淡，寒。清热，利尿，解毒。主治热病，中暑，水肿，脚气病，痈肿，烧烫伤。

（4）**茎汁**：甘，寒。清热，止渴，解毒。主治热病烦渴，惊风，癫痫，高血压头痛，疔疮痈疽，中耳炎，烧烫伤。

【观赏应用】芭蕉高大挺拔，叶片宽大青绿，花朵美观奇特，"扶疏似树，质则非木，高舒垂荫"是前人对其形、质、姿的形象描绘，观赏价值较高。适宜植于小型庭院的一角或窗前、墙边、假山之畔。不宜成行栽植，宜散点或几株丛植，绿荫如盖，令人顿生清凉之感。芭蕉还常与其他植物搭配种植，组合成景，其中蕉竹配植最为常见，二者生长习性、地域分布、物色神韵颇为相近，有"双清"之称。芭蕉还可以做盆景，是古人喜欢的一种清玩。

兰 科

白 及

Bletilla striata (Thunb. ex A. Murray) Rchb. f.

·科 名 兰科 Orchidaceae	·属 名 白及属 *Bletilla*
·生活型 多年生草本	·花果期 花期 4~5 月，果期 7~10 月

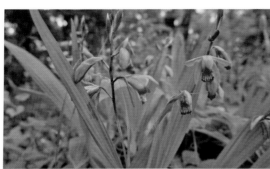
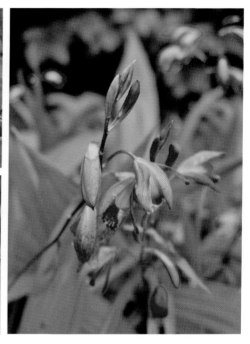
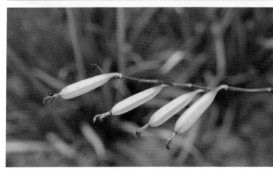

【别　　名】白芨。

【识别要点】假鳞茎扁球形，不规则。叶片狭长圆形或披针形，先端渐尖，基部鞘状套叠成假茎。花紫红色或粉红色；萼片狭长圆形，侧萼片稍镰刀状弯曲；花瓣倒卵状椭圆形，抱蕊柱，白色带紫红色，具紫红色脉，3 裂，两侧裂片耳状，先端尖或稍尖，伸至中裂片旁。蒴果圆柱状，两端尖。

【生物学特性】喜湿润、半阴的环境，不耐强光直射。

【功　　用】**根茎：**苦、甘、涩，寒。收敛止血，消肿生肌。主治咳血，吐血，衄血，便血，外伤出血，痈疮肿毒，烧烫伤，手足皲裂，肛裂。

【观赏应用】白及植株亭亭玉立，观花，又可观叶，其叶翠绿，潇洒飘逸，可持续到翌年初夏。可作盆栽与垂盆草一起相映成趣，亦常将其种在林缘边岩石园中作自然布置，野趣万分。

中文名笔画索引

拉丁学名索引

索引
拉丁学名索引

江苏城镇
常见药用植物图鉴

304

索引
拉丁学名索引